U0332225

天行

人类历史进[illegible]的
50场[illegible]

主编　闵凡祥　张树剑

编委（按姓氏拼音排序）

[illegible]腾宇　高书顺　华梦凯　李林奇
[illegible]欣　闵凡祥　唐梓泰　童昊霞
王晨辉　王春燕　王　雯　余晓涵
臧　磊　翟　芸　翟志成　张树剑
周　扬

江苏凤凰科学技术出版社
· 南京 ·

图书在版编目（CIP）数据

天行：人类历史进程中的50场瘟疫 / 闵凡祥，张树剑主编. -- 南京：江苏凤凰科学技术出版社，2020.10
ISBN 978-7-5713-1349-4

Ⅰ.①天… Ⅱ.①闵… ②张… Ⅲ.①瘟疫—医学史—世界 Ⅳ.①R51-091

中国版本图书馆CIP数据核字（2020）第173655号

天行——人类历史进程中的50场瘟疫

主　　编　闵凡祥　张树剑
策　　划　傅永红
责任编辑　易莉炜　杨　淮
责任校对　杜秋宁
责任监制　刘文洋

出版发行　江苏凤凰科学技术出版社
出版社地址　南京市湖南路1号A楼，邮编：210009
出版社网址　http://www.pspress.cn
照　　排　江苏凤凰制版有限公司
印　　刷　江苏凤凰新华印务集团有限公司

开　　本　880 mm×1230 mm　1/32
印　　张　15.125
插　　页　4
字　　数　300 000
版　　次　2020年10月第1版
印　　次　2020年10月第1次印刷

标准书号　ISBN 978-7-5713-1349-4
定　　价　78.00元（精）

前 言
PREFACE

新冠肺炎疫情还未结束，全世界几乎所有人都陷于其中。大到国家的政治、外交、经济、教育，小到我们每一个人的衣食住行，都或多或少地受到了疫情的影响。我们或许从来没有想到，传染病会给世界带来这么大的影响与改变，我们中间的许多人命运甚至会因之改变，而世界的命运已经在改变了。

面对疫情，无论社会还是个人，或许都有些迷茫恐惧，手足无措，进退失据，也许是因为我们感觉瘟疫离自己太遥远了。然而，翻开历史却发现，瘟疫与人类一直以来都是相伴相杀，从未分离。在人类的历史进程中，瘟疫从来都是一个重要的组成，它时常令历史发生难以预料的变数。雅典文明的没落，罗马帝国的兴衰，基督教的兴起，文艺复兴思想的萌芽，近代科学的诞生，蒙元帝国的扩张与衰落，近代公共卫生制度的建立……一系列与人类文明息息相关事件的背后，都有着瘟疫的影子。面对瘟疫，人类文明在毁灭中坚韧地重建，文化与科学在苦难中孕育。中世纪欧洲黑死病是欧洲历史上无法忘却的劫难，约 1/3 的欧洲人口消失，学者、医生与神职人员等社会精英群体遭受重创。但也是这次瘟疫，促生了欧洲文学史上的不朽名著《十日谈》，改变了欧洲原有的社会经济发展模式以及宗教信仰，开启了欧洲近代文明的序幕。晚清中国东北的鼠疫，夺走了 6 万人的生命，成为中国近代史上的悲伤一页。然而，也是从这次瘟疫开始，中国开始建立系统的防疫制度，公共卫生成为国家层面上的重要考量。正如一个人能够在危机之后成长，人类也在苦难中前行。从感情上我们希望瘟疫永远消失，医学家一直在努力与疾病斗争。虽然有些病毒的确被我们人类在某种程度上驯服与控制，有的甚至被从这个星球上消灭，但我们却不得不有些悲观且理智地说，瘟疫永远都不会从人类身边消失。下一场瘟疫什么时候来，以什么样的形式现身，谁也不知道。从某种程度上来说，人类的历史就是与疾病相互纠葛的历史，人类文明的未来仍将“带病生存”。

编撰本书并不完全是新冠肺炎疫情的促使，思考疾病与人类历史的关系本来就是医疗史一以贯之的命题。回顾历史上的瘟疫也不是为了讲故事，更多是为了从历史中获得启迪。首先，在瘟疫来临时，我们需要更为理性的心态，从容面对。人类在历次瘟疫中向死而生，每经过一次瘟疫都得以成长。其次，回顾历史，我们有时候不得不叹息，虽然多数瘟疫是来自自然界的警示或者惩罚，但是也有部分瘟疫是人类的自相残杀。天地不仁尚有可原，但将病毒用于战争，就是自取灭亡之举了。最后，瘟疫中的人们自救互助，促使社会艰难重启，是我们在疫情期间最应坚持的宝贵品质与行为。但我们也要看到，自古以来，瘟疫之中便有匿灾不报、谣言惑众、制造与传播恐慌，以及各种迷信等行为，更有乘机囤积居奇甚至劫掠牟利者，这令历史蒙羞。总之，学会与自然和谐相处，在苦难中重塑文明，才是瘟疫给我们的重要一课。

历史是人类最好的老师。在认知疫病，处理人与疫病间关系上，疫病史是我们最好的老师。对疫病史的学习与研究，可以让我们明白疫病是什么，它与人类文明是怎样一种关系，知晓如何在日常与疫病流行时进行得当的行为。希望我们的工作能对读者认知疫病、理解疫病、应对疫病有所帮助。

本书按照时间顺序将人类历史上 50 场重要的疫病做了回顾，一方面是反思疾病与人类文明的关系，一方面也兼顾医学的科普，对历史与医学有兴趣的读者，或许能够各取所需。

本书标题“天行”是一个在古典中文语境中的词语，意指大规模瘟疫流行。从字面上看，“天行”将瘟疫责之于天。瘟疫流行非人之祸，乃天意所为，人当遵天道而生。时疫天行，听上去有些消极，但这又何尝不是一种至高哲理与积极的态度。中国人的信仰中没有人格化的上帝，但是对天有着极高的敬畏态度。当然，这并不意味着我们在疫病等灾难面前，全然消极承受。敬天慎行，自强不息，一直是中华文明的一个重要基因。它使中华文明虽历经磨难，但却千年不息。本书以“天行”为题，正希望表达一种希冀人类的生活与生产活动当顺天应时、自强不息的态度。

编　者

2020 年 7 月

目 录
CONTENTS

1. 伯罗奔尼撒战争的记忆
——公元前 5 世纪雅典瘟疫

古希腊文明是西方文明的源头之一，其璀璨的文化和丰富的思想深深影响着后世的方方面面。雅典是古希腊众多城邦中尤为灿烂的一颗明珠，但是这颗明珠却在战争中蒙尘，也在瘟疫中逐渐暗淡。发生在伯罗奔尼撒战争期间的雅典瘟疫，不仅造成了雅典人员物质上的严重损失，也影响了战争的走势和雅典未来的发展。

传染性强且死亡率高的雅典瘟疫

公元前 430 年，对于雅典注定是不平凡的一年。在前一年，雅典刚刚和伯罗奔尼撒同盟爆发了一场争夺希腊地区霸权的战争，然而一年之后雅典城邦内就发生了一场大瘟疫。关于这场瘟疫的来源，至今没有人清楚。根据修昔底德的记录，它可能是从比埃及更遥远的埃塞俄比亚开始流行的，随后蔓延到埃及和利比亚，并逐渐渗透到希腊地区。也有学者推测，瘟疫有可能是由波斯人带来的。关于这一说法，他们所找到的依据是希罗多德在其著作《历史》中的内容。希波战争期间（公元前500—前449年），波斯军队远征希腊，行军途中由于战争习惯和粮草不足等原因，他们每到一处就大肆抢掠。如果不能就地解决粮食需求问题，就可能需要一些可食用的植物充饥。希罗多德是这样叙述的："不论到什么地方，不论遇到什么民族，他们都劫掠那些人的谷物作为军粮，如果找不到谷物，他们便采掘地上长着的草，剥下树皮，摘下树叶，狼吞虎咽地吃——不管它们是栽种的还是野生的，都一样地吃掉。他们走的时候寸草不留。"希腊半岛可能在这一时期就有流感、结核和白喉一类疫病发生，因此学者推测发生在公元前430—前427年的雅典瘟疫，很有可能是从波斯地区传来的。但时间已经过去了很久，相关历史记录也并不充分，我们尚未可知这场瘟疫的源头究竟来自何处。

虽然不能知道源头，但这场瘟疫在雅典城邦内的情况还是被历史学家记录下来了。记录者是修昔底德，他是西方史学史上一位可与被称为"历史之父"的希罗多德相比肩的伟大史学家，他在《伯罗奔尼撒战争史》这本书中详细记录了患病者会出现的症状，以及瘟疫期间雅典城邦内的情形。修昔底德是这场瘟疫的目击者，他本人也染上了这种病，并差点为之送命。因此，他的记录显得格外珍贵。

修昔底德说，这种瘟疫以前在其他地方流行过，但是"在记载上从来没有哪个地方的瘟疫像雅典的瘟疫这样厉害的，或者伤害这么多人的"。患者会突然额头变得滚烫，双眼变红，从喉和舌上出血，嘴里还会散发出一股糜烂的恶臭。而这只是病情的第一阶段，到了第二阶段，人们就会不停地打喷嚏，嗓子也开始变得嘶哑。不久之后，胸部开始胀痛，发出一阵阵剧烈的咳嗽。接着胃部出现问题，患者无论吃什么都会吐出来，还伴随着胃痉挛。有些患者的胃痉挛会逐渐平息，但是有些患者会无休止地胃痉挛下去。从外表上看，患者面色并不显得苍白，但是慢慢地，他们的皮肤上就出现了斑疹，可以发现小脓疱和烂疮。此外，患者身体内部高热，即使穿着很薄的亚麻布也难以忍受，只能整天光着身子躺在床上。由于实在太热，很多患者都渴望泡在冷水里，有许多没人照顾的患者实际上也确实这样做了，他们跳进大水桶里，以消除自身不可抑制的高热。身体高热还导致患者异常干渴，但他们无论喝多少水都无济于事。这样的症状持续了七八天，患者多半就因高热而死亡。可怕的是，凭借顽强生命力抵御住高热的患者，在之后还要经历力量更为强大的病魔，它们会侵入患者的大小肠，严重的肠炎导致腹痛腹泻，有的患者会因为腹泻造成的虚弱而死亡。不仅如此，病症还会继续蔓延到患者的四肢和生殖器官，因此有些患者会丧失四肢功能或者性功能，也有一些患者成了瞎子，还有患者丧失了记忆功能，甚至是思维能力。人们在如此可怕的病魔前似乎显得无能为力，患者会逐渐灰心丧气，放弃和病魔抗

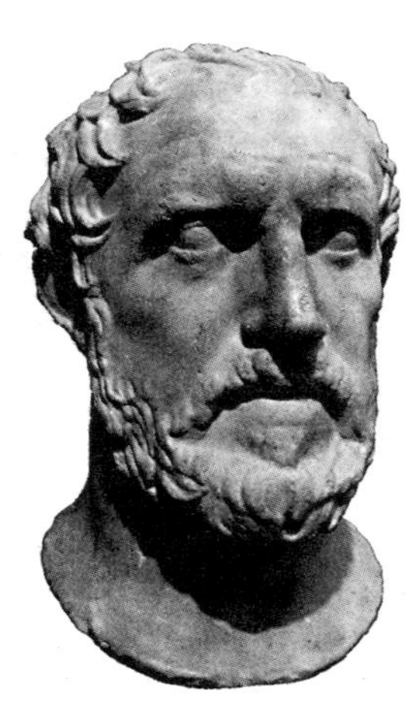

修昔底德

争，他们屈服了、绝望了，他们在这样的状态下等死。

古代应对瘟疫的措施和能力很成问题，根据修昔底德的记录，可以发现雅典城邦既没有有效的隔离措施，没有对医生进行相应的保护，卫生环境也非常差。人们在照顾患者的过程中容易受到感染，患者急剧增加，“人们像羊群一样大批地倒下”。与此同时，由于战争的需求、炎热的夏季和人们自发的选择，成群结队的农民涌入城市。“新来的人特别容易受到疾病的感染。由于没有足够的房屋供他们居住，农民们便在城里搭起了许多茅棚。又闷又热的盛夏加上可怕的疾病，使死亡人数激增。街道上到处都是横七竖八的尸体以及被内热、腹痛折磨得滚来滚去的患者。水池旁挤满了半死不活的人，他们渴望能喝上一口凉水。神庙里也满是尸体，许多人是爬进神庙后死去的。”由于死的人太多，尸体躺在地上无人埋葬，鸟兽吃了尸体的肉也跟着死亡，以致“吃肉的鸟类完全绝迹”。修昔底德的记录反映了这场瘟疫的严重性，我们可以总结出这场瘟疫的几个特点。首先是瘟疫的致死率极高，它造成了人员的大量死亡，还会影响患者身体生理功能；其次是瘟疫具有很强的传染性，移居到城市的农民和照顾病患的医护人员很多都被感染了，包括记录者修昔底德本人也受到了感染；最后是这场瘟疫无法医治和预防。修昔底德说：“有人因为疏忽而死亡；有些人，虽然尽力医疗也死亡了。可以说，没有找到一个公认的医疗方法——疗法对某些人有益的，但对另外一些人是有害的。那些生来就身体强壮的人不见得就比身体衰弱的人更能抵抗这种疾病，强者和弱者同样地因这种疾病而死亡，就是那些医疗条件最好的人也是一样。”

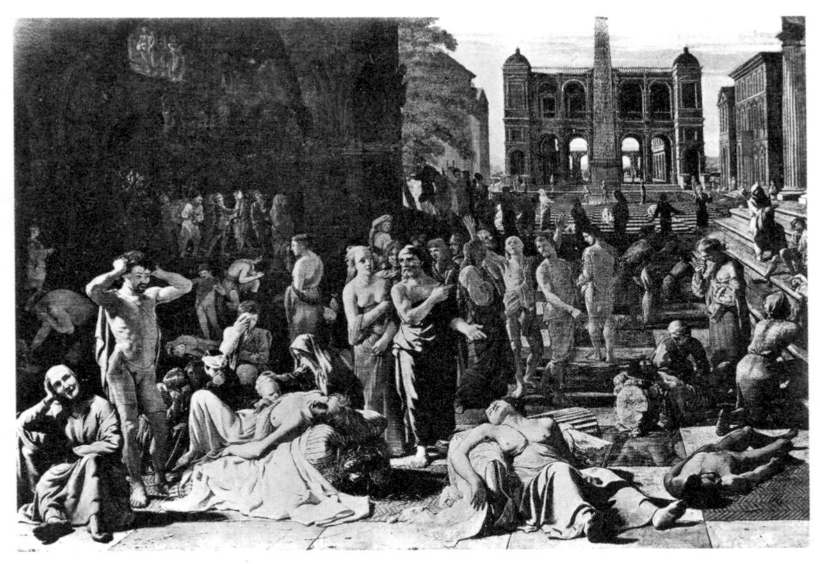

油画《雅典瘟疫》

这场瘟疫持续了 4 年左右才结束。

雅典瘟疫到底是什么病？学术界一直争论不休，根据以上对病情的描述，19 世纪著名英国史学家、12 卷《希腊史》巨著的作者乔治·格罗特（George Grote）认为这场瘟疫是斑疹伤寒，而美国一些医学史教授也在 20 世纪五六十年代肯定此病就是流行性斑疹伤寒。此外，还有一些学者认为这场瘟疫可能是天花、鼠疫、猩红热等疾病，也有可能是多种流行病同时暴发。1994—1995 年，在古代雅典的墓葬区凯拉米克斯考古挖掘出一批死于大瘟疫时期的尸骸。通过对这些尸骸的检测，学者认为伤寒可能是导致雅典瘟疫的原因。虽然有了考古发掘的帮助，对雅典瘟疫的研究也不再局限于文本，但目前关于这场瘟疫究竟是什么疾病，仍然是一个悬而未决的问题。

瘟疫影响了伯罗奔尼撒战争

瘟疫的奇袭使雅典手足无措，它又暴发在一个对雅典来说非常重要的时间节点。以雅典为首的提洛同盟在之前的发展中逐渐演变成雅典帝国，雅典已然成为希腊最大的势力，这引起了斯巴达和它所领导的伯罗奔尼撒同盟的敌视。双方最终爆发了历时 20 余年的伯罗奔尼撒战争。这实际上是一场具有强强争霸性质的战争，对于雅典来说，胜利意味着雅典在希腊诸多城邦里的绝对权力，而失败则可能会损失现有的很多东西。因此，这场战争对雅典和斯巴达都格外重要。但是谁也没想到，战争爆发的第二年，雅典就遭到瘟疫的重创。

在古代战争中，兵力是决定成败的重要因素之一。双方的军事力量在一开始可以说是旗鼓相当，各有优势。斯巴达在陆地上占有绝对优势，雅典则具有强大的海军实力。据统计，在伯罗奔尼撒战争中，雅典人投入了骑兵0.1万、重装步兵1.3万，预备兵1.6万，共计 3 万人，此外海军参加人数有近 1 万人。但是，雅典瘟疫造成重装步兵死亡 4400 名，骑兵约 300 名，加上其他部队的死亡人数，由瘟疫而死的士兵人数约占军队总人数的 1/4，这对战争的胜败产生了极大的影响，相当于提洛同盟在战争一开始就陷入了兵源不足的境况。除了对兵源数量客观上的影响，瘟疫对士兵的心理也是一种考验，对患病的提心吊胆、对亲友的忧虑、对自己和城邦未来的担心，周围萎靡的环境时刻都在影响雅典士兵的作战能力。

伯利克里（Pericles，约公元前 495—前 429 年）是古希腊卓越的政治家，他于公元前 461 年左右成为雅典领袖。在他的领导下，雅典在政治、经济、文化、军事和外交等方面均达到了较高的水平，马克思曾说希腊内部极盛时期是伯利克里时代。

伯罗奔尼撒战争爆发之时，伯利克里还作为雅典人的将军、战争的领导者参与战争，他将雅典取胜的条件放在海上反击和城市固守等方面。为此他修筑并加固了连接雅典城和海港比雷埃夫斯的长城，相信只要此墙不破，雅典城就能直通大海，不怕斯巴达的围攻，还能凭借其海军优势袭击斯巴达和伯罗奔尼撒同盟的城市。但是，伯利克里在这场瘟疫中也受到感染去世了。雅典就此陷入了长久混乱的党派纷争之中，提洛同盟内部矛盾和雅典公民中主战派和主和派的矛盾日益发展，这不仅造成了极大的内耗，也耽误了战争的时机。因此，瘟疫对这场战争造成了很深的影响，它在战争开始就影响了战争的走势，胜利女神已经逐渐站到了斯巴达和它的伯罗奔尼撒同盟一方。这场战争最后也确实以雅典的失败而告终。

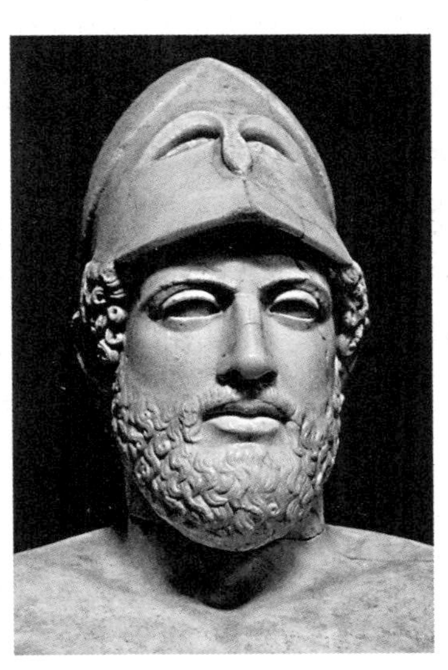
伯利克里

雅典城邦不复从前的光辉

提起古希腊，人们或许就会想起雅典这座城邦。历史上很多大家耳熟能详的人物，如苏格拉底、柏拉图等，都曾在这座城邦中活动过。作为古希腊的文化中心，它的衰落似乎是人们意想不到的事情。尤其在瘟疫暴发之前，它是那么的闪耀、那么的强大，它还怀着雄心要与另一个强大的对手决一雌雄，但是瘟疫一下子使它损失了大量人口、使它失去了一位伟大的领导者，并使它从此走向衰落。雅典在战争中落败，30 年后又被马其顿所统治。之后的漫漫历史长河中，雅典再没有出现过它曾经所拥有的辉煌。

一方面，雅典城邦的辉煌使得其自身具有很强的吸引力，城邦内部会出现一个高峰期，此时会出现基础设施不能满足过多人口而造成的诸多问题，比如食物短缺、卫生条件差等，这就容易造成瘟疫的乘虚而入。有很多学者在讨论雅典瘟疫的时候，都注意到了雅典城邦本身的问题对瘟疫发生的影响。另一方面，瘟疫一旦在城邦内大规模暴发，势必会对整个城市造成影响，而瘟疫确实带走了大量人口，并使整个城市陷入一种肮脏的环境和恐慌的氛围中。最典型的例子就是伯利克里的去世，使得雅典民主制度的弊端暴露无遗：公民权利的膨胀造成国家失去有效制衡机制，公民大会变成政客实现自身野心的工具，抽签和轮流坐庄受个人修养不同的人的影响等。雅典民主政治就此沦落为可怕的群氓政治，国家陷入内斗之中，尤其是在有外敌的情况下还陷入党争，雅典引以为傲的民主政治，在这时反而是造成它开始一蹶不振的原因之一。

除了对雅典政治的影响，瘟疫还改变了雅典人的社会心理状态。人在极度恐慌之下做出的各种反应很多都是可以理解的，尤其是古代社会，医疗和科学并没有像现在这样发达并为人所接受，人们会如何避疫？很显然，寻求宗教上的帮助是最为普遍的事情。有学者对这一时期雅典的宗教崇拜进行研究，指出雅典就是在瘟疫影响下于公元前 420 年前后引入和崇拜医神阿斯克勒庇俄斯的。与此同时，瘟疫还影响了雅典人的文明礼仪。在希腊宗教中，葬礼是最重要的仪式之一，而根据修昔底德的记载，瘟疫使得很多人放弃了葬礼的礼仪："因为这个灾祸有这样压倒性的力量，以至于人们不知道下一次会发生什么事，所以对于宗教或法律上的每条规则都毫不关心。过去所遵守的丧葬仪式，现在都不遵守了。他们尽他们能力所及，埋葬死者。许多人缺乏埋葬时所必需的东西，因为他们家庭中的人口已经死亡很多了，所以采取最可耻的方式来埋葬。他们首先到别人已经做好的火葬堆去，把他们的死者放在火葬堆上，然后点起火来；或者他们发现另一个火葬堆正在燃烧着，他们把他们抬来的尸体放在别人的尸体上，就跑开了。"可以看到，人们已经不再关心和尊重死者，对生命的漫不经心使人们开始选择放纵的生活，没有什么比现时的享乐更能使他们逃避现实的恐惧。整个社会陷入混乱，他们不再顾忌法律和一切神圣的东西，盗窃、抢劫等恶劣事件频发，为保全生命人们不惜亵渎神灵。有关葬礼的所有习俗也已不再被人遵循。

这样的雅典不复从前的光彩，它的落寞也是可以预料的。虽然我们不能说是瘟疫造成了这一切，但是瘟疫确实是一个契机，它将雅典很多本来潜伏的问题暴露出来，并且不给人时间准备。历史上雅典没有机会重整旗鼓，它很快就成了过去式。

（余晓涵）

2. 盖伦医生的难题
——2 世纪古罗马安东尼瘟疫

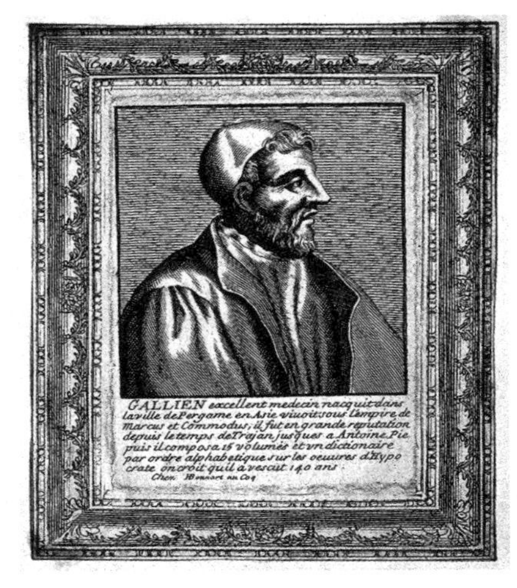

GALLIEN excellent medecin nacquit dans
la ville de Pergame en Asie viuoit sous l'empire de
Marcus et Commodus, il fut en grande reputation
depuis le temps de Trajan jusques a Antoine Pie
puis il composa 15 volumes et vn dictionaire
par ordre alphabetique sur les oeuvres d'Hypo
crate on croit quil a vescut 140 ans
古罗马医生克劳狄乌斯·盖伦

帕加马的医生克劳狄乌斯·盖伦（Claudius Galenus，129—199 年）是最为我们所熟知的古罗马医生。在自己的家乡帕加马，盖伦的医学天分就展露无遗。162 年，他离开家乡来到罗马。在罗马这个大都城中，庞大的患者群体让盖伦的医术可以得到更淋漓尽致的发挥。盖伦说：“（在罗马城中）每天会发现 1 万人患有黄疸，1 万人患有水肿。”盖伦精湛的医术和高效的治疗手段很快引起了人们的关注。然而，他却在刚刚声名鹊起之时，突然离开了罗马城返回帕加马。盖伦后来在一本小书《我的著作》（*On My Own Books*）中

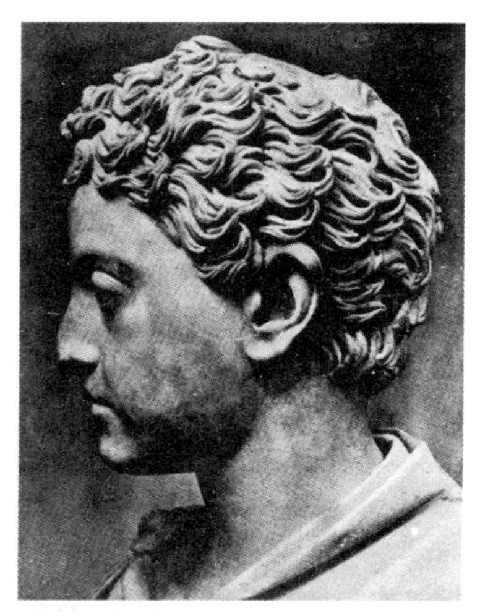

古罗马皇帝马可·奥勒留

承认，当时发生的一场大瘟疫是他匆匆离开的真正原因。

让声名卓著的盖伦医生落荒而逃的这场瘟疫正是安东尼瘟疫，它得名于当时罗马的统治者马可·奥勒留·安东尼·奥古斯都（Marcus Aurelius Antoninus Augustus，121—180 年，下文简称马可·奥勒留）。由于这场瘟疫被盖伦医生记录下来，因此也有人称之为盖伦流行病。这场瘟疫在古罗马帝国循环往复持续了至少 28 年之久（164—191 年），它从东方的小亚细亚和埃及内陆向西逐渐蔓延至整个地中海沿岸地区，可以说这场瘟疫是古代世界第一次大范围的流行病。因此，在疫情蔓延至罗马城之时，盖伦医生就察觉端倪离开了罗马。

与胜利相伴的疫病难题

161—165 年，与马可·奥勒留共治的路奇乌斯·维鲁斯（Lucius Verus，130—169 年）在帝国东部对抗帕提亚人。维鲁斯的军队在 5 年的持续战争之后终于获得了胜利。然而正当他们载歌载舞凯旋之际，一些肉眼不可见的病毒正搭载着这支欢乐的军队悄然返回了罗马帝国。在狄奥·卡修斯（Dio Cassius）的

《罗马史》中记载着这个军队的下场：“在返程的途中，维鲁斯因为饥荒和瘟疫失去了大量的士兵，因此等到军队到达叙利亚的时候，只剩下为数不多的人。”伴随着维鲁斯军队从叙利亚归来，这场瘟疫很快横扫了整个地中海地区。

在此后的 20 多年中，这场瘟疫年复一年地在罗马帝国的不同地区暴发，有时甚至会在同一地方故地重游。死亡的人数多得不可胜数，以至于各个城市都不断往城外一车车地运送尸体。不少城市和乡村变得荒无人烟，甚至最终沦为废墟。尽管在 172 年之后这场瘟疫沉寂了一段时间，然而根据文献资料的记载，178—179 年埃及和 182—183 年诺里库姆都再度出现了同类疫病。其他零星的灾疫事件更是不间断地出现在不同的村落与城市。169 年维鲁斯在战争结束后的返程中身染瘟疫去世。180 年马可·奥勒留也未能幸免于难，为了避免传染，他坚决不接受自己儿子的探望。更糟糕的是，191 年罗马城的疫情出现了第二次大暴发。这让那些以为瘟疫已经彻底过去的罗马人措手不及。在这次复发中，罗马城每天死亡的人数都超过两千人。

尽管伟大的盖伦医生离开了罗马都城，但是他在帕加马仍然接触、治疗了许多染上瘟疫的人。盖伦所留下的资料也为我们推断这场疾病的病因提供了一部分证据。在盖伦的记叙中，患者早期的症状包含高热、严重的咳嗽、口渴和腹泻、全身长满黑色的脓疱疹、气管深处的溃疡，以及排出浓黑的或者带血的粪便等。这种全身黑色的脓疱疹表面是很粗糙的，等结疤到一定程度时，它会像鳞片一样掉落；而在气管深处的溃疡有时是干燥的，有时是化脓的，而且会在一定条件下结痂，这种结痂在脱落后会在患者咳嗽时随之咳出体外。这些病患在脓疱疹结疤和溃疡结痂之后就会随之康复，反之则无法幸免。

这样的症状在病理学上最接近天花感染。因为传染性极强的天花的病症也是发热、呕吐、腹泻。此外就是皮肤上的病变，诸如斑疹、丘疹、水疱疹等，随后这些疱疹会结痂脱落。与安东尼瘟疫中的患者相似，能够结痂脱落的患者就能痊愈，而没有结痂，反而出现出血症状的患者就会遭受致命的打击。这种内外病症的高度相似性，让历史学家们将安东尼瘟疫的病原体基本锁定在了天花病毒上。

现代人可以根据已有的病原学知识来推测以往瘟疫史中的疾病根源，然而对于现代医学体系建立之前的古人而言，他们对瘟疫来源的揣测与记载却可能有很大的偏差。比如，一些人将瘟疫看成是一种瘴气，它会如同其他气体、云层一样在大气中随意流动，由此导致大规模传染性。还有一些人将瘟疫的暴发归咎于神明的愤怒。他们认为这个瘟疫来源于叙利亚的塞琉西亚的长发阿波罗神殿，在维鲁斯的军队从塞琉西亚返回时，阿波罗的复仇也随军同行而来。即使是医术高明的盖伦也因为深受体液病理学的影响，他对于这场瘟疫的病症表述不够精确。在他看来，这个疫病是由一种叫作黑胆汁的体液过多导致的。此外，他还将这个疾病认定为肺脓肿，他更关注咳嗽导致的吐血，而非皮肤的疱疹。因此我们很难对这场瘟疫的性质下一个定论，天花、疟疾、斑疹伤寒和腺鼠疫都不无可能。我们能够推断的是这场瘟疫的病原体对于地中海地区的人而言是全新的，这个地区的人完全缺少对这一病毒的抵抗力。

求神拜佛或是寻医问药?

如果根据大部分学者的看法，安东尼瘟疫中的病原体是天花病毒，那么它就会通过患者咳嗽、打喷嚏的方式进行传播。现代人在这样的瘟疫中所要采取的预防措施就是与已经出现症状的患者保持距离。然而，在公共卫生系统尚未建立的罗马帝国，医生们对于这种无法确定病因的疫情却束手无策。有着多神信仰的古罗马人将免除疫病、痊愈康复的希望极大地寄托在了神灵崇拜上。根据现在挖掘出的当时的古罗马碑刻、铭文和钱币，我们会发现其中有不少镌刻着辟邪咒语的护身符，还有一些冗长的碑刻叙述着长发阿波罗对这场瘟疫所发出的神谕。这些神谕要求罗马人用驱邪仪式、熏蒸、祭酒、献祭、竖立阿波罗的雕像等方式来驱除这场瘟疫。在安东尼瘟疫中，人们用尽了各种方法来安抚这位神明。除了长发阿波罗以外，罗马帝国在当时铸造的钱币中还刻印有阿斯克勒庇俄斯（罗马医神）、萨鲁斯（罗马保护女神）等字样。

然而事实证明，这些宗教信仰的手段都只是徒劳。因为在古罗马统治的社会条件下，人们很容易染上这类传染病。比如在古罗马城中，人口众多且住房拥挤，人与人的接触几乎不可避免。而且在城中并没有专门的垃圾运送处理系统，各类垃圾甚至粪便都会被随意地从窗户抛掷到大街上。在如此狭小肮脏的环境中，瘟疫一旦暴发就会迅速蔓延。此外，完善发达的交通体系也为这场瘟疫提供了传播途径。罗马城、亚历山大里亚城、安提阿等大

Apollo detto di Belvedere, in atto d'avere scoccata la freccia col Serpe simbolo della Medicina, e della
Salute, o della sua vittoria sopra Pitone. Statua insigne trovata ad Anzio da Giulio II, ora nel Museo Pio Clementino.
Alla Santità di Nro Sig.re PIO SESTO Pontefice Massimo, delle Antichità
investigatore vigilantissimo, e delle belle Arti splendidissimo Protettore.
Francesco Piranesi D.D.D.

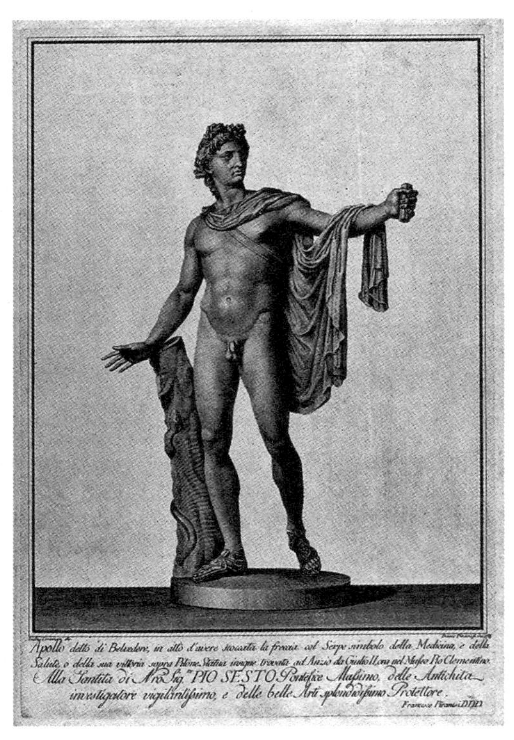

长发阿波罗的雕像《望楼的阿波罗》

都市是交通便利的商业贸易枢纽，它们吸引了大批的商业巨贾、文人墨客以及游客等聚集于此。如此频繁的人口互动更是让那些携带着各样病菌的人往来穿梭于各个城市之间。因此，这场瘟疫在各地此起彼伏延续了 20 多年也就不足为奇了。有人甚至因此将罗马帝国比喻为一个蜘蛛网，在这个网上的任意一个城市若是暴发了瘟疫，那么其他城市也难以幸免。

此外，当时的医疗手段对于这场疫病更是无异于火上浇油。

医生们采用走访的方法四处行医问诊，而这些被传染的医生们就直接成了罗马城中行走的病原体。医生们所建议使用的治疗手段也有问题。古代社会最常用的放血疗法对解决这个疫病没有任何帮助，反而使患者的身体变得更加糟糕。而盖伦所建议使用的干燥方法也并不能够加速患者气管溃疡的结痂，他所尝试的其他疗法更是无稽之谈，诸如使用高地牛的牛奶、亚美尼亚的泥土，甚至是男童的尿液。古罗马人在面对这一场全新的灾难时，充满了恐慌，因为没有任何先前的经验可以帮助他们。

在这样的医疗条件背景下，对这些患者的基本护理起到了至关重要的作用。根据盖伦的记载，那些能够得到食物和水，并且能够顺利吃喝的人，很多得到了痊愈，而没有东西吃的人则会走向另一个结局。除了营养带来的缓冲之外，患者与其他人的接触频率、年龄的大小、住房的状况、所处地区的人口密度、所在城市的医疗基础设施等都会影响到生存的可能性。例如，在帝国的核心城市由于人口密集，可能会有很高的接触率，也因此带来很高的感染率；而处于偏远乡村、帝国边缘的广袤地区，感染率可能会大大低于核心地区。不过，在帝国核心地区由于医疗资源和团队的丰富、食物的充足等条件，治愈率也可能会高于乡村地区。

瘟疫造成的身心双重攻击

首先，安东尼瘟疫对罗马帝国的人口造成巨大的威胁。比如，罗马的军队就在这场瘟疫中几乎消失殆尽，军人群体成为这场大瘟疫最猛烈的攻击对象。当时罗马帝国的统治者马可·奥勒留在这场瘟疫中向奴隶、角斗士甚至是海盗进行紧急的征兵。一些地方甚至由于军人紧缺，对豁免兵役的城镇也进行征兵。由军人的死亡率我们可以管窥安东尼瘟疫对整个罗马帝国造成的伤亡，因为军队所得到的物资供应和医疗护理保障往往是最好的。而位于拥挤的罗马城中的平民百姓和底层奴隶在这场瘟疫中更是死伤无数，可能多达 1/4 的人口。不同历史学家根据不同的资料估算这场瘟疫造成的死亡人数，因此他们也得出不同的结论。然而，大部分史学家所得出的结果都在总人口的 10%～20%。因此保守估计，安东尼瘟疫至少导致了罗马帝国 700 万人的死亡。

其次，安东尼瘟疫对罗马帝国的货币与财政造成巨大影响。从瘟疫暴发开始，埃及、巴勒斯坦、叙利亚等地都出现了银币铸造的中断。由于人口减少，货币面值不断攀升，相应的货币购买力不断下降。这场瘟疫将罗马帝国的经济拉向毁灭边缘。人口的锐减导致国家税收的减少，财政危机使得罗马帝国面临着巨大的挑战。一份当时的埃及莎草纸古卷谈到，在一个埃及村庄纳税人竟然从 85 人减至 10 人。马可·奥勒留甚至在 168 年拍卖自己宫殿中的珍宝来筹措资金。然而，这些资金全被用于为下层百姓举行葬礼，对于疫情的防治手段几乎未见记载。此外，人口的锐减导致大面积的土地被荒废，许多耕地在收获粮食的季节却无人进行收割，粮食和商品生产减少，随之而来的就是连年的饥荒。正如前面所分析的，缺乏基本营养补给的人在这场瘟疫中更容易死去。更有甚者，许多人并非死于瘟疫，而是死于饥饿。

再次，这场前所未有的大规模瘟疫造成了人们内心的极度恐惧，这从当时留下来的大量辟邪铭文以及长发阿波罗的雕像等宗教产品可见一斑。被称为哲学家的罗马皇帝马可·奥勒留在亲眼看见车马日夜把尸体运往城外的时候，他在《沉思录》中反思："生命带着多少的苦恼，伴随着怎样的人，寄寓在多么软弱的身体中，艰难地走过。因此，不要把寿命看成是一件很有价值的东西，看看你身后与生前的无限时间，在这无限面前，苟活 3 天和活过 3 代又有什么区别呢？"这段话充满了对人生在世变化莫测、短暂无常的感慨，或许也是对当时众多罗马百姓在惶惶不可终日中的哲学抚慰。

最后，这些打击对于罗马帝国而言并不是致命的。在这场瘟疫中幸存下来的人，在自身的免疫上得到了极大的提升。而这些幸存者也大大提高了生育率。在 191 年的第二次大暴发过去之后，罗马帝国的人口开始逐渐恢复。然而，如此众多的人口死亡还是导致了地中海地区长达 500 多年的人口持续减少。原因在于罗马帝国尽管在这场瘟疫中得以幸存，但它并没有吸取这场惨绝人寰的瘟疫所带来的残酷教训。在随后全新的瘟疫再度暴发时，它将再也无力与之抗衡。

（高书顺）

3. 赤壁之战中谁击败了曹操

——建安十三年荆州瘟疫

“二龙争战决雌雄，赤壁楼船扫地空。烈火张天照云海，周瑜于此破曹公。”李白的这首诗写的就是赫赫有名的赤壁之战，也是历史上一场以少胜多、以弱胜强的著名战役。

建安十三年（208 年），曹操初步统一北方，回到邺城后，开始考虑向南进军，于七月采取行动，率兵 20 余万南下。孙权和刘备联盟，共同抵抗。曹兵进攻到赤壁的时候，初战被周瑜所败，只得“引次江北”，与孙刘联军隔江对峙，以待时机。最后，孙刘联军火烧曹军战船，周瑜与刘备水陆并进，大破曹军。曹操赤壁一战的失利，改变了曹操、孙权、刘备三方之间的军事力量对比及领土格局，曹操从此退居北方，自此出现了三分天下、三国鼎立的局面。当时两军力量悬殊，联军 5 万，曹军 20 余万。在这样的情况下，曹军伤亡过半，还让曹操损失了蔡瑁、张允、焦触、张南、马延、张觊六员大将，可以用惨败来形容了。既然曹操占据人数的绝对优势，却为何会兵败于赤壁呢？

彼时大意失荆州，此时大疫失荆州

《三国志·魏志·武帝纪》对赤壁之战有这样的记载：“十三年春正月，公还邺，作玄武池以肄舟师。”曹操在打败袁绍及其残余势力之后，让人在玄武池练兵，由此可见对于下一步水战，曹操也是早有谋划。几个月后，开始行动，“秋七月，公南征刘表。”然后用了两个月的时间，“九月，公到新野，琮遂降，备走夏口。”刘备跑到夏口，曹操攻下荆州。“十二月，孙权为备攻合肥。公自江陵征备，至巴丘，遣张憙救合肥。权闻憙至，乃走。公至赤壁，与备战，不利。於是大疫，吏士多死者，乃引军还。备遂有荆州、江南诸郡。”这里提到了由于遭遇大的瘟疫，很多士兵染疾去世，只好撤兵。刘备借此机会占领了荆州江南各郡，形成了三分天下、三足鼎立的局面。

赤壁之战这一著名战役，历来备受关注，对于曹操兵败的原因，也有颇多分析，有说曹操初克荆州尚不得民心的，有说是因为曹操误杀蔡瑁的，有说错在将战船用铁索连在一起的……曹操本人则不认同自己战败，《三国志》中记载曹操曾经写给孙权的书信中提到“赤壁之役，值有疾病，孤烧船自退，横使周瑜虚获此名”。这里曹操不承认自己被吴蜀联军打败的说法，他说火是他自己下令放的，由于他们受到了疾病的袭击，要在烧船之后撤退，使周瑜获得了一个战胜他的虚名。如果这里曹操提到“值有疾病”是为自己战败开脱的说辞，那么《三国志》还有多处关于曹操军队染疫的记载。“权遂遣瑜及程普等与备并力逆曹公，遇于赤壁。时曹公军众已有疾病，初一交战，公军败退，引次江北。”“公至赤壁，与备战，不利。於是大疫，吏士多死者，乃引军还。”“先主遣诸葛亮自结于孙权，权遣周瑜、程普等水军数万，与先主并力，与曹公战于赤壁，大破之，焚其舟船。先主与吴军水陆并进，追到南郡，时又疾疫，北军多死，曹公引归。”“瑜、普为左右督，各领万人，与备俱进，遇于赤壁，大破曹公军。公烧其余船引退，士卒饥疫，死者大半。备、瑜等复追至南郡。曹公遂北还，留曹仁、徐晃于江陵，使乐进守襄阳。”以上诸条，虽措辞不同，但都提到曹军受到了疫病的影响，而且提“病”者少，说“疫”者多，可见这不是一般的疾病，而是传染性及危害性较大的瘟疫。其影响之大以至于前来支援的部队也染上了疾疫，这在《三国志》中也有记载：“建安十三年，孙权率众围合肥。时大军征荆州，遇疾疫，唯遣将军张憙单将千骑，过领汝南兵以解围，颇复疾疫。”

《三国志》中提到荆州“北据汉、沔，利尽南海，东连吴会，西通巴、蜀”，由于这得天独厚的地理优势，荆州历来是兵家必争之地。赤壁之战刘备得荆州之后，诸葛亮派关羽镇守荆州，后来关羽出兵攻打曹操时孙权趁机袭击荆州，导致荆州沦陷，“大意失荆州”成为关羽致命失误。然而后人对于彼时关羽的“大意失荆州”知之者众，对此时赤壁之战曹操“大疫失荆州”却是鲜少有人了解。

一代枭雄，何“疫”失荆州？

华夏数千年的发展史，经历瘟疫众多，有明确记载的可以影响一场战争的瘟疫并不多见，是什么样的瘟疫使得一代枭雄兵败赤壁？由于当时的医疗及科技水平有限，没有明确的文献记载可查。但是现在随着流行病学的发展，有学者对当时的疫情进行了推测，主要涉及的传染病有血吸虫病、疟疾、斑疹伤寒。

血吸虫病

血吸虫病主要通过皮肤、黏膜与疫水接触受染，主要有发热，肺部、胃肠道症状，肝脾肿大等。持这种观点的学者认为有三个方面的根据：第一，流行病学、史学、地理学、考古学方面的研究都指向赤壁之战的战场是血吸虫病的疫区。血吸虫病自古有之，古自何时已无从考证，但是查阅古代文献，发现《易经》中提到“山风蛊”，《说文解字》中“蛊，腹中虫也。”另外，中医古籍中关于水毒、蛊毒等的记载，与血吸虫病相似。隋代巢元方在《诸病源候论》第二十五卷中的水毒候说：“自三吴以东及南，诸山郡山县，有山谷溪源处，有水毒病，春秋辄得。一名中水，一名中溪……亦名溪温。”这里提到的水毒、中水、中溪、溪温，根据后文中的症状描述“初得恶寒，头微痛，目眶疼，心内烦懊，四肢振焮，腰背骨节皆强，两膝疼，或嗡嗡热……惟热势猛者，则心腹烦乱，不食而狂语，或有下血物如烂肝”等与血吸虫病急性发作期的症状极为相似。说明早在赤壁之战之前，已有血吸虫病流行。从地理学的角度来看，赤壁一带是云梦泽古代湖泊群，又称云梦大泽，是湖北省江汉平原上古代湖泊群的总称。因长江和汉水带来的泥沙不断沉积，其范围由周长约 450 千米逐渐萎缩解体为星罗棋布、相互分离的湖泊。这种地理环境适宜血吸虫病传播媒介钉螺的生存。1975 年湖北省出土的西汉男尸上血吸虫卵的发现，又增加了一项考古学方面的证据。第二，赤壁之战时的发病季节与血吸虫病易感季节吻合。从“十三年春正月”让士兵训练水战，“秋七月，公南征刘表”“九月，公到新野”，结合《诸病源候论》中的“春秋辄得”，这些正是血吸虫病的易感季节，可见血吸虫病早有苗头，感染后会有 1 个月左右的潜伏期，至赤壁之战进行时出现典型的急性期症状，全面暴发，一举摧毁了曹军的战斗力。第三，一江之隔的吴军未受明显影响。两军对峙，地理位置接近，为什么吴军没有大面积感染瘟疫呢？这就要考虑将士对当时这种瘟疫的免疫力了。吴军的将士大部分都是南方人，他们自幼生活在疫区，可能曾经感染过血吸虫病，再感染时一般呈慢性发作，对战斗力的影响不大，再就是一江之隔的吴军所驻扎的地方不适宜钉螺生存，而钉螺是传播血吸虫病的唯一媒介，所以吴军没有大面积暴发瘟疫。相比之下，曹军的将士大部分来自北方，从未接触过血吸虫，新进入疫区，对血吸虫没有免疫力，特别易感，而且感染后易发为急性血吸虫病，此类患者在当时条件下很容易死亡，极大地影响了军队的战斗力。

疟疾

有学者不认同血吸虫病所致，认为当时曹军感染的是疟疾。疟疾是经按蚊叮咬或输入带疟原虫者的血液，而感染疟原虫所引起的虫媒传染病。其主要的临床表现是周期性规律发作，全身发冷、发热、多汗，长期多次发作后，可引起贫血和脾肿大。疟疾是长江流域的常见病，也是一种古老的疾病。我国古代早有记载，《周礼》："四时皆有疠疾，春时有痟首疾，夏时有痒疥疾，秋时有疟寒疾，冬时有嗽上气疾。"在中医古籍中关于疟疾的论述也有很多，《素问》中有"疟论"专篇论述疟疾，对于疟疾的病因、症状、发病特点等都有记载。隋代巢元方《诸病源候论》在山瘴疟候中提到"此病生于岭南，带山瘴之气。其状，发寒热，休作有时。"即指出了发病的地区，对于周期性规律发热也有了明确的表述。《类证治裁·疟症》中"疟疾四时皆有，而多发于夏秋"，观察到了疟疾的发病季节。疟疾的传播季节比较长，从 4 月开始，直至 10 月，共 7 个月，传播媒介是各种蚊子。曹操率兵南下，经豫南越过桐柏山脉，遍走武当山、荆山，进入江汉平原和湖沼地区，从时间上看是疟疾的高发季节，从地域上看是疟疾的高发地区。再加上曹军当时长途跋涉，官兵疲乏，抵抗力下降，进入湖北后极易感染疟疾。军营中人员密集，一人感染，相互传播，非常容易引起大规模流行，迅速削弱军队的战斗力，导致军事上的失败。

斑疹伤寒

另外还有学者认为曹军得的是斑疹伤寒。赤壁之战之前，文献中便有“伤寒”病名及疑似斑疹伤寒的记载。医圣张仲景在《伤寒杂病论》序中说：“余宗族素多，向余二百，建安纪元以来，犹未十稔，其死亡者，三分有二，伤寒十居其七。”根据文中提到的时间，可见在赤壁之战（建安十三年）以前，伤寒病在张仲景的家乡一带流行，而且传播范围很广，影响很大，不到10年的时间，一个家族就失去了2/3的人口，这个数字也可谓是触目惊心了。但应明确，张仲景所言“伤寒”与现代医学“伤寒”概念不同。张仲景在《金匮要略》中提到“阳毒之为病，面赤斑斑如锦纹，咽喉痛，唾脓血”，根据临床表现相似性，有人据此推测这种疾病可能是斑疹伤寒。流行性斑疹伤寒又称虱型斑疹伤寒，是一种经人虱传播的急性传染病，潜伏期为5～21天，多为10～12天。一般发病于寒冷地区或寒冷季节，冬春是高发期，过度疲劳、全身抵抗力下降时容易得这个病。该病起病比较急，临床表现有寒战、高热、剧烈头痛、肌肉疼痛及压痛等，在病程的第5天多数患者会出现全身充血性斑疹或斑丘疹。虽然对于曹军这次的疫情在史书上没有找到相关症状的记录，但从发病时间上看，与斑疹伤寒非常吻合。另外，此病主要经虱传播，与环境和个人卫生条件密切相关，在当时的条件下，部队长期行军，适逢寒冷季节，卫生条件相对较差，环境恶劣，个人卫生更是难以保证，人虱在所难免，而这是斑疹伤寒的传播媒介。斑疹伤寒在不同年龄段人群普遍易感，但以青壮年的发病率最高，而军队正是青壮年聚集之处，从发病年龄上也符合条件。

时间一路向前，今人无法回到过去，以上各种可能的流行病都是现代学者的推测，各持己见，各有依据，我们无法给出一个明确的答案。虽然疾疫无法确定，但是瘟疫在赤壁之战中的作用和影响是肯定的，曹操军队当时确实是遭遇了一场非常严重的传染病，直接影响了军队的战斗力，对战争结果的影响也是显而易见的。

（王春燕）

4. 建安五子之殇
——建安二十二年大疫

汉献帝建安年间，活跃着 7 位有名的文人：孔融、陈琳、王粲、徐干、阮瑀、应玚、刘桢。曹丕在《典论・论文》中说道：“今之文人，鲁国孔融文举，广陵陈琳孔璋，山阳王粲仲宣，北海徐干伟长，陈留阮瑀元瑜，汝南应玚德琏，东平刘桢公干。斯七子者，于学无所遗，于辞无所假，咸以自骋骥騄于千里，仰齐足而并驰。”建安七子之称自此而始。然而我们这次要说的却是建安七子之卒。七子中，年龄最大的孔融于建安十三年（208 年）被曹操所杀，阮瑀卒于建安十七年（212 年）。其余五子，均于建安二十二年（217 年）离开人世。

建安二十二年发生了什么，以至于一年之内痛失建安五子。据《三国志・魏志・王粲传》：“瑀以十七年卒，干、琳、玚、桢二十二年卒。帝书与元城令吴质曰：‘昔年疾疫，亲故多离其灾，徐、陈、应、刘，一时俱逝。’”根据这段话，我们知道建安七子中的徐干、陈琳、应玚、刘桢均死于建安二十二年的一场大瘟疫。《三国志・魏志・王粲传》中还记载：“（王粲）建安二十一

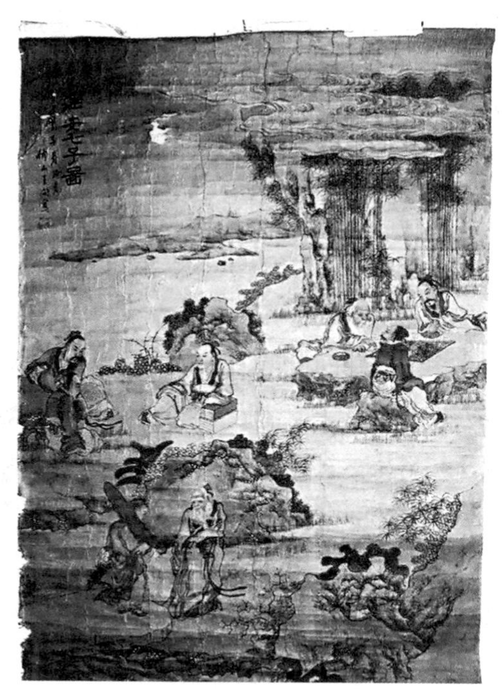

明代王问《建安七子图》

年从征吴。二十二年春，道病卒。”据此，王粲也于那一年的大瘟疫中死去。所不同的是，徐、陈、应、刘是在河南染疫去世，而王粲则是死在了随军出征的途中。

家家室室之殇

到底是怎样的一场瘟疫，在同一年内夺去了建安五子的生命。对于建安二十二年的这场瘟疫，《后汉书》中仅“献帝建安二十二年，大疫”一笔带过，并没有详细的记载。但是曹植在《说疫气》一文中提到“建安二十二年，疠气流行，家家有僵尸之痛，室室有号泣之哀。或阖门而殪，或覆族而丧。”当时瘟疫引起的惨烈程度由此可见一斑。

这次瘟疫波及的范围非常广，在《说疫气》中曹植曾提到染上瘟疫的以穷苦之人为多，有钱的人家染疾者少。但是据曹丕的“亲故多离其灾”以及建安五子的离世，我们可以推测出这场瘟疫已经不仅是在平民百姓间流行，王室贵胄也难以避免。官府中的官吏很多也染疾去世，甚至有的地方升堂时都无法凑齐人手，从地方到都城，甚至是军队也受到了影响，前文提到王粲便是在随军出征的途中去世的。《三国志·魏志·司马朗传》中有记载：“建安二十二年，与夏侯惇、臧霸等征吴。到居巢，军士大疫。”司马朗——著名的“司马八达”之一，当时任兖州刺史，领军征吴，军队到达居巢时，大量军中将士染疫，司马朗亲自到军中巡视，并且为士兵送药，结果其本人也未能幸免，最终“遇疾卒”，时年 47 岁。所以，建安二十二年的瘟疫，从布衣到王公，从士兵到将军，从民间到都城，从地方到军队，波及范围之广，影响之大，都是前所未有的。

为了应对这场空前的瘟疫，曹操于次年也就是建安二十三年颁布了赈灾令，明文规定：凡是 70 岁以上而且没有丈夫儿子的女性，12 岁以下没有父母兄弟的幼儿，眼盲无法视物或手脚不便同时又没有父母兄弟家业者，都可以“廪食终身”；12 岁以下的幼儿如果出身贫寒无法养育，可以“随口给贷”。这一政令的颁布从另一个侧面反映出当时灾情的严重程度，真可谓是“家家室室之殇”。

究竟是什么原因?

对于建安二十二年大疫的原因，有不同的说法。《说疫气》中提到当时有人认为这是鬼神所为，所以会有人在门上悬挂符咒来躲避瘟疫，很显然这种观点是不对的。曹植也在文中否定了这种做法，认为这是可笑的，并且指出这场瘟疫发生的原因是“阴阳失位，寒暑错时”，因此那些锦衣玉食的有钱人染上瘟疫的少。据此分析，应是非时之气，也就是建安二十二年的春天，在本该暖和起来的季节却比较寒冷，所以很多穷苦之人缺衣少食，在染疫之后饥寒交迫，以致不治。

与现代医学对应，后世医者有人认为是出血热，有人认为是鼠疫。持出血热观点者认为是当年张骞出使西域之后，中原与西域来往变得密切，加之汉武帝多次对匈奴的战争，将这种瘟疫带入了中原。与此不同的观点认为出血热的流行有季节性，夏季少发，但建安二十二年这场瘟疫从春季开始一直蔓延到了冬季，看起来没有明显的季节性，更像是鼠疫。

生命之外的伤痛

建安二十二年的春天格外寒冷，或者说这一年都很凄冷。这一年，因为一场瘟疫，有丧命的百姓，遇难的将士，陨落的建安五子。然而，于这无数生命之外，还有另外一种看不见的伤痛。

邺下文学集团遭受重创

汉献帝建安年间，实际操控天下大局者已是曹操，曹氏父子喜好文学，依靠其本身的文学造诣、政治地位，对当时的文人有着很强的号召力。当时社会连年战乱，很多文人学士被迫四处流亡，曹氏父子有意延揽人才，天下文人纷纷归于其麾下，形成一个繁盛的文人集团。建安九年（204 年），曹操攻占邺城，从此邺城成为曹魏的政治中心，文士们聚集邺下，从事文学活动，因此又称为邺下文学集团。真正的繁盛是在建安十三年（208 年）六月之后，曹操为丞相。邺下文学集团代表人物有三曹、建安七子等，建安风骨成为后世文学典范。建安二十二年（217 年），王粲、陈琳、应玚、徐干、刘桢均死于疫病，再加上之前已经去世的孔融、阮瑀，建安七子全部辞世，邺下文学集团至此凋零解体。因此，建安二十二年大疫，夺去了建安五子的生命，也夺去了邺下文学集团的活力。

文风转向

建安文学的成就和历史影响众所周知，因为一场空前的瘟疫，文学的发展迅速进入了低谷期。建安七子是邺下文学集团的代表性人物，他们的陨落，使得邺下文学集团开始凋零直至解体。

邺下时期游宴盛行。当时，曹丕、曹植与一大批文人聚在一起，游宴赋诗，灵感文思不尽，情景交融，自然创作了许多佳作，有述游宴盛况的，有叙畅快胸臆的，有称寿助兴的，有疏心中苦闷的，但是不管是哪一种，都是随性洒脱，文采斐然，可谓一派繁荣景象。但是此时有多畅快，之后便有多怀念与哀伤。

一场巨大的疫情带来的伤害，不仅是生命逝去，更有在人心中造成的巨大伤痛，之后建安士子的文学作品中也留下抹不去的伤痕。这一时期的文风转向主要体现为关注瘟疫以重审生死，悲情流露以寄托哀思，沉淀生命以扬名立世。

关注瘟疫以重审生死。疫情之后出现了专门以说“疫”为主题的文学作品，如前所述曹植的《说疫气》。文中对瘟疫造成的伤害与影响进行了诸多记录：“建安二十二年，疠气流行，家家有僵尸之痛，室室有号泣之哀。或阖门而殪，或覆族而丧。或以为疫者，鬼神所作。夫罹此者，悉被褐茹藿之子，荆室蓬户之人耳！若夫殿处鼎食之家，重貂累蓐之门，若是者鲜焉。此乃阴阳失位，寒暑错时，是故生疫。而愚民悬符厌之，亦可笑也。”在这篇《说疫气》中曹植描述了当时瘟疫的情况，感染者不计其数，出现了家家室室之殇、阖门覆族之难，用词力透纸背，当时触目惊心的惨烈跃然纸上。同时，文中也关注到了引起瘟疫的原因，在指出当时老百姓误以为鬼神所为错误观点的同时，提到瘟疫是由“阴阳失位，寒暑错时”所致。

悲情流露以寄托哀思。邺下文学集团形成的初衷是出于政治目的，延揽天下人才聚于曹氏父子左右，但是事实上由于对文学的共同爱好，他们惺惺相惜，更像是朋友式的关系。比如刘桢的《赠五官中郎将诗四首》，刘桢生病的时候，曹丕亲自前去看望，并且进行长谈。这些都说明他们之间的感情深厚，所以建安七子的陨落也给建安士人带来了情感上巨大的刺激，这一时期出现了大量的悼亡诗，字里行间透露着生死离别的悲情。

在这样的背景之下，士人开始关注生命，探索人生真谛。昔日盛景已然消逝，留下的只有回忆与悲伤，社会动荡不安，战火连年，疫灾难控。曹丕在建安二十三年（218 年）《与吴质书》中写道："昔日游处，行则连舆，止则接席，何尝须臾相失！每至觞酌流行，丝竹并奏，酒酣耳热，仰而赋诗。当此之时，忽然不自知乐也。"回忆当年游宴的盛况，大家形影不离，饮酒赋诗，酣畅淋漓。如今却是因"昔年疫疾，亲故多离其灾，徐、陈、应、刘，一时俱逝，痛何可言邪！……谓百年已分，可长共相保，何图数年之间，零落略尽，言之伤心。"悲伤之情难以抑制。曹丕在《与王朗书》中，"余独何人，能全其寿"之词则表达了对于生命的绝望与无助。这一时期建安文人的作品充斥着对人生无常的感慨，呈现出一种沉沦消极的悲戚。其他作品如"人生如寄，多忧何为""人生居天壤间，忽如飞鸟栖枯枝""人居一世间，忽若风吹尘""日月不恒处，人生忽若寓""天地无终极，人命若朝霜""人生处一世，去若朝露晞"等，都表达了人生在世，若浮萍无根无基，如尘埃卑微渺小，似朝露转瞬即逝，以及世事难料，前途未卜的那种无助与渺茫的悲情，同时又有亲友逝去的离殇与哀苦。这种文风与前期邺下文学集团游宴时的畅快淋漓、群情激昂反差巨大，形成了鲜明的对比。

沉淀生命以扬名立世。幸存的士人亲眼见证了生命不堪一击的脆弱，亲身经历了生死离别的痛苦，开始重新思考生命的意义，他们深感人生苦短，生命无常，产生了强烈的紧迫感，急切渴求建言立功、名垂青史，开始由纵情虚无的创作风格转向功业建设的文学立言。曹丕在怀念离世的文人好友时，以另一种方式进行追思，那就是将他们的文章收集起来，编撰成集。“顷撰其遗文，都为一集”这是个人文集编撰工作的开端。除此之外，受瘟疫对生命伤害的影响，曹丕开始意识到生命的短暂，认为文学不仅具备寄情的作用，同时还可以千秋传名，借文学使生命永恒不朽。这一点在建安二十二年冬他所作的《与王朗书》中有明确的表达：“人生有七尺之形，死为一棺之土，惟立德扬名，可以不朽；其次莫如著篇籍。疫疠数起，士人凋落，余独何人，能全其寿?”因为一场瘟疫使得文人凋落，曹丕开始感慨自己能否“全其寿”并且“论撰所著《典论》、诗、赋，盖百余篇”，从此踏上扬名立世之路。

总之，建安二十二年大疫，作为一种自然灾害，造成的社会损失与客观影响是巨大的，一方面直接造成了包括建安文坛五子陨落在内的生命损失，另一方面邺下文学集团的凋败也促成了建安文学文风的转变，这是生命之外的影响。

（王春燕）

5. 3世纪危机的间奏
——古罗马西普里安瘟疫

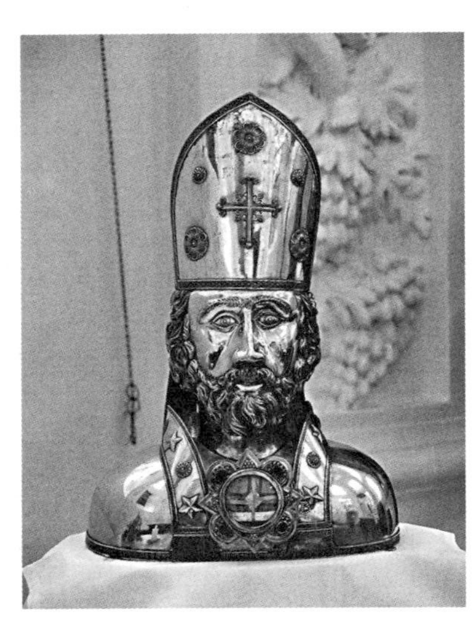
西普里安的头部圣骨匣

西普里安（Cyprian）是公元3世纪中叶的一名基督教主教。他出生于罗马统治下的迦太基，并在一个富裕的家庭中接受了良好的教育。他在结束学业之后成为一名修辞学教师。然而，因为一些不为人知的原因，西普里安在246年受洗成为一名基督徒，并且很快就被任命为迦太基的主教。在他就任主教一年之后，罗马暴发了一场空前的大瘟疫。西普里安在瘟疫中仍然继续履行自己作为神职人员的义务，不断地通过布道的方式宣扬基督教的福音讯息、安慰那些将死的患者。而在这些留下的布道辞中也遍布着对这场惨绝人寰的大瘟疫的记录。作为这场大瘟疫的目击者，西普里安的书信和布道辞为我们了解这场瘟疫提供了最珍贵的一手史料，因此这场瘟疫也被称为西普里安瘟疫。

瘟疫目击者的叹息

249 年左右，这场瘟疫在东非的埃塞俄比亚暴发。随后，瘟疫从埃塞俄比亚向北部和西部蔓延至整个罗马帝国。从埃塞俄比亚到罗马的路途中，每一个经过的大城市都遭受了这场瘟疫的侵袭，比如亚历山大里亚、迦太基、安提阿等。从沿海到内陆、从城市到乡村，罗马帝国的每一个行省、每一个定居点，甚至每一个家庭都被这场瘟疫无情地攻击。除了传播的范围广大以外，这场瘟疫持续的时间也令人毛骨悚然，它在罗马帝国整整肆虐了 15 年之久。它是一场季节性的瘟疫，每年随着秋风到来，到了夏季会逐渐减弱，而人们的希望就在这循环往复的瘟疫中被消磨殆尽。

从当时亚历山大里亚城的主教狄奥尼修斯写给各地教会的信件中，我们可以管窥西普里安瘟疫的惨烈状况。他写道："唉！一天又一天，到处都充满了对已死之人的哀悼与将死之人的悲叹。以前是如何描述埃及人丧失头生子之痛，现在的情形也是如此——没有一个家庭没有死者。而且我多么希望，每家只有一个死者啊！……在最短暂的喘息过后，疾病突然降临。对于他们而言，这场瘟疫前所未有地骇人听闻，正如他们的一位历史学家所说，'在所有事情中，这是唯一一件结果比预想更为糟糕的事情。'"北非的一位目击者也讲述了这场瘟疫的恐怖："我们不是每天都看到死亡的仪式吗？我们不是在见证奇怪的死亡方式吗？难道我们没有看到一种剧烈、持久的疾病带来了过去不为人知的瘟疫吗？”从这些记述中，我们可以确知西普里安瘟疫具有高传染性与高死亡率。

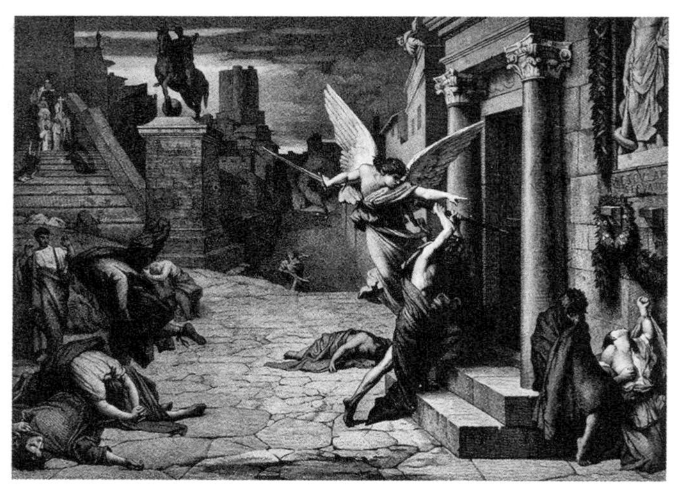

古罗马瘟疫时期的死亡天使绘图

西普里安更是每天都能够在迦太基城中看见堆积如山的尸体和痛苦不堪的感染者，他在一篇名为《论死亡》的布道辞中详细地描绘了被感染者出现的病症。后世的学者主要是从这篇布道辞的叙述中推测这场瘟疫的性质。他提道：“患者的内脏始终处于不变的静止状态，身体所有的力量也随着内脏的静止而消失。在患者的骨髓中会燃烧起一团火焰直烧到喉咙口，并在喉咙口形成伤口。有些患者由于持续地呕吐，导致肠道剧烈震动。有些患者的眼睛会出现充血的症状。另有一些感染者的四肢会发生腐烂，这些腐烂会导致患者身体虚弱、步履蹒跚、耳聋眼瞎。”这些记录使我们了解这场瘟疫会带来食管病变、呕吐、发热、结膜充血、四肢感染、永久性衰弱等病理表现。

束手无策的平民百姓

由于西普里安不是从医人员，他的记载并不足够专业、准确，因此即使运用现代医学的观点，也不足以完全确定西普里安瘟疫的病原体。不过透过对历史上已有大瘟疫的归纳分析，我们可以在一定程度上猜测这场瘟疫的性质。一种可能是大规模的流感，西普里安瘟疫暴发的季节性特征，以及结膜发炎、食管病变等病症似乎都指向这种可能性。另一种可能是某种病毒性出血热，西普里安所记载的结膜出血、四肢腐烂坏死的症状都符合感染病毒的特征。其中丝状病毒与这些症状最为匹配。感染丝状病毒的患者会有高热、肠胃血管损伤、严重出血等症状。丝状病毒会率先感染蝙蝠等动物，然后通过某种传播媒介在人群中引发大规模的传染。直到今天，这类病毒依然在世界各大洲肆虐，其中最为我们所熟悉的就是埃博拉病毒。除了丝状病毒以外，还有一些学者推测有可能是斑疹伤寒、麦角中毒或者麻疹。尽管我们不能确定是哪一种病原体，但是以上任意一种可能的病原体，对于古罗马人而言都是无法应对的。

这场瘟疫引发了平民百姓的恐慌，人们纷纷揣测疾病的传播途径。有人认为这场瘟疫是通过一种有毒的空气在帝国中往来飘动进行传播；有人认为健康的人会因为与患者的衣服接触而染上疫病；甚至还有人认为通过人与人的目光对视就能传播这场瘟疫，他们认为这些患者血色的眼睛在注视他人时会散发出一种带有病菌的微粒传染他人。此外，还有一种说法流行于罗马城中：由于基督教藐视古罗马众神，不愿意向这些神明献祭，引起了罗马众神的震怒，从而降下瘟疫惩罚整个罗马帝国。这种说法在当时似乎具有很强的说服力，因为在西普里安瘟疫暴发之后，罗马皇帝德西乌斯（Decius）要求所有的公民都必须参加指定的献祭活动，以表示自己的忠诚。然而基督徒却囿于《圣经》的教导，强烈抗拒向异教的神明献祭。当时甚至有不少作家、哲学家纷纷写作声明这场瘟疫是由基督徒拒绝崇拜阿波罗导致的。德西乌斯因此采取了大规模迫害基督徒的策略，他成为第一个全面迫害基督徒的古罗马皇帝。然而今日医学知识使我们明白，这些猜测都来源于当时人们对微生物学认知的匮乏。

这个时期的人们显然没有 2 世纪人们的运气，他们缺少一位伟大的盖伦医生来指导帮助他们，束手无策的古罗马居民在如此可怕的瘟疫中所能做的只是简单地照料患者和掩埋尸体。在狄奥尼修斯的信件中谈到了他所管理的基督徒奋不顾身地参与救助患者与埋葬死人的情况，甚至有许多人因此染病死去。他写道："在这场瘟疫中，我们绝大多数的教友都活出了爱与忠诚。他们不遗余力，单单为对方着想，不顾个人安危地照料病患，即使染上疾病，也以欣然的态度告别人世。许多原本照料和医治病患的人，却被疾病传染，就此死去……他们还收拾圣徒的遗体，将这些遗体合上眼睛、闭上嘴巴，并且扛在肩上带走。他们拥抱这些遗体，在清洗后为之穿上葬衣。不久后，他们自己也得到了同样的服侍。”这些基督徒的做法与《圣经》中所记载的耶稣救治患者的做法相仿。然而狄奥尼修斯也提到一些异教徒的所作所为与此截然相反：“他们推开刚有疾病端倪的人，逃离至近至亲的人，更有甚者将半死不活的家人丢在路边，像对待垃圾那样对待那些未得埋葬的尸体。他们想尽一切办法来逃避这场致命的瘟疫。然而，无论他们如何竭尽全力，还是难以摆脱这场瘟疫的魔掌。”

古罗马帝国3世纪危机与瘟疫的协奏曲

由于缺乏有效的防控、救治手段，这场大瘟疫对古罗马帝国的政治、经济、文化、宗教造成了不可逆转的巨大影响，有学者认为古罗马的3世纪危机与这场瘟疫也不无关系。

首先，这场瘟疫对古罗马帝国的人口数量及人口结构造成了毁灭性的打击。根据狄奥尼修斯的记载，在大瘟疫过去之后，亚历山大里亚城中14～80岁居民总人数还不及过往40～70岁人口数量。根据当时领取公共食物配给的人口数量进行计算，亚历山大里亚城中的人口在大瘟疫期间大约减少了30万人。罗马城的死亡人数并不逊色于亚历山大里亚。有一位同时代雅典的历史学家宣称，在疫情最严重的时候，罗马城连续数周每天都有5000人死亡。罗马皇帝克劳狄二世也死于这场瘟疫。此外，由于这场瘟疫的感染人群并不受限，在这场瘟疫中，罗马帝国乡村地区的人口衰减程度远超之前的任何一次瘟疫。因此，古罗马帝国的城乡人口结构也在这场瘟疫中大大失衡。

其次，这场瘟疫导致了罗马帝国货币体系的崩溃，随之而来的是罗马帝国军事防御力量的消失。在大瘟疫暴发期间，罗马帝国的货币含银量急剧下降，过往的银币被回炉重造，变成了一种含银量仅有 2%～5%的镀银铜币。而这种银币不断贬值，最终完全丧失了信用价值。在部分城市甚至出现了以物换物的贸易方式。同期的物价较之前翻了 10 倍之多，并且这种通货膨胀持续了整整一个世纪。没有等价的货币可以支付给士兵，这就导致了帝国军队的叛乱。再加上这场瘟疫在军队中也竭尽全力横行肆虐，因此从瘟疫暴发开始，罗马边境的军事防御力量就几乎完全崩塌。哥特人、日耳曼人、法兰克人等蛮族都以令人匪夷所思的方式向罗马帝国奔涌而来。比如，251 年哥特人入侵罗马，在击杀了罗马皇帝德西乌斯之后，他们越过巴尔干半岛攻占了拜占庭；法兰克人也于 256 年攻入高卢和西班牙地区；波斯的萨珊王朝也借此机会进攻叙利亚，罗马皇帝瓦勒里安在与波斯的战争中被俘。在这些蛮族人的入侵和切割下，古罗马帝国分崩离析。这种局面直到克劳狄二世用金币来奖赏士兵之后才告终结。

最后，这场瘟疫使古罗马帝国的宗教系统发生了剧烈的变化，基督教在古罗马的各个宗教中脱颖而出、迅速壮大。如前所述，除了经受大瘟疫的创伤以外，基督徒在这场瘟疫中还要直面皇帝德西乌斯与瓦勒里安对基督徒的迫害。然而，令人惊讶的是，大量的基督徒在这场瘟疫和前所未有的迫害中存活下来，甚至人数较以往更多。基督徒人数在这场瘟疫中的剧增也为 313 年《米兰敕令》的颁布奠定了基础。有学者认为基督徒人数的激增一方面是由于基督徒互帮互助照顾病患的精神，许多感染的基督徒在瘟疫中得以幸存；另一方面古罗马的异教徒看到信仰基督教的人能够顺利生存下来，并且许多人在瘟疫中切实地得到了基督徒的帮助，他们就在这样的环境中被感化皈依了基督教。西普里安就提到在瘟疫期间，北非地区只有基督徒对他人不是漠不关心，而是尽力寻找最佳的方法来帮助他人，使他们得以康复。对于已经死亡的人，他们也按着自己的良心帮助掩埋尸体，以避免腐烂的尸体继续传染疾病。在瘟疫发展的高峰期，西普里安与迦太基的其他教士每天甚至都要为两三百人进行洗礼。无论如何，这场瘟疫和迫害的结合，并没有彻底消灭基督教，反而导致了古罗马社会进行一场轰轰烈烈的宗教转型，古罗马传统的多神信仰就此没落。

西普里安瘟疫仿佛是古罗马帝国所遭遇的 3 世纪危机的间奏。这场从 3 世纪上半叶初显端倪的危机，到了瘟疫时代更加清晰地展现出来。不停更迭的帝位、堆积如山的尸体、难以抵御的蛮族入侵、濒临崩溃的经济系统、对幸存者变本加厉的压迫，无一不将罗马帝国推入覆灭的深渊。尽管在此之后，古罗马帝国仍然苟延残喘了两个世纪，然而当我们回望西普里安瘟疫时期的历史，才发现将亡的丧钟早已为它敲响。

（高书顺）

6. 耶尔森菌的死亡之吻
——6世纪拜占庭帝国查士丁尼瘟疫

古罗马皇帝狄奥多西一世在395年去世之后，将帝国分给两个儿子继承，从此东西罗马帝国再也没有统一。476年，西罗马帝国被雇佣兵首领奥多亚克推翻，消失在漫漫的历史长河中。拜占庭帝国（即东罗马帝国）的查士丁尼大帝（Justinian the Great）在527年登基之后，对内发展商业、修建教堂、编撰《查士丁尼法典》；对外不断开疆拓土，收复原先西罗马帝国的领土，意欲恢复往昔罗马帝国统一的辉煌。然而正当他的扩张事业逐步实现之时，一场突如其来的瘟疫打破了他的所有计划。这场让查士丁尼的后半段统治生涯屡屡受挫的瘟疫甚至冠上了他的名字，被后世历史学家称为查士丁尼瘟疫。

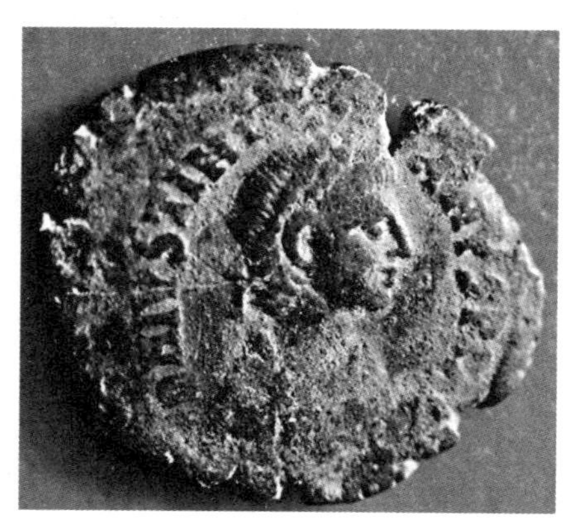

钱币上的查士丁尼大帝像

突如其来的帝国毁灭者

查士丁尼瘟疫的传播范围之广、破坏力之大都是空前的。公元 541 年，这场瘟疫出现在埃及沿海的小镇贝鲁西亚（Pelusium）。由此开始，它在陆地上向东西两个方向蔓延。向西到达了亚历山大里亚，并随后扩散到了西非海岸；向东则穿过巴勒斯坦地区一路北上蔓延至小亚细亚，并最终于 542 年的春天来到了拜占庭的都城君士坦丁堡。罗马发达的交通运输系统为这场疾病的扩散提供了助力。瘟疫并没有在君士坦丁堡停歇，而是迅速向西赶往意大利、高卢、西班牙，甚至不列颠群岛。此外，在地中海上，这场瘟疫以更快的速度在水手中扩散开来，这些感染瘟疫的船只如同幽灵船一般在海上漂浮。受灾最为严重的君士坦丁堡所面临的第一轮攻击持续了整整 4 个月之久。在疫情的高峰期，城中每日的死亡人数甚至会达到上万人。查士丁尼大帝在瘟疫后续暴发的过程中也被感染，但幸运的是他很快得以康复。然而，地中海地区的其他百姓显然没有这样的好运气。在这场瘟疫中，埃及的城市几乎完全荒废，整个叙利亚和巴勒斯坦的居民几乎都消失了。

查士丁尼时期的历史学家凯撒利亚的普罗柯比（Procopius）、埃瓦格里乌斯·斯克拉斯提库斯（Evagrius Scholasticus）与以弗所的修道士约翰（John of Ephesus）作为这场瘟疫的重要目击证人，留下了大量的文献记录。作为史学家的普罗柯比和埃瓦格里乌斯主要从病因病理与社会影响的角度来叙述这场瘟疫，而作为修道士的约翰则认为这场瘟疫是上帝对人类的惩罚。根据普罗柯比的说法，患者在感染初期会有发热、嗜睡的症状，并且会出现幻觉，看见魔鬼、幽灵等奇异的东西。随后患者的腹股沟、腋窝、耳朵和大腿等部位会出现肿胀，当这些肿胀变得非常大，并且在腐烂流脓之后，一些患者会得以存活。然而即使这些感染者得到治愈，他们的身体也会受到不可逆的打击。在他们的余生中，疫病所带来的后遗症会一直伴随着他们，比如由于舌头的感染会带来口齿不清和语无伦次的情况。此外，普罗柯比还提到死亡的患者在生前所出现的症状。一些患者身上会长满黑色的水疱，而出现这种水疱的人会迅速死亡；另外一些患者还会出现呕血的症状，这种症状也是死亡的前兆。埃瓦格里乌斯提到一些感染者的症状率先出现在头部，他们的眼睛充血、面部浮肿，随后会发展至喉咙、全身并导致死亡；另一些感染者则会出现淋巴结肿胀、发热、腹泻、内脏出血等症状。约翰也提到这些患者身体部位的肿胀与患者临死前身上出现的黑色水疱，他还指出某一些动物比如老鼠的身上也有肿块。

跳蚤与鼠疫杆菌的勾当

根据当时所留下的这些记录，现代的学者们推测查士丁尼瘟疫最有可能是为我们所熟知的鼠疫。而古微生物学家通过对当时患者尸体的基因测序，更是将引起这场瘟疫的病原体锁定在鼠疫耶尔森菌（*Yersinia pestis*），这种病菌也被称为鼠疫杆菌。鼠疫杆菌的感染方式主要有跳蚤叮咬和空气飞沫传播两种，它们会使被感染者的身体呈现不同的病症。这些病症主要有淋巴结肿胀、肺炎和出血，现代医学家根据临床表现的不同将鼠疫分为腺鼠疫、肺鼠疫和败血症型鼠疫。而根据普罗柯比等人所记录的淋巴结肿胀的症状，查士丁尼瘟疫最有可能是腺鼠疫。

鼠疫杆菌在腺鼠疫传播过程中依赖于一定的宿主与传播媒介。对于鼠疫杆菌而言，人类其实不是最佳的宿主。它主要存在于啮齿动物中，尤其是土拨鼠和沙鼠这类穴居啮齿动物，从而引发动物的疾病。在查士丁尼瘟疫中，这种病菌寄生于黑鼠身上。黑鼠又被称为船鼠，因为它常常出现于船上。习惯与人类共生、以人类所食用的谷物为粮的黑鼠，大量存在于拜占庭帝国随处可见的粮仓中。它与人类共生的习性极速地推动了这场瘟疫的传播。

而这场鼠疫的传播媒介则是跳蚤。一方面，鼠疫杆菌在黑鼠之间传播是通过跳蚤。跳蚤会将鼠疫杆菌储存于自己的体内，当它在吸食黑鼠的血液时将其注入黑鼠身体中，从而引发黑鼠的疫病。另一方面，鼠疫杆菌在“鼠-人”之间传播也是通过跳蚤。当黑鼠因为感染病菌而数量骤减时，跳蚤就将对血液的渴求转移到了人类身上。跳蚤先在被感染的黑鼠身上吸食血液，然后通过叮咬人类的皮肤将黑鼠身上的鼠疫杆菌注入人类的真皮中。鼠疫杆菌会在跳蚤叮咬的部位进行繁殖，而人体的淋巴系统则会使这些细菌排入与之最近的淋巴结。在淋巴结中，鼠疫杆菌会躲开免疫系统的攻击，从而进行大量的繁殖，最终导致淋巴结肿胀。因此，跳蚤叮咬的部位就是患者肿胀的部位，比如腹股沟、颈部、腋窝等，其中尤以腹股沟最为常见，所以这个疾病又被称为腹股

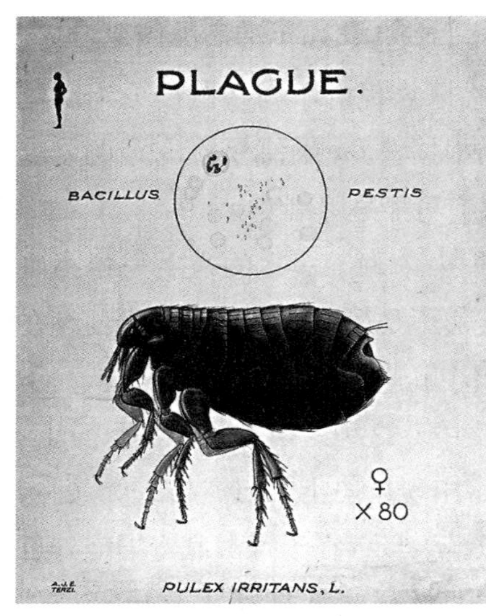

鼠疫杆菌的传播媒介——跳蚤

沟淋巴结鼠疫。当肿胀转化为黑色的脓包并且腐烂化脓之后，一些患者会随之康复。这也与普罗柯比所描述的病情发展相吻合。

除了跳蚤叮咬以外，鼠疫杆菌还可以通过飞沫进行传播。在这种情况中，细菌会直接进入被感染者的肺部进行繁殖，从而破坏人体的免疫系统。患者会在被感染之后出现严重的咳嗽、胸痛、呕血等症状，然后迅速死亡。普罗柯比所提到的呕血之后死亡的患者，有可能就是感染了这种类型鼠疫。不过也有学者认为呕血可能是腹股沟淋巴结鼠疫对消化系统的破坏导致的后果，因为当时的历史文献中并没有提到其他肺部感染的症状。

大部分被鼠疫杆菌感染过的患者在痊愈之后并不会获得永久的抗体，因此鼠疫杆菌会导致疫情的反复。而且鼠疫杆菌在进入拜占庭帝国之后，就会一直留存在啮齿动物身上，伺机向人类进攻。这使得查士丁尼瘟疫在 541 年第一次暴发之后，在地中海地区整整持续了两个世纪。埃瓦格里乌斯就提到一些被感染过的人也会死于再发的瘟疫。当他还处于幼年的时候，就感染了这场瘟疫，并且出现了淋巴结肿胀的症状。而后来暴发的瘟疫又使他的妻子、儿女和仆役都被感染致死。因此，他详细地记录了瘟疫暴发的时间，并总结出瘟疫会以 15 年为一个循环周期反复暴发。直到 749 年，最后一次大规模的瘟疫暴发之后，这场骇人听闻的疫病才告终结。在这次暴发中，拜占庭帝国的皇帝君士坦丁五世甚至需要强迫伯罗奔尼撒半岛的居民进行移民来补充君士坦丁堡的城市人口。

破釜沉舟的拜占庭帝国

在这场瘟疫的防控工作上，拜占庭帝国的统治者确实积极地调集人力、物力抗击疫情。当时的医生们竭尽全力地救治患者，以至于他们始终处于疲惫不堪的状态。平民百姓对这些医生抱有极高的同情，因为他们所经历的问题极度艰难，许多医护人员在超负荷的工作过程中也染上了瘟疫。然而由于落后的医疗水平、糟糕的城市卫生状况以及对全新的疫病缺乏了解，当时的医生们对于瘟疫蔓延的状况也束手无策。人们只能在家中静待瘟疫的消失，在街上奔走的要么是扛着尸体的人，要么是伤心欲绝只求速死的人。

平民百姓所能够做的只是协助不断地掩埋尸体。因为这场瘟疫在人群中进行了无差别的攻击，穷人、富人、男人、女人、小孩、老人无一幸免。跳蚤叮咬的传播方式不依赖于人与人之间的交流，因此即使在人口密度较小的乡村地区也未能逃脱这场厄运。拜占庭帝国到处都是尸体。查士丁尼命令自己的私人牧师西奥多罗斯（Theodoros）负责处理尸体的工作。西奥多罗斯尽心尽责，组织了大量人力在城市周围不断挖掘深坑用以掩埋尸体，然而这些深坑很快就被填满了。还有一些尸体被人们扔进城市要塞的塔楼中，直至这些塔楼都堆满了尸体。塔楼中的尸体散发出的腐臭味道令人们痛苦不堪，人们只能将其余的尸体拖到船上，任其在海上漂流。约翰描写那些层层堆叠的尸体就好像草垛堆中的干草一样，笃信基督教的他更将当时尸横遍野的场景称为“上帝愤怒的大酒榨”（《圣经·启示录》）。

查士丁尼瘟疫导致了拜占庭帝国，尤其是君士坦丁堡城中的人口数量急剧减少。根据普罗柯比和约翰的记载，君士坦丁堡的死亡人数一开始只是比平常略多一些，而且死者大多数是躺卧在街上的穷人，因此这场疫病并没有引起人们的关注。然而死亡的人数很快就达到了每日数千甚至上万。当时在君士坦丁堡城门口设立专员，对运往城外埋葬的尸体数量进行了统计，这一数字达到了 23 万。然而死亡人数远不止如此，因为尸体的数量太多，人们最终无暇顾及统计的任务。这个数字与约翰所估算死亡的总人数可能达到 30 万相吻合。对比瘟疫发生前城中大约 50 万的人口，君士坦丁堡在这场瘟疫中的死亡人数达到了一半以上。而整个帝国损失的人口也达到 1/3 左右，很可能超过了 800 万人。除了死亡人数众多之外，繁衍下一代的能力也因为这场瘟疫受到损害。根据普罗柯比的记载，怀孕的妇女在感染瘟疫时几乎必死无疑，要么死于流产，要么在生产的时候和胎儿一同死亡。甚至还有人提到，这场瘟疫会使那些幸存的感染者失去生育能力。虽然鼠疫对生育能力的危害没有医学证据，但是加上当时医疗水平的低下、营养的匮乏等因素，感染者在患病过程中体质会大大下降，这也可能会影响他们的生育能力。

人口的锐减导致拜占庭帝国的劳动力与兵力的缺乏，这给帝国财政军事的发展、社会秩序的稳定造成了毁灭性的攻击。人们的工作和日常活动都被迫停止了，不仅商场没有售卖的人员、手工业者放弃了活计，就连田野里的庄稼也没有人进行收割，谷物加工的磨坊也停止了工作，食物的供应也随之停止。因此，伴随着瘟疫，令人恐惧的饥荒也在城中肆虐横行，甚至有一些患者死亡的主要原因是缺少食物。然而，随着死亡的人数越来越多，食物很快又变得充足，价格也随之下降。劳动力的稀缺导致幸存者开始要求更高的工资，工资的提高也导致了严重的通货膨胀。除了工商业的劳动力以外，军队人口的数量也在这场瘟疫中骤减。有学者认为拜占庭帝国军队的总人数在瘟疫暴发之前有 65 万，到了查士丁尼统治生涯结束时直降到了 15 万。士兵的缺乏不仅直接阻滞了拜占庭帝国对外扩张的步伐，还令边境地区缺乏防御外敌入侵的能力。为了解决军人的不足，查士丁尼大幅提高税率以便于征兵，他甚至要求幸存者缴纳周边已经荒芜的土地税。然而帝国中的青壮年早已经在瘟疫的打击下所剩无几，查士丁尼在慌乱中只能雇佣蛮族的士兵来扩充兵源。蛮族的雇佣兵质量参差不齐、纪律涣散，对于维护帝国稳定有害无益。查士丁尼的种种政策引发人们的不满，当他感染瘟疫的时候甚至传出谣言他已经病死，饥肠辘辘的人们在谣言的怂恿下发动暴乱争抢粮食。

基督教作为拜占庭帝国的国教在这场瘟疫中也受到了影响。查士丁尼大帝原是虔诚的基督教信仰者，在统治帝国的初期他建立了许多大教堂和修道院。然而，这场瘟疫沉重地打击了拜占庭帝国人民的信仰。原本人们在埋葬尸体的时候需要唱诵葬礼的诗歌、举行丧葬仪式，而此时许多人已经全然不顾这些礼节了，甚至有人直接将自己家人的尸体抛掷在他人的坟墓中。人口的减少又导致修道院和神职人员数量的大大减少，许多地区缺乏正规的教牧人员来管理他们的宗教生活，甚至有一些地区的人民开始恢复对其他宗教神明的崇拜。不过，在如此巨大的灾难面前也有不少人变得更加的虔诚。他们认为这场瘟疫是上帝的警告和提醒，因此他们更加慷慨地向教会捐赠自己的资产。还有一些原本道德品行不端的人，也在这场瘟疫中从良，加入到埋葬尸体的行列中。

查士丁尼瘟疫在人们毫无防备的时候暴发，也在一片废墟中悄然离去。然而，这场瘟疫对于拜占庭帝国的打击却是真真切切的。许多人在瘟疫中失去了亲人，也有人在瘟疫中幸存下来。无论是对生者抑或是死者，这场瘟疫在历史长河中都是整个人类不可磨灭的灾难记忆。

（高书顺）

7. 椒花落时瘴烟起

——疟疾与天宝战争

隋末唐初在洱海地区有6个实力比较强的小国，称为六诏，分别是蒙嶲诏、越析诏、浪穹诏、邆赕诏、施浪诏、蒙舍诏。蒙舍诏在诸诏之南，称为南诏。唐开元末年，在唐王朝的直接扶植下，南诏先后征服了西洱河地区诸部，灭了其他五诏，统一了洱海地区。南诏共历254年13主，几乎与唐王朝相伴始终，在其发展过程中，不断向周围扩张，与唐朝出现了密切交往。

在南诏与唐朝的关系中，天宝战争有着很大的影响。它成就了强大的南诏政权，同时加剧了唐王朝由盛转衰的过程，加速了唐王朝的灭亡，也改变了唐朝、南诏、吐蕃三方的格局。

天宝战争

公元742年开始，唐玄宗改年号为天宝，唐王朝的统治进入了一个新的时代。正如这个年号一样，唐玄宗认为自己在位期间功绩卓著，开始享受自己的成果，所以这一时期最重要的特征之一就是奢侈享乐。唐玄宗将朝政交给杨国忠处理，自己则是陶醉于一片歌舞升平之中。这使得国势渐衰，政治腐败，内外局势一片混乱。而此时地处西南的南诏政权方兴未艾，正在积极谋求对外发展。随着南诏的强大，唐王朝与南诏的矛盾日益突出，最终爆发了天宝战争。天宝战争是天宝年间（主要是发生在皮逻阁死后，阁罗凤继位的时期）发生于唐王朝和南诏之间的几次较大规模战争的总称。

第一次天宝战争发生在天宝九年（750 年），张虔陀任云南都督，这一年阁罗凤与妻子元贞夫人前往朝廷行使一年一度的朝觐，一行人行到姚州下榻，张虔陀垂涎元贞夫人的美貌，以设宴招待为借口，意图非礼元贞夫人。这一事件成为天宝战争的导火索，阁罗凤因此事大怒，立即起兵，讨伐张虔陀。这件事在《唐会要》第九十九卷《南诏蛮》中有记载：“天宝七载，归义（皮逻阁）卒，其子阁罗凤立。与节度使鲜于仲通不相得。云南太守张虔陀复私其妻，九载，因发兵反。”可谓“冲冠一怒为红颜”。

第二次天宝战争发生在天宝十年（751 年）四月，唐军进攻方向兵分三路，一路由剑南节度使鲜于仲通率大军取南溪路下，一路由大将军李晖率军从会同路进，一路由安南都督王知进率军自步头路入。这期间阁罗凤表达了南诏求和的愿望，派遣首领杨子芬及云南录事参军姜如芝往曲靖再三请和，鲜于仲通并不接受，阁罗凤最后向吐蕃求救，南诏吐蕃联军与唐军大战于西洱河，唐军全军覆没，主帅鲜于仲通“仅以身免”。此战之后，唐与南诏决裂，南诏吐蕃合作共同抗唐。

第三次天宝战争，天宝十三年（754 年）剑南留守李宓率 10 余万人再征南诏，唐军深入到洱海太和城下。阁罗凤据险守城，采取拖延战术，避而不战。李宓孤军深入，唐军又水土不服，雪上加霜的是军中瘟疫蔓延，加之补给困难，不战而自溃，李宓只得退兵，南诏军队乘机追杀，最终李宓“沉江而死”，唐军又全军覆没，天宝战争再一次以唐朝的惨败告终。这次战争失败的一个主要原因是军中暴发了瘟疫，根据战场所在位置，应该是瘴疟，也就是我们现在所说的疟疾。

捉兵上战场

白居易在新丰（今陕西临潼）曾经遇到一位年纪 88 岁的老人，这位老先生的右臂已经断了，折断手臂的原因竟然是为了躲避当年的征兵，原来老先生 24 岁的时候朝廷征兵远赴云南打仗。老百姓听说云南有一条江叫作泸水，每年到夏季椒花凋零的时候，泸水就会烟瘴峰起。当大军徒步渡河的时候，河水会热得像滚烫的开水一样，过不去 10 个人就会有二三个死去，大家都不愿意去当兵。这位老先生宁愿残疾也不想客死他乡，于是自断手臂。根据老人的讲述，白居易写下了著名的《新丰折臂翁》，以一个老翁的真实经历生动地刻画出了当时老百姓对于征兵的心态，也从一个侧面体现了当时瘴疟的严重程度和人们的恐慌心理。其中“闻道云南有泸水，椒花落时瘴烟起”一句也可以看出当年对于南方的瘟疫也是人尽皆知的。

这一次躲避的征兵便是天宝十年（751 年）唐朝征讨南诏。

杨国忠下令在长安、洛阳、河北一带招兵，而地处中原地区的老百姓听说要远征云南去打仗，且不说万里行军的辛苦，只说云南的湿热气候，以及当地流行的疟疾，不用等到战死也会病死，所以出现了上文中老翁当年为逃兵役不惜对自己痛下狠手自残的行为。因为没有人愿意到军队，杨国忠便让御史与当地官员联合在各地捉兵，戴上枷锁送到军队。

疟疾猖獗

李宓南诏一战兵败，有一个主要的原因是瘟疫的流行，根据文献记载及地理位置，应该是染上了瘴疟而导致战斗力下降，再加上其他原因，使得唐军全军覆没。唐僧慧琳《一切经音义》卷八十一根据晋徐衷《南方记》、唐初魏王李泰《括地志》等地理书，记载了唐代从四川经云南至迦摩缕波“盛夏热瘴毒虫，不可行履，遇者难以全生”。可见云南地区是疟疾流行区，另外四川盆地也是疟疾高发。由上可见，当时整个南方都在流行疟疾。

隋唐时期疟疾流行，隋代巢元方《诸病源候论》在卷十一疟病诸候进行专篇论疟，共分十四论，分别为疟病候、温疟候、痎疟候、间日疟候、风疟候、瘴疟候、山瘴疟候、痰实疟候、寒热疟候、往来寒热疟候、寒疟候、劳疟候、发作无时疟候、久疟候等，虽然对于病因和发病机理还不是十分明确，但是对临床症状的观察以及预防治疗都有了比较详尽的描述。根据《隋书》卷三十一中“自岭已（以）南二十余郡，大率土地下湿，皆多瘴厉

(疠)，人尤夭折”的记载，当时疟疾的主要流行地区包括岭南一带，本地人有很多被感染的，影响了寿命，更不要提水土不服的外地人了。由此更能帮助我们理解白居易笔下“自断手臂”的老人了。

因为南方一带瘟疫流行，在当时，去岭南（岭表）就是去疫区，所以在唐代，官员被贬，如果是去往南方，除了被贬的烦恼，还会多一份担忧，那就是如何适应南方的气候及应对瘴疟。当年韩愈被贬，刚出长安，就担心瘴疟会影响到他的健康甚至是生命，发出感慨：“一封朝奏九重天，夕贬潮州路八千。欲为圣明除弊事，肯将衰朽惜残年。云横秦岭家何在？雪拥蓝关马不前。知汝远来应有意，好收吾骨瘴江边。”最后一句可见对于瘴疟的忌惮，可谓是谈之色变了。赴任之后也是在给唐宪宗的上书中写道：“州南近界，涨海连天，毒雾瘴氛，日夕发作。”还有一个典型的例子就是被一贬再贬的“百日宰相”宇文融，第二次被贬至平乐县（今广西平乐县）后，仍遭人告发，开元十八年(730年)，司农少卿蒋岑举劾奏宇文融在汴州时贪污官钱巨万，再被流配崖州（今海南三亚）。他连遭打击，身患重病，《旧唐书》载其“地既瘴毒，忧恚发疾”，前往广州，并计划在广州长住，向时任广州都督的耿仁忠发出请求，耿仁忠知道他是遭贬的罪臣，担心连累自己，不敢收留他。宇文融一气之下急返崖州，最后就死于去崖州途中，后来玄宗又思念起宇文融的旧功，于是下诏追赠他为台州刺史。这是后话，但由此可见疟疾在当时流行范围之广，影响之大。

以诗驱疟兴起

古代医学并不发达，受知识背景及认知水平所限，人们对疟疾的认识与现在有很大的不同。当时的人们对疟疾是很害怕的，认为疟疾是鬼怪的表现形式，把它当作鬼一样对待。对于疟疾的治疗，主要是“避”和“驱”，除了常规用药之外，还有一味特殊的“药物”，那就是诗歌。

以诗驱疟的起源较早，早在《太平御览》《晋书》中都提到吴猛以诗治疟的情形，但是并未流传开来，真正的以诗驱疟还是从“杜诗疗疟”开始兴起的。杜甫，我们对他的认知更多的是唐代伟大的现实主义诗人，后人尊其为“诗圣”。我们所熟知的杜甫的成就主要在诗歌方面，另外还有书法方面他也是造诣颇深。除此之外，在医学方面杜甫也做出了贡献。首先，杜甫本人也患过疟疾，这在他的作品中都有所记载。在他的散文《秋述》中记录了天宝十年（751 年）客居旅舍卧病不起的情况，但是没有对疾病的具体描述。在《病后遇王倚饮赠歌》这首诗中，他对于疟疾的主要症状以及身为患者痛苦的体会都做了详尽的说明。比如“疟疠三秋孰可忍，寒热百日相交战。头白眼暗坐有胝，肉黄皮皱命如线。”就把疟疾寒热往来的症状，以及久病面黄体瘦的形态展现得淋漓尽致。8 年之后，也就是乾元二年（759 年）前后，杜甫的疟疾多次发作，于是杜甫作诗《寄彭州高三十五使君适虢州岑二十七长史参三十韵》，诗中提到：“三年犹疟疾，一鬼不销亡。隔日搜脂髓，增寒抱雪霜。徒然潜隙地，有靦屡鲜妆。”我们从中不仅看到杜甫患病时的痛苦情形，还了解到当时人们对疟疾发病原因所持的观点，以及老百姓常用的“避疟”“驱疟”法，反映了古人面对疟疾时的惧怕和无能为力。唐玄宗的宠臣高力士也曾患疟疾，有诗为证，“烟熏眼落膜，瘴染面朱虞”。

“杜诗疗疟”最早的记载见于《树萱录》对于杜甫给郑虔之妻驱疟的传说：“杜子美自负其诗，郑虔妻病疟，过之云：‘当诵予诗，疟鬼自避。’初云‘日月低秦树，乾坤绕汉宫’，不愈；则诵‘子章髑髅血模糊，手提掷还崔大夫’，又不愈；则诵‘虬须似太宗，色映塞外春’；若又不愈，则卢、扁无如之何。”以杜甫诗中血腥恐怖的描述企图吓退疟鬼。自此，后人多有效仿，比如“韩诗祛疟”之说，韩愈《和虞部卢四酬翰林钱七赤藤杖歌》：“共传滇神出水献，赤龙拔须血淋漓。”同样以血腥、惊恐的特点示人，这句诗被清代施山在《望云诗话》卷三中提到可以疗疟：“予尝谓诵此亦可愈疟，不必子璋髑髅矣。”后人继续发挥，甚至发展为以诗疗疾，比如蒲松龄的《聊斋志异》中有以诗歌治病，甚至起死回生的情节。

总之，以诗驱疟表达了人们对于驱逐疟疾的强烈愿望，也从一个侧面反映了当时疟疾的大面积流行。

（王春燕）

8. 诗人的良方良策

——北宋元祐四年杭州寒疫

“钱塘自古繁华”“参差十万人家”，杭州作为江南最大的城市，北宋时便有“地有湖山美，东南第一州”的美誉。从钱镠建吴越国，以杭州为都城开始，杭州成为两浙十三州的政治、经济、文化中心，人口也随之急剧增长。元丰三年至崇宁元年(1080—1102 年)，杭州（包括属县）人口达到 20 多万户，城区更是有 50 万人之多。密集的人群向来是瘟疫传播的温床。越是经济发达、人口稠密的地区，受瘟疫的影响也越大。加之杭州地处钱塘三角区，海陆交汇、水道交织，正是瘟疫流行的理想场所。

水灾、旱灾、火灾、雪灾等自然灾害导致饥荒，饥荒又继而引发瘟疫，这是古代疫病发生的一般规律。元祐四年（1089 年），杭州大旱引发饥荒，又继发瘟疫，当时的医家称为时行寒疫。本来此次地方性瘟疫和以往一样，流行过后，仅在史书上留下只言片语。然而，发生在杭州的这次时行寒疫，结局和以往大不一样，并对后世的抗疫产生了深远的影响。

何为时行寒疫

史料对古代疫情的描述大多语焉不详，无法考证具体是什么疾病，后世主要从医学著作中寻找线索。《太平惠民和剂局方》是当时的官修方书，也是世界上第一部雕版印刷的官方成药标准用书，具有极高的权威性，在当时影响很大。书中详细记载了时行寒疫的具体症状，主要有发热却怕冷，头痛欲裂，甚至连颈项、腰脊、四肢关节都疼痛，鼻塞不通，咳嗽喘息，呕吐，以及因为食用或饮用过多的生冷（如冷饮、生冷瓜果等）导致胃部胀闷、腹部胀痛、肠鸣、腹泻等。症状类似于今天因流感病毒引起的流行性感冒，或者因过食生冷、外加受寒导致的胃肠型感冒。

时行寒疫的特点是发病不分季节，春夏秋冬都有可能发病，是古代反复流行的一种瘟疫。每当春季气温回暖、夏季炎热、秋季天气温和时，突遇大幅降温，无论男女老幼，均因身体受寒而出现发热头痛、全身关节疼痛、鼻塞咳嗽等相同的症状，古人便称为时行寒疫。在当时的社会经济及医疗卫生条件下，这样的疾病一旦流行起来，大量穷苦百姓得不到及时救治，常常因贫病相加而导致死亡。

圣散子方及其对后世的影响

元祐四年（1089 年），杭州暴发寒疫的时候，恰逢苏轼任杭州太守。宋代医学昌明，与当时的大多数文人儒士一样，苏轼也喜欢探索医理药理，热衷收集验方秘方，常常“无病而多蓄药”。他集方蓄药并非为己，而是为了救治百姓。在苏轼收集的众多药方中，有一首著名的圣散子方。圣散子方之所以著名，一是因为它在包括杭州寒疫在内的多次抗击寒疫中大获全胜，二是因为其对后世抗疫产成了较大的影响和争论。

圣散子方的来源颇有神秘色彩，目前只知是苏轼的眉山好友兼家庭教师巢谷的家藏秘方。巢谷非常珍视圣散子方，谢绝外传，苏轼想尽办法才拿到，此时恰逢黄州寒疫大作，苏轼支起大锅将圣散子煮成汤，分发给百姓，疗效竟然出奇的好。随后苏轼便将圣散子方公开，并特意告诉了好朋友庞安时。庞氏不但是名医，还善于著书立说，苏轼希望借名家之手，让圣散子方广为布散，以救治更多的人。庞安时郑重地将圣散子方收进了《伤寒总病论》“时行寒疫治法”条下，此方得以流传于世，并且被《太平惠民和剂局方》收录，引起了同时代医家的注意，后世像《本草纲目》等医学名著里也都有收录。

当杭州也暴发寒疫时，苏轼又拿出圣散子方来应对，亦获全胜。因此，苏轼如获至宝，作《圣散子方叙》及《圣散子方后叙》，称赞用圣散子疗效卓著，用其治疗黄州、杭州的时行寒疫，“所全活至不可数”。在寒疫流行期间，甚至可以一切不问阴阳、男女，均可用圣散子治疗，圣散子被给予极高的评价。然而，苏轼如此大力推广圣散子，却因此引起一段公案。

事情是这样的，苏轼在去世后不久，声名之鼎沸达到了极点，关于他的只言片语都被世人珍而贵之，尤其是被他爱护过的太学生群体，更是将其奉若神明。在这样的时代背景下，曾经被苏轼大加推崇的圣散子方，也不由分说地被推上了圣坛，身不由己地脱离了医学本身的意义，无可避免地被滥用。历史见载的圣散子方不良事件有三：一是北宋宣和年后，圣散子乘崇拜苏轼的东风盛行于京师，不是医生的人也拿它来治病，结果药不对症，杀人无数；二是南宋绍兴二十一年（1151 年），永嘉瘟疫，时人不分辨瘟疫的性质，盲目地使用圣散子，可想而知，圣散子非但无效，还害人无数；三是明弘治六年（1493 年），吴中疫疠大作，不懂医学的吴邑令孙磐，命令医生遍施圣散子，患者服后，十无一生。这三个抗疫不成反害人的事件，引发了后世对圣散子方的批判。

然而，盲目批判和盲目崇拜是一对孪生兄弟。苏轼使用和推广圣散子错了吗？显然没错。在黄州大疫、杭州大疫中，圣散子活人无数，苏辙也曾用它取得抗疫的胜利。更难能可贵的是，疗效如此神奇的圣散子，却非常廉价，每千钱即得千服，可救济千人，这让诗人怎能不心情激动，大加赞扬以求广为传播？但是需要特别注意的是，在庞安时首次著录圣散子时，就将其列在“时行寒疫治法”条下，对圣散子的定位非常明确，即圣散子是治疗时行寒疫的药方。庞安时之所以这样做，无疑是根据苏轼的抗疫实践，以及圣散子方含有附子、麻黄、高良姜、肉豆蔻、防风、细辛等大量温热性质的药物，从而将之归类于寒疫用方，不可谓不严谨。而且，苏轼并没有不辨瘟疫的性质，也没有不由分说一概地使用圣散子，对于热性瘟疫，他另有方药。

为圣散子滥用推波助澜的，应该还有《太平惠民和剂局方》。与庞安时的收录相比，《太平惠民和剂局方》在收载圣散子时发生了明显的转变，部分迎合了苏轼《圣散子方叙》的表面语境。《太平惠民和剂局方》是这样记载的：“圣散子，治伤寒、时行疫疠、风温、湿温，一切不问阴阳两感，表里未辨，或外热内寒，或内热外寒。头项腰脊拘急疼痛，发热恶寒，肢节疼重，呕逆喘咳，鼻塞声重，及食饮生冷，伤在胃脘……”虽然从后述的症状来看，仍然是治疗时行寒疫，但开头的一切不问阴阳表里两句话，却让一部分人产生了深深的误解。后世不辨寒热，盲目滥用，根本原因是脱离了医学科学，也因片面理解了《太平惠民和剂局方》的记载，选择性地忽视了圣散子方的适应证，不加分辨地滥用，却将不良结果归罪于圣散子，乃至对苏轼加以批判。

无论是滥用圣散子，还是完全否定它，都失于偏颇。对于以发热恶寒、头痛、颈项疼痛、全身关节疼痛，以及因受寒导致腹泻为主要症状的时行寒疫，具有温热性质的圣散子方仍然是治之有效的良方。另外，在时行寒疫流行时，即使没有患病的症状，当时也常由官方组织，将圣散子煮汤分发给民众，用于预防。

最早的公私合办公益性医院——安乐坊

灾荒发生时，为了方便管理，政府一般将灾民集中在一起，却不知瘟疫最容易在密集的人群中默默传播。庆历八年（1048年），黄河决口导致水灾，继发饥荒，引起疫病大流行，以青州等地最为严重。时任青州知州的富弼，意识到人群聚集是导致疫病传播的重要原因，因而采取了科学的赈灾措施，其中最重要的一条是分散灾民，隔离病患者，有效阻止了新一轮疫情的暴发。

这个历史事件，由苏轼详细记载于《富郑公神道碑》中，苏轼对富弼的做法大加赞扬，并从中受到了启发，在此基础上更进一步，创立了中国历史上首个公私合办的公益性医院安乐坊，这是中国抗疫史上具有重大意义的里程碑。

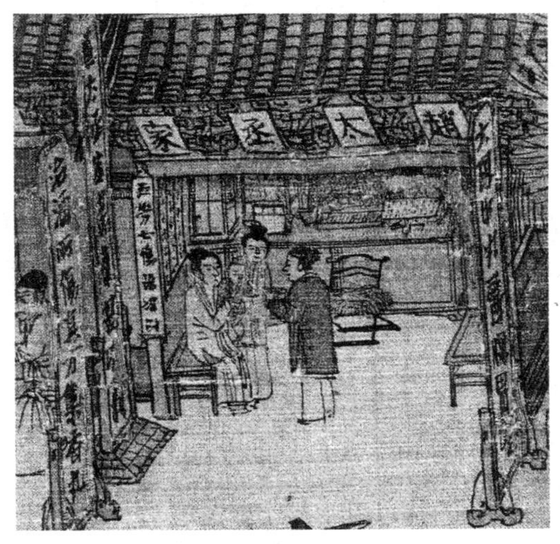

《清明上河图》中的诊所兼药铺“赵太丞家”

杭州时行寒疫流行时，为了救治更多的患者，时任杭州太守的苏轼筹集公款，自己又捐出五十两黄金，在杭州城最繁华的地段建成了一座病坊，用以隔离和收治患者，名之曰安乐坊，意即百姓患病以后，可以在此隔离，安心治病，解除了病患之忧，故而能安居乐业。

安乐坊建成之后，在抗击此次疫情中起到了很大的作用，其管理制度也非常完善。佛教自从传入中国后，常借治病救人以弘扬佛法，因此许多寺院都有面向民众的慈善医疗。安乐坊当时亦交给僧人托管，并建立了相应的激励制度，即每人每三年治愈千人，则由朝廷赏赐紫衣、度牒，以示奖励。此外，还有固定的经费维持运营。

安乐坊后来由宋徽宗赐名为安济坊，完全由政府接管。从此以后，我国出现了越来越多的官办、私办、公私合办的安济坊，不但为贫困人群提供医疗救治，还提供粮米、住所，在生活上给予救济。例如，崇宁元年（1102 年），北宋政府诏令全国各路都要建安济坊，用以免费治疗无力负担医药费的患者以及传染病患者；崇宁四年（1105 年），诏令“开封府依外州法居养鳏寡孤独，及置安济坊”，居养院用于救助鳏寡孤独，为其提供生活上的帮助，安济坊仍然作为贫病人群的救治场所；大观四年（1110 年）又颁行《安济法》，规定凡居民达千户以上的城寨，均须设立安济坊，专门收治患病却无力医治的人。

安济坊除了配有专门的医生，还配备有护理人员。政府每年对这些医护人员进行考核，根据治疗效果决定奖罚。在疫情期间，对患者实行隔离治疗，以防止传染，同样也提供饮食，“宜以患者轻重而异室处之，以防渐染。又作厨舍，以为汤药饮食人宿舍。”

安济坊的管理制度也参考了安乐坊，仍然托管于僧人，并增加了专门的出纳员，记录粮米、酱菜、纸笔等的收支情况。还给安济坊的每位医者发放手历，记录治疗患者的情况，年终根据手历记录的治愈人数进行奖罚。如果发现以无病之人或早已死亡之人冒充治愈人数，则杖一百。

后世元、明、清各朝代也都承袭宋制，保留了惠民药局、养济院之类的机构，专门为贫病之民提供医疗救治及生活救济。

综上可见，元祐四年（1089年）发生在杭州的这次不大的瘟疫，却取得了不小的抗疫胜利，并为后世贡献了一个良方，一个良策——简便廉验的圣散子方和安乐坊。时行寒疫是古代经常流行的一种瘟疫，用圣散子方治疗，疗效显著，活人无数。历史上虽然对圣散子方有过非议，但原因十分明确，只要在使用时稍加分辨，对症施药即可避免误用。由苏轼在此次疫情期间创办的安乐坊，则开创了后世公私合办公益性医院用于隔离治疗患者的先河。

（周扬）

9. 倾城倾金国

——金末汴京大疫

金天兴元年（1232 年）五月，夏季刚刚开始，远离了料峭的春寒，也不是很热。然而，五月十一这一天，一股强劲的寒流突袭了汴京。这股寒流有多强呢?《金史》形容为“大寒如冬”，人们像是一夜回到了隆冬时节。对于汴京城里的人们来说，真是雪上加霜。因为在汴京城外，金兵和蒙古兵刚刚激战了 16 个昼夜，在人困马乏、弹尽粮绝之际又遭遇了这场大寒。兵灾加寒灾，意味着更大的灾难将要发生。很快，人们纷纷病倒，更让人不安的是，所有人的症状都一样：明明身体火热，却特别怕冷，即使穿着厚厚的衣服坐在火炉边上，仍然感觉冷入骨髓，还伴有咳嗽咳痰、呼吸困难等症状，严重者咳血不止，治疗却常常无效。瘟疫来了！不到 3 个月的时间，就有近百万人因此死去。死亡人数之多，历史罕见。

人们不禁要问，这场导致百万人死亡的瘟疫是什么？又从何而来?

疫起于天灾人祸

早在1213年，蒙古军队势如破竹，从北到南，一路攻打蠡州、东平、太原、凤翔等地，连破金国九十郡。所到之处，山河破碎，无不引发当地瘟疫流行。1214年，蒙、金议和，金宣宗带着宗室、百官举国迁都汴京，这是汴京人口第一次急剧增加。

1232年正月，蒙、金于汴京西南的三峰山展开决战，蒙军采用疲劳战术，在金兵休息时不断进行骚扰，最终以少胜多，取得胜利，金兵主力崩溃，从此一蹶不振。同年三月，即三峰山决战之后，蒙军乘胜追击，第一先锋速不台带兵直扑都城汴京。金哀宗宣布汴京告急，全城进入紧急状态，并将城外的军民（仅南迁将士的家属就有近50万人），甚至附近城镇的军民也都迁入城内，再加上南迁的移民和难民，汴京城第二次人口暴涨。

兵祸之后，往往伴随饥荒和瘟疫，这也是为什么蒙军所到之处，处处流行瘟疫的重要原因之一。此外，人口短时间内过度集中，食物严重匮乏，饮食不洁净，生活产生大量的污秽来不及处理，居住环境恶化，这些正有利于病毒和其他致病微生物的繁殖和传播，从而形成瘟疫在人群中大规模流行。

气候异常更是为瘟疫的产生推波助澜。被蒙军长期围困，汴京的人们疲惫困顿，身体本就虚弱，还没从被蒙军围城的恐惧中解脱出来，一场寒流又突然袭来。古人早就认识到气候异常会引起疾病流行。古人通过观天察地，总结出一般的季节规律用于指导生产和生活，如春生夏长、秋收冬藏是作物生长的自然规律，人们遵循四季的生长收藏规律则能保持身体健康，反之则会生病。春天温暖，夏天炎热，秋天凉爽，冬天寒冷，这些是符合天道的正常状态。如果春时应暖而反寒，夏时应热而反冷，秋时应凉而反热，冬时应寒而反温，非其时而有其气，往往是瘟疫流行的先兆。如《礼记·月令》所言：“仲夏行冬令，则雹冻伤谷，道路不通……行秋令，则草木零落，果实早成，民殃于疫。”

天灾加人祸，末世的汴京不可避免地要产生一场大的瘟疫。

鼠疫疑云

对于这场瘟疫到底是什么性质，后世有很多不同观点，根据症状和死亡人数，最流行的观点是鼠疫。

中国关于鼠疫的病名形成于晚清，但早在新石器时代晚期至青铜时代，就已经存在人类疑似感染鼠疫杆菌的病例。也就是说，鼠疫作为一种古老的烈性传染病，早已频频暴发。在古代，人们一般根据症状命名瘟疫，当时被称为时疫疙瘩肿、大头瘟、大头天行、西瓜瘟等的瘟疫，都有鼠疫的影子。早在 1202 年，河南济源就暴发过叫作大头天行的瘟疫，当时的著名医家李杲记录并亲自参与了这次瘟疫的救治。其主要症状是刚发病时身体高热，却感觉极度的冷，然后头脸肿大，连眼睛都难以睁开，呼吸困难，大口喘气也不能缓解憋闷的感觉。大头天行不但死亡率很高，而且传染性极强，在极重人情往来的年代，亲戚之间不敢互相探视，都老老实实待在家中隔离。李杲认为此次瘟疫是因为有热毒居于心肺之间，应该用清热泻火消毒的药，配合定喘、消肿，再加上可以让人体内气机正常升降的药物进行治疗，拟普济消毒饮一方，疗效非常好，救活了很多人。

李杲也经历并记载了汴京这次疑似鼠疫的大疫，情景十分惨烈：蒙军退兵后，汴京城内瘟疫流行，没有被感染的人不到万分之一，得病而死的人源源不断。汴京城有 12 个城门，每天从各城门送出去的死者多则 2000，少则不下 1000，单日死亡人数近 2 万，这样的情景持续了约 50 天。如此强的传染性，如此大规模的病亡人数，让人们不得不联想到鼠疫，但今天我们只能根据症状进行分析。李杲在《脉诀指掌病式图说》中说："予目击壬辰首乱以来，民中燥热之气者，多发热，痰结咳嗽。医又不识时变，投半夏、南星等，以益其燥热，遂至咳血，肾涎逆涌，咯吐不已，肌肉干枯而死者多矣。"发病初起是发热，咳嗽咳痰，进一步恶化为咳血，咳吐大量痰涎，消瘦，乃至几日内死亡。汴京大疫的典型症状与腺鼠疫、肺鼠疫吻合度很高，病程、传染力也高度吻合。另外，肺炭疽、钩端螺旋体病等传染病也存在传染性强、死亡率高以及咳吐血等情况，也不能完全排除在外。

无论是鼠疫，还是肺炭疽、钩端螺旋体病，汴京的这次大疫导致近百万人死亡，引起了人们对于末世的恐慌。

"倾国倾城"

也许是因为兵临城下，自顾不暇，金政府没有留下对此次大疫进行救治的记录。元好问在提及此疫的时候，用"壬辰药祸"来形容当时的救治情况，可见当时虽然有救治，但医生对此疫的认识不清晰，甚至是错误的。不能获得有效的救治，情况越发混乱，越来越多的人开始逃离这座瘟城，汴京人口大量减少。然而，饥荒却日甚一日。

1232 年冬天，汴京城内已经惨不忍睹，米价飞涨到二两银才能买一升，士绅人家的女人沦落到街头乞讨，人们把皮制的器具都搜刮出来煮食，甚至发生了人相食的惨剧。在弹尽粮绝的情况下，就连守城的兵士也不断外逃，最后金哀宗不得不将士兵和民众放出城门，自寻活路。李杲、元好问此前一直坚守汴京，他们将名留青史，然而此刻却也不得不弃城逃往他处。金国大势已去，汴京成为死城。在一片哀鸿遍野中，金哀宗无力支撑，被迫放弃汴京，逃到黄河以北的归德（今河南商丘）。不久，归德难守，又一路逃亡到蔡州（今河南汝南县）。

1233 年正月，蒙古军队卷土重来，本已摇摇欲坠的汴京城再次陷入重围。历史仿佛重演，一百多年前，金兵血洗北宋都城汴京，今天自己又面临同样的局面。其实，金哀宗继位后，采取了与宋、西夏联合对付蒙元的战略方针，无奈靖康之耻犹在眼前，南宋政府拒绝与昔日的仇敌合作，金只能独立支撑，面对这个横扫欧亚的强大敌人。

1234 年正月，蒙古与南宋联手围攻蔡州已 3 个月，蔡州粮尽。眼见卫国无望，金哀宗不愿做亡国君，把皇位传给了统帅完颜承麟，自己则自缢身亡，以身殉国。完颜承麟继位不到半天，便死于城破乱兵之中。金国从宰相到士兵无一人投降，全部力战而死，金宣布灭亡。

金灭亡的时候，昔日繁华的汴京，城内杳无人迹，但见草木茂盛，白骨累累，虻蝇扑面。曾经有几百万人口的大都市，仅幸存千余家。

关于汴京大疫的史料很少。金灭亡后，元好问拒绝在元朝为官，选择在齐、鲁、燕、赵、晋、魏之地流浪，记录这段亡国历史，也记录了汴京大疫的悲惨情况，编纂了诗歌总集《中州集》和史学著作《壬辰杂编》。医学家李杲则流亡山东，醉心于医学，忙于整理治疗经验，思考医学理论，修订完善《内外伤辨惑论》，该书是为数不多记录本次汴京大疫的著作。在该书中，李杲对汴京大疫的原因做了探讨，认为饮食失节、劳役过度是其中的重要原因，他虽然不能像现代医学一样揭示出病因，但相对于当时一般医生因循守旧，以古方治今病，甚至重损元气，误治而致死的情况来说，已经是前进了一大步。

汴京大疫发生在战乱之时，动荡的社会环境，城内拥挤、污秽不堪的居住条件，日甚一日的饥荒，以及突然袭击的寒流，天灾人祸齐聚，所有的因素叠加在一起，导致了这场必然暴发的瘟疫。目前学界主流的观点认为汴京大疫是鼠疫，是 13 世纪全球鼠疫大流行中的一个环节。但仅仅通过症状和流行情况，我们很难从现代传染病中找到一个与之完全对应的病种，也许是鼠疫合并了多种流行性疾病综合暴发，也许是多种因素联合。大疫让数以百万计的人死去，又让剩余的人慌忙逃离汴京，可以说是瘟疫加速了都城汴京的灭亡。汴京瘟疫过后仅仅两年，金宣布灭亡。

（周扬）

10. 上帝折鞭

——军中瘟疫与蒙哥大汗之死

在冷兵器时代，自成吉思汗统一蒙古各游牧部落以来，蒙古铁骑成为战无不胜的代名词。蒙古大军在短时间内横扫欧亚大陆，东至高丽，向西迅速攻克了中亚、西亚和欧洲各国，所向披靡，继匈人（非匈奴人）之后，再次被称为“上帝之鞭”，直到遭遇貌似柔弱的南宋。

钓鱼城折鞭

公元 1234 年正月，蒙、宋联合灭金。蒙古的雄心是统一中国，所以当年六月就打破联盟，蒙、宋战争爆发。东起淮河，西至巴蜀，在南宋的版图上，蒙古兵分三路全线进攻，计划在一年内灭掉那个甘心偏安半壁江山的南宋朝廷。不曾想，这次却遇到了劲敌。

一个野心勃勃，势如破竹，一个誓死卫国，寸土不让。经过多年争战，蒙、宋双方均伤亡惨重，不得不暂时罢兵。1258 年，蒙古大汗蒙哥重新部署进军计划，经多方考虑，准备采取从周边包围中央，从弱小处入手的战略，将主攻方向定在了四川，并亲率主力入蜀。1259 年，蒙军进攻合川钓鱼城。钓鱼城城如其名，一面峭壁千仞，其余三面被嘉陵江、涪江、渠江三江团团环抱，传说有一巨神在此处钓嘉陵江中的鱼，以喂养当地百姓，使其免于饥馑。这样易守难攻的地理位置，使钓鱼城成为四川的军事重镇，像一把铁锁紧紧扼住了蒙军的喉咙。这里即将发生一场决战，不但决定小小钓鱼城的生死，还会影响南宋王朝的命运，乃至欧洲、西亚各国的命运。

1259 年夏天，蒙军已经在钓鱼城外围困了几个月，天气越来越炎热，祖祖辈辈生活在北方的蒙古士兵不能适应南方潮湿炎热的气候，军中瘟疫流行，战斗力大减。久攻不下之际，蒙哥突然逝世。此次战争蒙哥非但没有攻下钓鱼城，钓鱼城保卫战还坚持了长达 36 年。随着统帅蒙哥汗的去世，蒙军攻宋暂停。

蒙哥死亡之谜

关于蒙哥突然死亡的原因，历史上众说纷纭。

疾病致死

《史集》成书于 14 世纪初。作者是伊利汗国宰相拉施特，全书分为三部：第一部为《蒙古史》，第二部为《世界史》，第三部为《世界地志》。根据《史集》记载，蒙哥嗜酒，当时军中流行痢疾，患者泻下带血，蒙哥亦因此染病而死。《史集》作者与蒙哥几乎是同时代，可以说是见证了那段历史，因此《史集》的这段记载可信度比较高。

明宋濂等编撰的《元史·宪宗本纪》认为，蒙哥当年六月患病，七月癸亥死于钓鱼城。清毕沅的《续资治通鉴》、清屠寄的《蒙兀儿史记》也均认为蒙哥死于疾病。

早在1259年正月，蒙哥在四川重贵山北举行盛大宴会。在宴会上，蒙哥向诸侯王、驸马和百官征询意见："今天我们在宋朝境内，但炎热的夏季快到了，你们认为能不能在这里待下去呢?"札剌亦儿部的脱欢认为："南方夏季会有瘴疠毒气，您应该回北方去。我们所占领的百姓，可以委派官吏来治理。"阿儿剌部的八里赤却说："脱欢害怕了！我愿意在这里继续待下去。"蒙哥对八里赤的话表示很赞许。出生入死，纵横沙场一辈子的蒙哥，显然不十分在意南方恶劣的气候。但通过这件事，一方面反映出当时蒙古人对南方瘴疠之害有一定的认识，另一方面预示了蒙古军队将不可避免地染上瘟疫。

果然，生长于北方的马上民族原本就在四川水土不服，又值南方酷暑，导致军中疟疾、霍乱、痢疾等疾病流行，一直跟随蒙哥汗南征北战的将士，死于瘟疫的人数较多，十有四五之多。在这样的情况下，蒙哥感染上同样的疾病也在意料之中。

蒙哥感染的到底是霍乱，还是痢疾？中国古人所谓的霍乱、痢疾是以症状特点作为命名依据的，泛指或以腹痛腹泻，或以呕吐泄泻为主要症状的一类胃肠道疾病。其中，霍乱以上吐下泻，挥霍缭乱为主要症状；痢疾以腹痛腹泻，泻下赤白脓血，里急后重为主要特点。二者均不等同于霍乱弧菌、志贺菌导致的现代霍乱和痢疾。古代记载的痢疾中，疫毒痢具有强烈的传染性，症状比一般痢疾更严重，甚至纯下鲜血，相当于志贺菌导致的痢疾，严重者发生死亡。

《元史》记载，1259 年夏，驻钓鱼城的蒙古军中大疫，蒙军将领月举连赤海牙奉命制药，用以治疗军中瘟疫。其实，早在 1258 年冬，蒙军进攻涪州时，不但兵士，就连军马也不服水土，多患病死亡。关于蒙哥患病，《史集》有更详细的描述：当蒙哥围攻钓鱼城时，随着夏季的到来，天气变得非常炎热，蒙古军中出现了霍乱，因此死亡了很多人。蒙哥也得了赤痢，他用酒来应对疾病，一直坚持饮酒。但是，终有一天，他的健康状况迅速恶化，不治而亡。用中医理论来解释，在又湿又热的夏天，霍乱或痢疾本就得之于湿热，酒性也热，容易生湿，用湿热的酒来治疗湿热的病，无异于火上浇油。

箭伤或炮伤致死

南宋诗人刘克庄在《蜀捷》诗中写道："吠南初谓予堪侮，折北俄闻彼不支。挞览果歼强弩下，鬼章有入槛车时。钟繇捷表前无古，班固铭诗继者谁。白发腐儒心胆薄，一春林下浪攒眉。"其中，"挞览果歼强弩下，鬼章有入槛车时"一句，隐喻蒙哥在攻打钓鱼城的战役中被强弩射中而亡。

明万历《合州志·钓鱼山记》记载，蒙哥"为炮风所震，因成疾"。

清邵远平《元史类编》，也认为死于箭伤。

蒙哥受箭伤、炮伤而死的说法流传颇广。另外还有战死、气死、溺死、惊悸而死等说法。以上说法要么来自蒙古的敌营，要么离当时的历史时代已久远，可信度一般。

如影随形的瘟疫与医学的昌盛

无论是战争还是商业活动，时至蒙元时代，人口的流动性越来越大，涉及的地域范围也越来越广，大至世界范围内的交流越来越密切。如钓鱼城之战的前一年，1258 年五月，远在西亚的旭烈兀洗劫了巴格达城，仅仅 3 个月后，蒙哥就率军渡过了黄河。一年之内，蒙古骑兵东奔西突，飓风般席卷了如此广阔的地域。值得特别书写的是，因为不同种族间的交流而导致的瘟疫，贯穿了整个人类历史。加之蒙古军队在西征的时候，每攻下一个地方，都以屠城为主，杀戮很重。因此，蒙元时代发生的瘟疫比以往多得多，烈性程度也更高，因瘟疫而死亡的人比战争都多。在中国北方，人口从 4000 多万骤减到 400 多万，死去了 9/10 的人。历史上令人闻之色变的著名瘟疫，如祸及欧洲大陆被称为“黑死病”的鼠疫、称为“痘”的天花，是之前中原人没有见过的，都与蒙古军队有脱不了的干系。其他大大小小的瘟疫，更是数不胜数。据统计，在蒙元时代，平均每两年就发生一次大的瘟疫，而一次瘟疫往往持续几个月，甚至几年。可想而知，蒙元一代，几乎年年有、处处有瘟疫流行。

鲜见于史料的是，生活在草原的游牧民族至今还有食用鼠类的习惯。元代御医忽思慧著的《饮膳正要》，就收录了土拨鼠、黄鼠等的食用方法。现在我们知道鼠类是鼠疫等烈性传染病传播的源头，但在当时并未引起足够的重视。蒙元时代，另一种烈性传染病——天花也愈演愈烈。这一时期出现了大量的专书论述天花，由此可窥见一斑。

出于实际需要，蒙古军队在征战的过程中，特别注意保护医生。每征服一处，即使屠城，也会把医生同工匠之流保留下来，编为医户。在建立元朝以后，进一步对医生的地位给予提升，医术高超者可以为官，最高可官至二品，这是医生群体在之前和之后的王朝从来没有过的待遇。元朝对医学教育、医疗机构也比较重视，建立了大量的医学校，对医学进行更为细致的分科，如宋朝分为九科，而元朝分为十三科（后合为十科）。因此，元朝虽然短暂，但医学却取得了长足的发展，涌现出一大批著名的医学家，如著名的“金元四大家”刘完素、张从正、李杲、朱震亨，以及张元素、王好古等，这些医家在医学理论与实践，尤其是救治瘟疫方面，取得了长足的进步，新理论、新见解频出，呈现百家争鸣的局面，后世有“儒之门户分于宋，医之门户分于金元”的高度评价。

存亡之机

蒙古帝国地域广阔，统治全国采取的是分封制，原本就潜在分裂的风险。蒙哥是最后一位被整个蒙古部落承认的大汗，他的死又进一步加速了蒙古帝国的分裂。忽必烈、阿里不哥等建立的四大汗国各行其政，无法再齐心合力去征服世界，因此蒙古西征和对南宋的征战均暂时告一段落，西征的旭烈兀闻讯撤回了军队，南宋也争取到了长达 20 年的喘息机会。当蒙哥死亡、蒙古撤军的消息传到欧洲时，欧洲的人们纷纷奔走相告：上帝之鞭折断了！

蒙哥死后，蒙古国内发生争夺大位的内战，内战持续了将近 5 年时间。1264 年，忽必烈最终消灭他的亲弟弟阿里不哥，坐上了大汗的位置。但是，蒙古因内战而元气大伤，短时间内难以再去东征西战。因此，蒙古国需要休整，等待国力恢复。忽必烈争夺汗位后，采取休养生息的政策，鼓励生产，也非常重视原本受轻视的手工业、商业等行业，在此后的几年里，蒙古国内经济有所恢复，国力有所提高。这一段时间，苟且偷安的南宋朝廷也过上了比较太平的日子。虽然南宋最后灭亡于蒙古人之手，但就是这样一个岌岌可危、只有半壁江山的王朝，迸发出了极强的战斗力，与蒙古军队苦斗不已，也让蒙古人认识到手无缚鸡之力的汉族人，有着坚韧强大的精神和战斗力。也正是南宋军民决一死战的决心和超强的战斗力，让蒙古人不得不调整国策和战略目标，一边把西征的军队转移到南宋，一边不再行屠城之恶行，对于战败的城镇以安抚为主。另外，南宋与蒙古的长期战争，牵扯了蒙古的主要精力，也为其他国家获取了一个喘息的机会。

（周扬）

11. 文明浴火重生

——中世纪欧洲黑死病

“意大利最美丽的城市——出类拔萃的佛罗伦萨，竟然发生了一场要命的瘟疫。不知是由于天体星辰的影响，还是因为我们多行不义，上主大发雷霆，降罚于世人。那场瘟疫几年前先在东方地区开始，夺去了无数生灵性命，然后毫不停留，以燎原之势向西方继续蔓延。人们采取了许多预防措施，善男信女不止一次组织宗教游行或者其他活动，虔诚地祈求上主，然而一切的努力都徒劳无功。”

——《十日谈》

文艺复兴时期的作家乔万尼·薄伽丘（Giovanni Boccaccio）在其著名的短篇故事集《十日谈》的开头写了这样一段话，这是书中的10个男女汇聚在一起讲故事的缘由。然而这个开头也是真实发生于薄伽丘写作时期的事件。这场恐怖的瘟疫被后来的人们称为黑死病（Black Death）。而在当时的人们口中，这场可怕

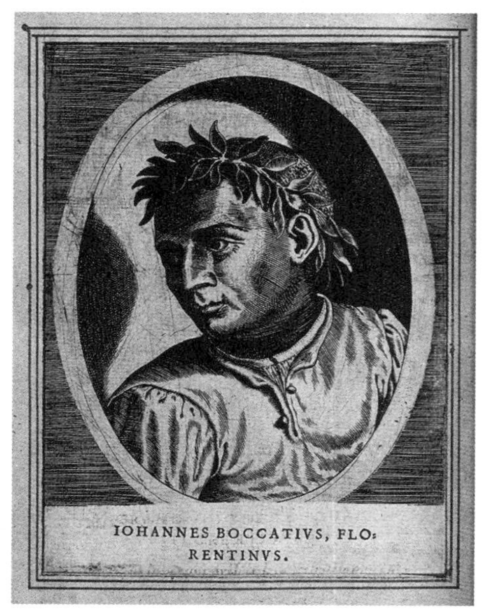

乔万尼・薄伽丘

的疫病被称为大瘟疫或大灾难。后世冠之以“黑”的名号，除了意指感染者身上的黑色斑点以外，其实也是指这场大瘟疫的恐怖。

美丽城市的陷落

关于这场黑死病的起源，学者们众说纷纭，可以肯定的是它从亚洲传入欧洲。而真正的发源地，则有印度起源说、中国起源说和中亚起源说等。其中最为人所接受的观点与蒙古帝国的扩张有关。公元 13 世纪，成吉思汗创立蒙古帝国，并且立即展开大规模的军事扩张，此后蒙古的军队一直往来于亚欧大陆。14 世纪中叶，蒙古骑兵与后勤补给兵就带着这场黑死病的病原体一并闯入了欧洲。1346 年，蒙古军队在围攻克里米亚的城市卡法(Caffa) 时，军队中就已经暴发了瘟疫。为了避免瘟疫在己方军队大规模地蔓延，蒙古人用投石器械将染病死去的士兵尸体投入卡法城内。城内的热那亚商人纷纷乘船逃往西西里岛，其中就夹杂着一些已经处于潜伏期的感染者。这场瘟疫就此传入欧洲。

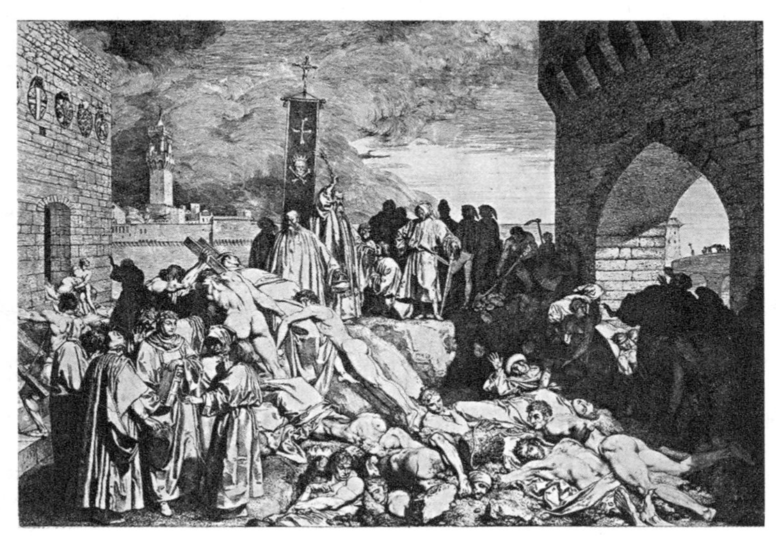

绘图《佛罗伦萨的鼠疫》

1347 年，几艘热那亚的商船从卡法驶向西西里岛的港口城市墨西拿。在几天之内，西西里岛的居民和鼠类都被感染。由西西里岛开始，这场瘟疫沿着遍布欧洲的海陆商贸路线迅速扩散。1348 年 1 月，几艘商船从卡法驶回热那亚，然而由于船上的人患有疾病，热那亚当局禁止这些船只靠岸。但是船上的老鼠却沿着绳索攀爬上岸，带着病菌的老鼠神不知鬼不觉地侵入了意大利的威尼斯与热那亚，然后很快蔓延至整个意大利。经过意大利，越过阿尔卑斯山，瘟疫进入了法国、瑞士、匈牙利和波兰等国。从法国开始，瘟疫兵分两路。西路由一位从巴勒斯坦返回圣地亚哥的朝圣者越过比利牛斯山脉进入伊比利亚半岛，西班牙、葡萄牙等国相继沦陷；北路经过法兰西的北部平原，再由商船从诺曼底渡过英吉利海峡登陆了大不列颠，至此英伦三岛也遭到了瘟疫的袭击。1349 年，一艘羊毛船从伦敦出发到达挪威，瘟疫由此进入了斯堪的纳维亚半岛和波罗的海沿岸的国家，瑞典、丹麦、俄国西部、普鲁士北部等无一幸免。从 1347 年开始到 1352 年，整个欧洲的大部分地区都笼罩在这场瘟疫的阴影中。此后，黑死病在欧洲反复发作，持续了数个世纪。

薄伽丘在《十日谈》中提到染上瘟疫的患者的病症：“在东方，患者鼻孔流血是必死无疑的症状。在佛罗伦萨，疫病初期时，无论男女腹股沟或者腋下都会先有隆起的肿块，肿块的大小会像苹果或者鸡蛋那么大，也有再小或者再大一些的，一般人都把这些肿块叫作脓肿。紧接着，致命的脓肿会在患者身体的各个部位出现。此后，症状会发生转变，感染者的手臂、大腿或身体的其他部位会出现一片片黑色或者紫色的斑点，有的大而分散，有的小而密集。这些斑点和初期出现的脓肿一样，是必死无疑的征兆。在这种情况下能够侥幸痊愈的人为数极少。能够痊愈的人一般没有发热或者其他情况，然而如果出现上述症状，那么或早或迟都会丧命。”在瘟疫发展的高峰期：“患者持续的高热和咳血会取代肿块，患者会咳嗽不止、汗如雨下。在 3 天之内，甚至是不到 24 小时，患者就会死去。”也有史料记载患者会肺部咯血，出现血尿，大便发黑，甚至臭不可闻。

后世的学者从这些病症的记录可以推断，这场骇人听闻的黑死病其实是由鼠疫杆菌（鼠疫耶尔森菌，*Yersinia pestis*）引起的鼠疫。薄伽丘所描述的疫病初期腹股沟与腋下肿块、手臂与大腿等部位黑斑，是典型的腺鼠疫特征。腺鼠疫一开始在啮齿动物中通过跳蚤进行传播，跳蚤在吸食被感染的老鼠之后会将鼠疫杆菌存留在自身。当它转而叮咬健康的人，鼠疫杆菌就会随之到达人体，使人染上鼠疫。鼠疫杆菌会在被叮咬的部位迅速繁殖，并攻击淋巴系统、杀死细胞，造成腹股沟或者腋下的淋巴结肿大。然而这场鼠疫并非只是人们所熟知的腺鼠疫，因为疫情高峰期的记载还提到患者会出现持续的高热、咳嗽不止、肺部咯血、血尿等症状。这是感染了肺鼠疫与败血症型鼠疫的症状。肺鼠疫是感染者通过呼吸将空气中带有鼠疫杆菌的飞沫直接吸入肺部导致的，肺鼠疫患者会出现咳嗽、呼吸困难、咯血等症状。而败血症型鼠疫则是由鼠疫杆菌直接入侵血液循环导致的，患者会表现出皮肤黏膜出血等症状。黑死病在暴发初期以腺鼠疫为主，而高峰期则是多种鼠疫并存。

占星术与基督教的应对策略

尽管当时的医生对于黑死病患者的病症有较为清楚的观察，但是他们对于如何治疗这些患者却束手无策。因为欧洲中世纪的医疗技术相较于古代并没有明显的发展，古希腊的希波克拉底和古罗马的盖伦的医学理论仍然被奉为圭臬。除此之外，阿拉伯人阿维森纳的医学观点略微推动了欧洲的医学发展，可是总体而言，这个时期欧洲各国的医疗水平仍然很低下。一般的疾病都用草药进行治疗，更普遍的做法是放血疗法。当黑死病突然降临，并且迅速蔓延开来的时候，中世纪的医生们并不能够正确地解释它的原因，自然也无法实施相应的治疗手段。有的医生受贪欲的驱使，四处给人问诊，然而任何药物和治疗方法都不起作用，甚至采用的治疗方法越多，患者死得越快。而更多的医生因为惧怕感染而不敢对患者进行治疗，甚至仓皇逃离所在的城市。有一些城市甚至专门制定了相关的法令，勒令所有医生在瘟疫期间未经许可，都不能离开。

正规的医疗系统没有办法解决这个难题，占星术等宗教活动就占据了上风，在欧洲各地大行其道。许多谣言和鬼怪之说比黑死病的传播速度更快，甚至许多专业的医生也力主推崇这些观点。有人认为瘟疫是天象导致的，比如火星、木星、土星连成一线导致大地上的一些物质被吸上了天空又落回地面，造成了空气中产生了会毒害心脏与肺部的物质；又如太阳、月亮等星体的运动异常，导致水、火、气、土四大元素的变化，从而使人体的四种体液失衡而产生了疫病；还有人认为是发生了一场大地震，地震导致空气腐化引发了体弱者的疾病；更有甚者，有一些人宣称自己见到了一位瘟疫处女，身着蓝色的火焰，凡是见到她的人就必死无疑。伴随着这些荒诞不经的观点一同传开的还有各式各样的治疗方案，比如一些医生劝人们不要吃富含油脂的鱼类和肉类，每天应该在 11 点进食午餐；不可以睡午觉，睡觉的时候也不能采用仰卧的睡姿；下雨天不可以出门，因为雨里有毒；尽可能用烈火来焚烧地面，以烟熏的方法来消灭空气中的毒素，并驱除鬼怪等。这些无稽的做法成为整个欧洲流行的对付黑死病的方法。对此深信不疑的平民百姓在这种情况下不仅在身体上承受着病痛的折磨，还在心理上承受着巨大的压力。

除此之外，作为欧洲主流宗教的基督教在黑死病期间也出现了许多反常的做法。比如教皇克莱门六世（Clement Ⅵ）在 1348 年宣布末日审判马上就要到了，信徒应该尽快透过忏悔、朝圣的方式来赎罪。因为教皇的宣告，前往罗马朝圣的人多达数百万，导致罗马的道路日夜堵塞，大规模的聚集又再度加速了这场瘟疫的传播，死亡人数不减反增。还有一些信徒认为需要用鞭笞的行动来摆脱瘟疫。他们日日夜夜一边

Der Tod zur Aebtiſsin.
Gnädige Frau Aebtiſsin rein!
Wie habt ihr ſo ein Bauchlein klein?
Doch will ich euch das nicht verweiſen,
Ich wollt mich eh in Finger beiſsen.
Antwort der Aebtiſsin.
Ich hab geleſen aus dem Pſalter
In dem Chore vor dem Fronalter:
Nun will mich helffen hie kein Betten,
Ich muſs dem Tod hie auch nachtretten.

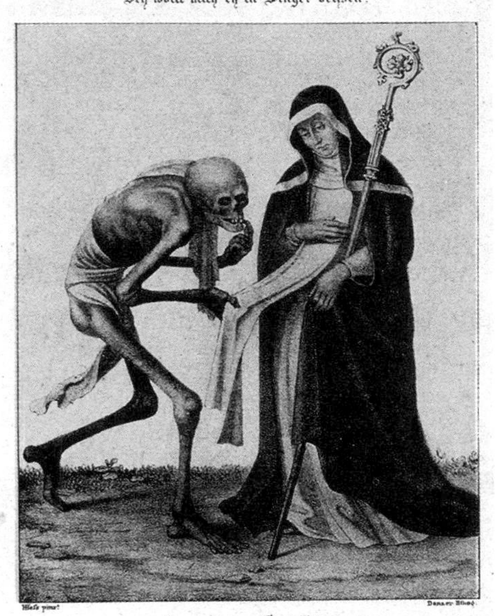

受黑死病影响创作的《死亡之舞：死神与女修道院院长》

用带有倒刺的鞭子抽打自己，一边大声喊着“我有罪”。而为了与耶稣在世上生活了 33 年相呼应，他们要求鞭笞也需要连续进行 33 天。此外，在信徒中间还兴起了一种被称为“死亡之舞”的舞蹈，表演者们分别扮演生者与死者，在舞蹈的过程中诅咒教皇、国王、王后等上层人物。除此之外，还有一些信徒将黑死病的原因归咎为犹太人。他们认为是犹太人与魔鬼合作带来了瘟疫，这导致许多犹太人在这场暴乱中被活活烧死。不过，在黑死病期间救护患者的工作也主要由修道院的修道士们负责。许多品德高尚的教士奋不顾身地看顾患者、聆听患者的忏悔并给予安慰、为患者在死前举行临终圣事等。

浴火重生的欧洲

三种不同类型鼠疫的前后夹击，对欧洲的人口、宗教、文化、社会和经济都造成了巨大的影响。

首先，黑死病的大肆蔓延造成了欧洲人口总量的急剧下降。根据学者的统计，1352 年瘟疫逐渐消退之后，已经约有 2500 万欧洲人死亡，约占当时欧洲总人数的 1/3。许多人口密度较大城市的死亡率达到了 50%以上。教皇克莱门六世的医生在回忆录里说：“在阿维尼翁，幸存者几乎不到 1/4，有一块墓地在 6 周内接纳了 11 000 具尸体。”更令人震惊的是人口死亡的速度，在巴黎每天约有 800 人死亡，在维也纳每天约有 600 人死亡。死亡人数的激增导致许多尸体无处埋葬，人们只能不断挖掘许多深坑将这些尸体全部扔进坑中，还有一些尸体则被抛进河中。许多城市和村落都因此荒无人烟。

其次，黑死病导致基督教会在欧洲的地位动摇。当黑死病到来的时候，人们虔诚地祷告，然而自己的亲朋好友却在自己的眼前接连死去。教会并没有减轻这场灾难带给人们的痛苦，而朝圣、鞭笞等行动更加重了人们在身体上所遭受的折磨。此外，许多人在死前决定将自己的家产全部捐赠给教会，以救赎自己所犯的罪，这使得教会的财产暴增。在黑死病之前，教会就已经显出挥霍无度的端倪，而在此刻更是发挥得淋漓尽致。人们对教会的不满与日俱增。许多文人开始撰写文章来抨击当时教会的腐化堕落，其中最为有名的就是薄伽丘的《十日谈》。由于许多神职人员主动参与看顾患者和主持圣礼的活动，他们在与感染者的密切接触中也迅速死去，因此黑死病过后欧洲各地都出现了神职人员的空缺。无奈的教皇只能任命一些没有受过教育的人加入教会的工作中，然而这些目不识丁的平民百姓无法完成教牧的工作，因此教会的地位在瘟疫过后每况愈下。

这种情况意外地将人们从中世纪的宗教禁锢中解放出来，并且催生了文艺复兴运动。人们开始把目光从来世转向今生，他们开始关注自我的价值与生命的价值。作为文艺复兴三杰之一的彼特拉克（Petrarch）在诗中说道："我不想变成上帝，或者居住在永恒之中，或者把天地拥抱在怀里。属于凡人的那种光荣对我而言就足够了。这是我所期望的一切，我是一个凡人，我只要求一个凡人的幸福。"同时代的英国神学家威克里夫也开始探索宗教改革的理论，他反对天主教的圣礼观、圣经观等神学观念。他的思想影响了马丁·路德，并最终导致了轰轰烈烈的宗教改革。

再次，黑死病对于欧洲的经济、社会秩序也造成了巨大的冲击。城市中的市民大量死亡，许多幸存者为了躲避瘟疫而逃离城市，这导致欧洲的市场萎靡、工商业完全停滞，除了医院和药房以外其他所有的店铺都关门了。政府官员的大量死亡，导致公共的治安、法庭审判，甚至日常的生活秩序都陷入瘫痪。许多绝望的人民在这场大灾难中恣意纵欲，谋财盗窃。欧洲的许多大城市满目疮痍，就像是一座巨大的医院与殡仪馆。然而，这些冲击中也蕴含着经济改革的契机。人口的大量死亡导致了劳动力的严重缺乏，许多女人和小孩都被迫参与农耕。在黑死病之后，欧洲出现了人少地多的情况。原本农奴制的庄园主不再占据有利的地位，农奴开始提出降低地租、取消义务劳动的要求。这使得农奴逐渐从庄园主的手中取得了自由民的身份。此外，由于人口总数的骤减，欧洲对粮食的需求也随之减少，谷物的价格严重下跌。为了推动商业的发展，欧洲各地开始调整农业结构，许多庄园主开始种植亚麻、水果、啤酒花、蔬菜等农作物。也有一些庄园主开始放弃农业，转向畜牧业，大量的农田在这个时期被转用来饲养绵羊。

最后，黑死病使得欧洲的医学观念开始发生转变。由于希波克拉底的体液学说与盖伦的气质学说对于解决这场疫病没有丝毫成效，这导致人们对古代的医学权威产生怀疑。人们开始用实验探索更多的治疗方法，并且在此后瘟疫的再度暴发中进行试用。此外，黑死病暴发之后，欧洲各地开始尝试建立公共卫生制度。比如通过公共健康委员会对食品的质量进行检查，通过隔离检疫制度将感染瘟疫的患者进行集中隔离救治。医院的管理也更加妥善，有专门的排污管道，会定期清洗更换患者的床单等。

黑死病给中世纪的欧洲带来了巨大的创伤，这些惨痛的经历永远不能够从人类历史上抹除。然而，黑死病也带给欧洲人意外的收获，他们从心理上真正开始认同自己是欧洲人，而不是属于基督教的人；农奴制在欧洲开始衰落，代之而起的是现代的城市与商贸经济；欧洲人开始了文艺复兴的浪潮，“人”在这个运动中真正开始被发现；对疫病的防控措施、城市的公共卫生制度等也在此后不断建立完善。每一次瘟疫都是人类的伤痛，然而人类也在这些伤痛中吸取教训，为更美好的明天而努力。

（高书顺）

12. 蒙昧下的恐慌与反抗
——鲍德温四世之死与中世纪麻风

克里特和斯皮纳龙格是两座隔海相望的希腊岛屿，然而在20世纪上半叶，斯皮纳龙格岛却让人心生恐惧，因为1903年之后，这里成为麻风隔离区。生活在克里特岛周边的人，一旦被确诊为麻风，就要被送到斯皮纳龙格岛，之后便再也出不来。而在那个医疗水平相对落后的年代，一个家族中一旦有人感染麻风，整个家族都会陷入绝望。佩特基斯家族祖孙三代人都在与麻风对抗。祖孙三代，四个女人，有两人亲历了麻风的侵袭，而另外两人则在亲人遭受病痛折磨的事实面前选择逃避、隐瞒，并深以为耻。

这是英国作家维多利亚·希斯洛普的小说《岛》的主要内容。

麻风是世界上最古老的疾病之一，患者若得不到及时的救治，除了会终身残疾外，容颜也会遭受毁坏。面容的改变让人们对他们避而远之。麻风患者与亲属遭受的不光是病痛的折磨，还有心理的摧残。

20 世纪初的麻风患者尚且如此，遑论 800 年前中世纪时期的麻风患者了。

争议中登上国王宝座

公元 1174 年 7 月 15 日，第一次十字军光复圣城耶路撒冷 75 周年纪念日，鲍德温四世登基成为耶路撒冷王国第六代国王。

鲍德温四世是鲍德温三世的侄子。鲍德温三世没有子嗣，才给了鲍德温四世继承大统的机会。但这个机会鲍德温四世差点没有把握住，因为元老们认为他可能患有麻风。

早在 4 年前，鲍德温四世就初露病症。他的家庭教师最早发现鲍德温四世在幼年时可能患上麻风，并将之写进他后来撰写的历史著作：

> 他（鲍德温四世）与贵族出身的小伙伴们也会经常打架，他们用指甲掐彼此的手臂，其他小伙伴们都会疼哭，但是只有他能够忍受巨大的痛楚。一开始，我以为是由于鲍德温坚忍的意志忍住了疼痛，但久而久之，我发现事情并非如此。我逐渐意识到，这很可能是身体的某种疾病造成的，我就把鲍德温叫来仔细询问并检查他的身体。最后，我发现他的右手臂有一半已经没有知觉，这就是为什么他的手臂被掐或者被咬的时候都感觉不到疼痛。

但当时谁也不敢确认这就是麻风。最后，皇家与元老们双方都做出了妥协和让步：鲍德温四世可以继位，但一旦确诊其所得疾病为麻风，则必须退位；与此同时，必须为公主找到一位好驸马，一旦鲍德温四世病发退位，则由驸马与公主共同执政。

荒诞的治疗方案

中世纪的人对麻风并不陌生。在贸易路线拓展之前，麻风还只是被拘囿于某几个地方的“地方病”。在埃及，麻风最早出现于公元前 2400 年；在印度，它最早的记录则是公元前 600 年。随着贸易交流日益频繁，战争带来的人口流动性增大，希腊人将它带出印度，而罗马人则可能将它带到了欧洲。十字军东征不光带回了战利品和荣光，还带回了更多的疾病，其中就包括麻风。麻风在中世纪的欧洲迅速扩充地盘，病例暴增达到历史顶峰。据历史学家的记录，在 13 世纪，每 200 个欧洲人中就有 1 人患有麻风。

麻风（leprosy）这个词来源于古希腊单词 lepra，原意为蛇鳞或人身上掉落的皮屑。根据麻风的特征，人们借用这个词作为病名——麻风除了损毁四肢和骨骼之外，最明显之处则是在身体表面隆起一块块鳞状皮。

鲍德温四世虽贵为国王，麻风对其也不例外。“日复一日，他的境况更糟糕了，他的脸被折磨得不像样子，以至于那些忠诚的追随者看到他时，都深感同情。”他的家庭教师这么写道。在电影《天国王朝》中，鲍德温四世戴着面具，遮住了他被麻风严重毁容、没有鼻子的脸庞。但历史上，鲍德温四世拒绝掩饰他的容貌，即使麻风将他毁得面目全非。

现代医学依据机体免疫力将麻风分为五型，位于免疫力强、弱两端的为结核样型麻风、瘤型麻风。结核样型麻风的病变类似结核性肉芽肿，故称为结核样型麻风。这类麻风病变发展缓慢，传染性低，主要侵犯皮肤及周围神经。瘤型麻风的传染性强，临床表现为皮肤病变隆起于皮肤表面，病灶内含大量的麻风分枝杆菌，除侵犯皮肤和周围神经外，还侵及鼻黏膜、淋巴结、肝、脾及睾丸，病变发展较快。

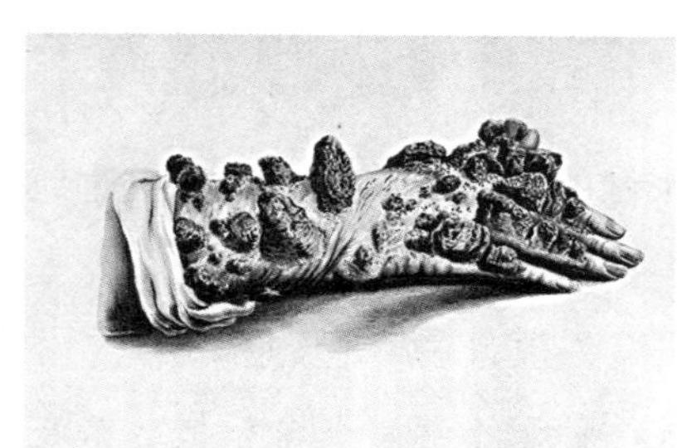

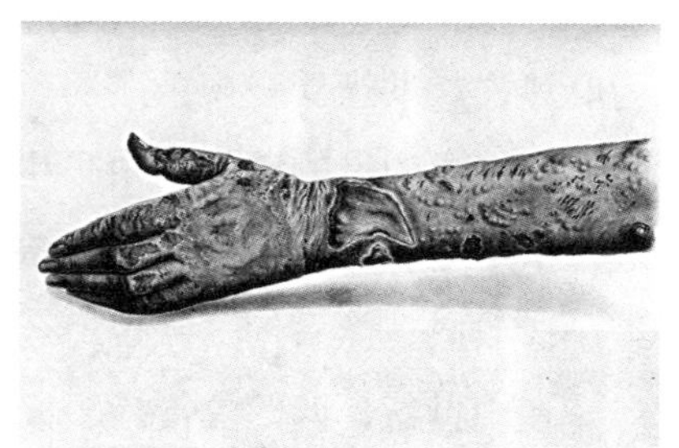

麻风患者的手与胳膊

现在已很难讲清楚鲍德温四世得的是哪一种类型的麻风。在早期，医生们甚至无法确诊鲍德温四世是否得了麻风，直到他的病症出现明显的变化。在中世纪，确认一个人是否得了麻风，往往并不依靠医生。对平民来说，在古典时代，这是宗教祭司的职责；而在中世纪，则由教区主教或牧师来负责鉴别。

在许多社区，任何生有可疑斑点的人都要被带到牧师那里接受检查。如果牧师也不确定那是什么，便会将疑患隔离两周，以便做更为细致的观察，最终得出他认为的更为确切的答案。

牧师们最常见的诊断方法是蒙住疑似麻风病患的眼睛，拿着锥子站在病患面前，谎称刺中了病患某个部位。如果患者同意他的这种说法，那么牧师基本就可以下结论了，确诊病患得的就是麻风。

至于当时的专业医生，他们主要看病患皮肤伤口是否溃烂、肢体是否麻木或退化、脸部是否变形等。这种在今天看来颇为原始的不专业的辨别方法，使得许多人遭受不公平的待遇。往往他们只是患了皮疹而已，仍被扔进麻风病院或隔离区，与世人隔绝。13 世纪阿拉伯著名骑士诗人吴萨麦·伊本·穆奎达（Usamah Ibh-Munquidh）的祖父，便曾因脸部患有痤疮而被误诊为麻风，长期遭受歧视。

鲍德温四世的确诊是由医生来做的。在确诊以后，医生对他进行了治疗。那是一种放血疗法，在离患处最近的血管处切开一道小口放血，然后用“撒拉逊药膏”外敷，最后是灌肠。

在中世纪，西医的治疗手段往往荒诞不经。那个年代，希波克拉底的体液学说仍被医生奉为真理。医生们把人的体液分成四种：红色血液、黄色胆汁、黑色胆汁和黏性液体。根据当时的医学认知，黑色胆汁过多便会污染红色血液，从而引发麻风。

基于体液学说，中世纪治疗麻风的手段除了放血，还包括：服用黄金粉末，黄金被当时人视为最纯洁的物质，炼金术士将黄金粉末与药水混合，以此中和麻风患者受到污染的血液；用处女或婴儿的血液洗澡，处女和婴儿的血液被认为是圣洁的，人们认为这样可以净化麻风患者已败坏的血液。

此外，还有一些民间偏方广为流传。如一些治疗师认为，在瓦罐里水煮黑蛇，并加入胡椒、盐巴、醋、油，可以治疗麻风。

还有医生认为，用大麦和蟾蜍以 2∶1 的比例同煮，直至蟾蜍骨酥肉烂，再放到太阳下晒干，喂养雏鸡，然后再将这些鸡烤熟，便能治疗麻风。

死于麻风

鲍德温四世是不服输的人。他有杰出的军事才能，虽然身患麻风，仍带兵出征，取得不俗的成绩。据说他曾于 1177 年 11 月 25 日在蒙吉萨战役中率领几百名骑士和数千步兵击败了萨拉丁的两万士兵，由此他获得了超过其他十字军领袖的关注。

在他率领的军队中，麻风患者也屡见不鲜。在东征过程中，为了照顾麻风患者特地建立了圣拉泽罗骑士团。据记载，在 1187 年耶路撒冷城陷落之前，根据王国的法令，如果诸侯、骑士或者士兵感染了麻风，他就必须加入圣拉泽罗骑士团，他将继续享有封地的一切权利和财产，但他的余生必须在骑士团中度过。

与十字军军人这样的待遇相比，平民的遭遇更为凄惨。一旦确诊患病，他们便被排除在社会之外。在一些教区，麻风患者还被带到墓地，站在坟墓里，由牧师宣告此人被视为已经死去，此后，患者便会与亲友及社会做彻底隔离。

自 11 世纪起，教会在欧洲各地建立起了麻风病院，其中有许多麻风病院是由世俗贵族捐资建立的。到 1225 年，欧洲有 19 000所麻风病院。

若外出，麻风患者会穿上特制的病服，头戴黑色斗篷，前胸贴有两块掀动的白色补丁，斗篷的帽子上也有一块相同的补丁，以利于人们远远地便能看到他们。有的地方，麻风患者还要在行走时摇铃铛或大声喊着“不洁，不洁”，以警告路人躲避。

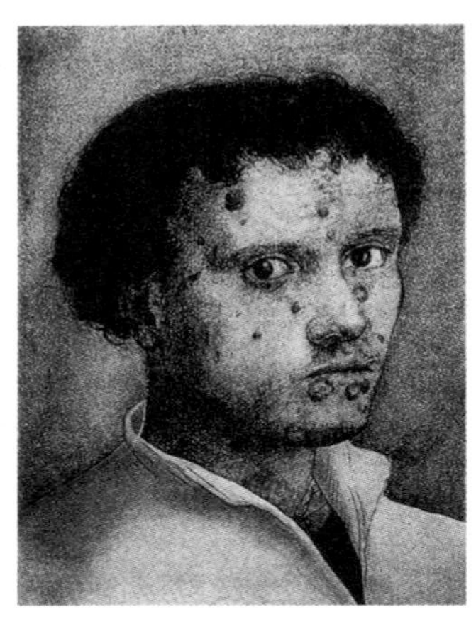

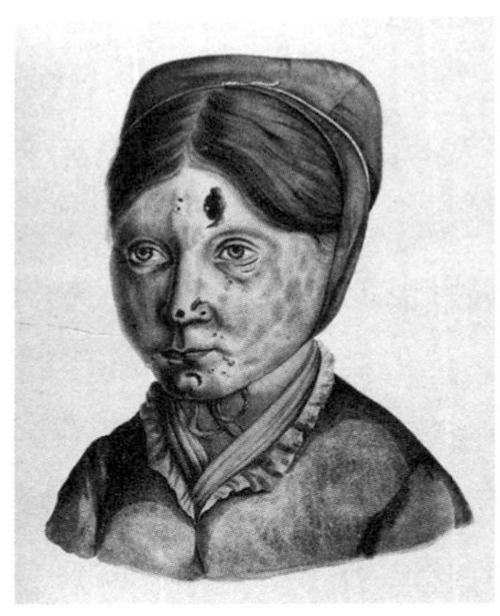

患有麻风的男人与女人

对于麻风的传播，中世纪的人认为，如果麻风患者走过草地，那么草地就会将麻风传给跟在他后面走过的人。还有些人认为，麻风通过性交传播。所以人们为了精神和肉体不被麻风患者所污染，对麻风患者采取隔离措施，对已经结婚的麻风患者强迫他们离婚。

也正因为此，鲍德温四世从未结婚。他曾与法国的路易七世有过一番对话，他说：“身体有恙无助于政，但愿我身上这种乃缦（Naaman）的病能治好，但我发现没有以利沙（Elisha）来为我治病。”乃缦为《圣经》中的人物，患有麻风，以利沙是以色列先知以利亚的门徒，他治好了乃缦的麻风。

但在中世纪，没有人能救得了他。他躺在担架上，眼睛失明，日益虚弱，却仍率领着军队继续战争，直到 1185 年，在麻风末期，他手脚萎缩之际，让位给自己的外甥。对于他去世日期，有过争议，有的说是 1185 年，有的说是 1186 年。总之，鲍德温四世最终死于麻风。

现代医学中的麻风

在鲍德温四世死亡的年代，人们对麻风的认知还处于蒙昧期。对麻风有更为科学的认识要到 19 世纪。

关于麻风最早的科学研究，是由挪威人丹尼尔·丹尼尔森（Daniel Danielssen）和他在圣约尔根医院工作的朋友卡尔·伯克（Carl Boeck）一起开展的。但丹尼尔森却将麻风认定为一种遗传病。1856 年，他甚至多次注射了从患者结节中提取的“麻风物质”，想用实验结果来证实麻风并非传染病，而是遗传病。这当然是错误的观念。

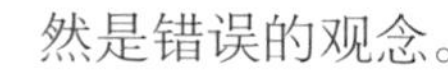

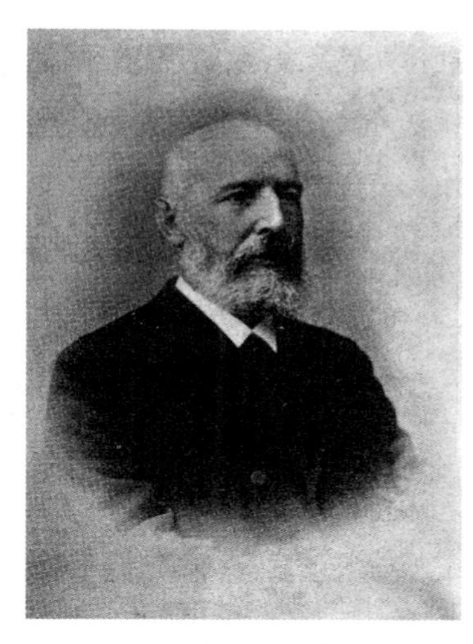

阿莫尔·汉森

1873 年，丹尼尔森的女婿阿莫尔·汉森（Armauer Hansen）另辟蹊径，他从病患鼻子的皮肤上取了标本去活检。在显微镜的帮助下，他看到大量杆状菌，他确认这是致病的细菌。因此，麻风也被称为汉森病（Hansen disease）。麻风被定义为由麻风分枝杆菌引起的一种慢性传染病。

人们对麻风有了新的认识之

后，也更新了治疗方案。

1941 年，在美国路易斯安那州卡维尔麻风医院中，22 名麻风患者用了一种名为普罗明的药物，治疗效果堪称“奇迹”，随后出现了更为有效的药物氨苯砜，只用口服便可。医学界还发明了氨苯砜、氯法齐明和利福平的联合化疗法。据估计，在 20 世纪末的 20 年中，有 1400 余万名麻风患者被治愈。

与此同时，科学家在麻风的免疫学机制和传播模式方面的研究也取得了很大进展。麻风的主要传播方式是飞沫传播，以及与麻风患者密切接触，麻风分枝杆菌侵入机体后是否发病也取决于机体的免疫力。幸运的是，它是传染性较低的一种疾病。

现在，很多国家都已经消灭了麻风。但最新统计发现，虽然麻风全球患病率已大大降低，但每年仍然会查出约 25 万新发病例，这种疾病仍没有被完全消灭。

（臧磊）

13. 古老帝国的倾覆
——16 至 18 世纪美洲大瘟疫

在哥伦布的船队于 1492 年到达美洲大陆前，有 5000 万～1 亿原住民生活在那里，但仅仅过了百年，原住民的人口就减少为原来的 1/10。尽管欧洲殖民者也贩卖印第安人口甚至残酷屠杀当地的反抗者，但真正让美洲土著近乎灭绝的并不只是欧洲人的坚船利炮，而是由欧洲殖民者带来的一系列疾病。

最初，欧洲殖民者给美洲土著带去的仅仅是天花病毒——1507 年，一名患天花的黑奴被带至美洲，旋即天花开始肆虐。不久，由欧洲殖民者带来的白喉、伤寒、腮腺炎、麻疹、霍乱、淋病、黄热病和流行性感冒等病接踵而至，形成一场持续近两百年(16 至 18 世纪)、覆盖整个美洲大陆、波及成千上万印第安人的“美洲大瘟疫”。当欧洲殖民者发现这些病毒能瓦解印第安人战斗力之后，便通过赠送当地人携带病毒的衣物的方式以加速病毒的传播，其目的是减少土著人口以方便白人在土著原来的土地上建立殖民统治。由于这是世界上一场人为的大瘟疫，所以曾有历史学家称其为“人类历史上最大的种族屠杀”。

比坚船利炮还可怕的“武器”

在欧洲殖民者到来之前，美洲大陆主要存在 3 个古老的人类文明——玛雅文明、阿兹特克文明和印加文明。其中，除玛雅人未建立庞大的帝国以外，阿兹特克人和印加人都建立起了疆域宽广的帝国。然而，欧洲殖民者的到来改变了这一切，本来延续 500 年之久的印加帝国和繁盛 2 个世纪之长的阿兹特克帝国都倒在了小小的天花病毒面前。

天花是一种很古老的烈性传染病，死亡率极高，古埃及的法老拉美西斯五世可能是被载入史册的第一位天花病患。天花从被发现开始，它就一直断断续续在世界各地传播，但是一直到 16 世纪才在世界范围内形成大流行。在与天花病毒的斗争过程中，人类逐渐发展出两种卓有成效的治疗方法：人痘接种法和牛痘接种法。人痘接种法是华夏民族智慧的结晶，盛行于 16 世纪的中国，至 18 世纪中叶已传遍欧亚大陆，福泽无数生灵。等到 1796 年，英国人爱德华·詹纳（Edward Jenner）发明了牛痘接种法，由于这种方法比人痘接种法更安全，因此逐渐取代了人痘接种法。然而，根据这些资料可以发现，在 16 世纪初的时候，牛痘接种法尚未出现，人痘接种法也没有在欧洲大陆普及，那为什么欧洲殖民者面对天花能毫发无损而印第安土著却陷入种族灭绝的危机之中呢?

这是因为凡是得过天花而又痊愈的人，终身不会再得天花。人痘接种法的实质就是让病情较轻的天花患者去传染正常人，后者在患上轻微症状后会很快痊愈，自然就对天花病毒产生抵抗力，避免二次感染。有一种“痘衣法”就是让健康儿童去穿天花患者的衣服以产生免疫力。由于欧洲殖民者在来到美洲之前就患过天花并且痊愈过，因此他们已经产生了抵抗力，而从来没有接触过这种病毒的印第安土著则遇之即倒，繁荣昌盛的阿兹特克帝国和印加帝国也在这些“陌生面孔”前轰然倒塌。

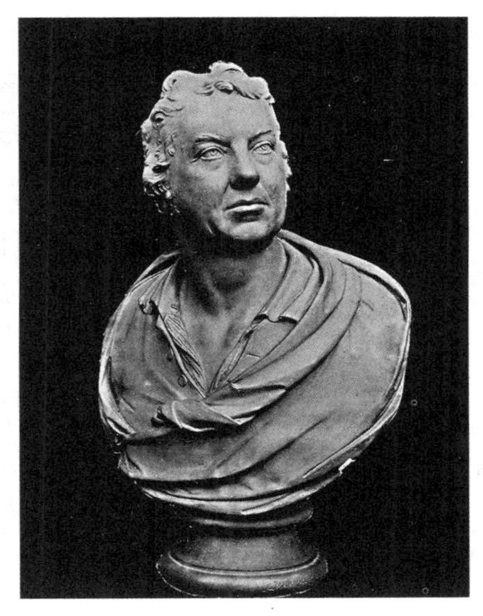

爱德华·詹纳的半身像

印第安人抵抗不了病毒，而欧洲殖民者却抵抗不了黄金的诱惑。1519 年，由科尔特斯（Hernando Cortes）领导的西班牙侵略军发动了对阿兹特克帝国首都特诺奇蒂特兰（Tenochtitlan）的征服战争。虽然科尔特斯率领的殖民军在第二年被阿兹特克军队击溃，但是其中一个患天花的西班牙人被打死，于是天花病毒便在阿兹特克人中流行，仅仅两周，无论是军人还是普通民众，无论是身强力壮者还是老弱病残，几乎所有人都感染上了这种病毒，本来固若金汤的都城防线迅速崩溃。1521 年，在被包围的阿兹特克首都中，天花使得人口从原来的 30 万锐减到 15 万，当时活着的人也大多已经染病，命不久矣。这时候的特诺奇蒂特兰已经无人看守，城内呈现一片乱糟糟的景象，殖民者很轻松地攻陷了这座本来易守难攻的古都。据记载，当科尔特斯耀武扬威地进入阿兹特克帝国的首都时，必须把靴子踩在印第安人的尸体上才能挪动，否则根本就无法走路。

无独有偶，印加帝国的命运同样悲惨。与阿兹特克帝国不同的是，印加帝国在西班牙人到来前就已经经历了一场异常残酷的内战。因为这场战争，天花病毒已经在印加军队、普通民众之间流行开来。当西班牙殖民者皮萨罗（Francisco Pizarro）带领他那180人左右的所谓军队入侵印加帝国时，许多隘口和堡垒已经没人看守，大量的广阔土地也不见人迹。由于殖民者不怕天花病毒，这自然让深受其苦的印加人十分惊异甚至顶礼膜拜。当时印加帝国的皇帝阿塔瓦尔帕（Atahualpa）就让皮萨罗的部队大摇大摆地进入了古城卡哈马卡（Cajamarca），不但不在道路上设伏，还解除自己的武装迎接这支特殊部队，结果显而易见——阿塔瓦尔帕被俘，印加帝国也落入皮萨罗之手。贪婪的殖民者要求皇帝用黄金赎回自己，阿塔瓦尔帕照做了。但是，阿塔瓦尔帕在交付给皮萨罗无数金银财宝后仍然改变不了被处死的命运——“善心”的殖民者只是将原来准备好的火刑改成了绞刑而已。

19世纪西方史学家在记载皮萨罗征服印加帝国的时候，将其称为“交了好运”，鼓吹“幸运钟情于勇敢的人”，因此皮萨罗是一位“勇士”，不然如何解释仅仅180人左右的部队就能征服一个人口约600万的庞大帝国这样的奇闻？而且在皮萨罗进军卡哈马卡城时，只携带3支火枪、不到20支十字弩，就算阿塔瓦尔帕没有发动进攻命令，这在世界军事史上也是绝无仅有的。但那些

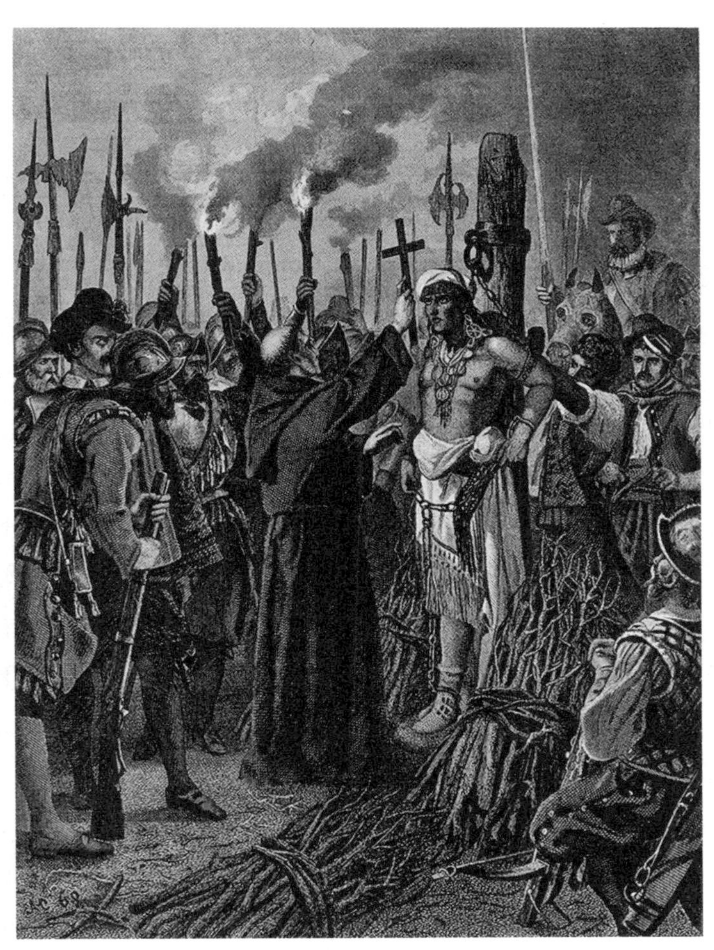

本该受火刑的印加帝国皇帝阿塔瓦尔帕

把这一切都归功于"上帝保佑"的西方记录者都忽视了这样一个事实——印加帝国和阿兹特克帝国并非亡于殖民者的"勇敢果断"和"指挥得当"，而是被来自旧大陆的细菌和病毒杀死的。

助纣为虐的欧洲殖民者

阿兹特克帝国和印加帝国这两个古老、繁盛的庞大帝国的迅速崩溃让殖民者见识到了天花作为“生化武器”的强大之处。面对骁勇善战的印第安骑兵，他们开始放弃传统的火枪，转而采取这种“新式武器”来对付印第安人，试图消灭他们的有生力量，让他们形成不了有规模、有组织的抵抗。但让后人诟病的是，白人殖民者为了加速瘟疫的传播，甚至采取了一些有失道义的恶劣行为。

以居住在北美的白人为例，他们面对附近印第安土著的悲惨遭遇不但不施以援助之手，还落井下石。最初，英国移民定居在普利茅斯（Plymouth）附近，是当地的印第安部落帮助他们站稳脚跟，并且将一些土地卖给了这些移民。然而，17 世纪 20 年代，天花在这里流行，大量印第安土著丧生。瘟疫过后，十室九空，英国移民反而认为阻止他们获取土地的最大障碍已经消失，并认为这一切都是神的旨意。等到 1633 年和 1634 年的时候，瘟疫再次袭来，又有无数印第安人丧命，新英格兰殖民地的清教徒却拍手称快，认为这是上帝对异教徒的惩罚。至于在解释他们欧洲人为什么不会得病死去时，却往自己脸上贴金，称之为“非凡的美德”和“上帝的保佑”。当然，由于时代限制，或许可以将殖民者某些行为的动机归结为宗教因素，但也不得不承认白人在此期间确实犯下了罪行。

除此之外，北美的白人为了消灭那些“天性好斗”“桀骜不驯”的印第安人，还把天花患者以前用过的枕头、毯子作为礼物送给他们——英国人在加拿大无法进一步拓展殖民地时，就这么干过，尽管这种方式与前文提到的“痘衣法”十分相似，但其用意却南辕北辙。更有甚者，为了掠夺金银等贵金属，殖民者在美洲各处开采矿山，强迫乃至奴役印第安土著深入矿井为他们工作，这又为病毒的传播提供了良好的条件。其一，矿场的大量修建和森林的乱砍滥伐让原本脆弱的生态遭到进一步破坏，生态平衡无法维系，这让病毒有了可乘之机。其二，地下矿场密不透风，环境十分恶劣，大量人口密集在一个狭小的空间之内，病毒繁衍生息更加迅速。其三，为了攫取高额利润，矿场主视奴隶为牲畜，仅提供极少的食物以减少成本，然而采矿是一项十分耗费体力的劳动，大量印第安人无法获得充足的能量来源，抵抗力每况愈下，因体力不支死于矿坑者不计其数。对于印第安人来说，当面临着窒息、饿死、摔死或被监工鞭笞至死的结局时，染病而亡也许是最好的解脱方式。

在西班牙人到来一个世纪之后，印第安人也逐渐产生了免疫力，天花等病毒再也不能“帮助”殖民者来获得更多土地了，于是美洲土著大规模的“人口缩减”就只能有赖于白人自己动手了。到了18世纪初，由于屠杀、奴役和瘟疫这三座大山的压迫，美洲印第安土著的人口已经十分稀少，因此殖民当局可利用的劳动力也大大减少，面对这种情况，他们把目标转向了非洲——对另一个种族的又一场血腥奴役开始了。

谁将成为下一批受害者？

之前曾有新闻报道：如果现在全球变暖的趋势不变，那么藏在厚厚冰层下的史前病毒、超级细菌就有可能随着冰川融化而复苏。因此，在同情美洲土著于 16 至 18 世纪所遭受的悲惨遭遇的同时，还需要进一步思考这样一个问题：如果出现一种新的病毒，所有人都对它没有抵抗力和免疫力，会不会再产生一场类似美洲大瘟疫的种族屠杀？

可以预想，这场瘟疫在全球范围内大流行是肯定的，它由全球化的整体趋势和越来越便捷的交通方式所决定，但绝不会让现下的人口像当时的印第安人那样急剧减少。一方面，由于当时的美洲长期与世隔绝，还属于新发现、尚未大规模开发的处女地，印第安人自然会对天花没有基本的抵抗力。但那些远古病毒所潜藏的北冰洋、南极洲已经被现在人所了解，尽管对它们的掌握并非透彻，仍然可以在此基础之上开展进一步的研究，而且一些国家的科学家已经在这么做了。另一方面，现在的科学技术和医疗手段也远非当时的印第安人可以比拟，不仅药物种类更多样、医疗设施更齐全，普通人也都具有一定的防疫知识。面对这些与人类长期斗争的“微小死神”，当代人并非束手无策。

早在 1980 年 5 月，世界卫生组织就宣布天花已经被消灭，其病毒仅保留在少数几个实验室中供研究使用。而美洲大瘟疫的另一主要传染病麻疹也不再保持原来极高的死亡率，现在只针对抵抗力和免疫力低下的幼儿、少年儿童以及未接种过疫苗的人群。

（华梦凯）

14. 来自旧大陆的瘟神
——16 至 21 世纪美洲麻疹

在美国亚利桑那州的希拉河附近，至今仍然生活着一群印第安人，他们的部落名为尤马部落。这个美国的土著部落有一个习惯，就是将部落里发生的重要事件由选举出来的首领刻画标记在记事木棍上。现存最早的记事木棍可以追溯到 1838 年，其中 1878 年和 1883 年的记事木棍上都对当年肆虐的麻疹（measles）疫情进行了详细的记载，可见麻疹留给他们的悲痛印象是多么深刻。

事实上，在欧洲人抵达美洲大陆之前，美洲完全没有麻疹的踪迹。与天花一样，麻疹也是“哥伦布大交换”为美洲大陆带来的瘟神之一，它不仅给美洲的印第安人带来了灾难性的影响，成了欧洲殖民扩张的帮凶，还在接下来的几百年中持续威胁着这片土地上居民的生命。

来自旧大陆的瘟神

据历史学家统计，在 1492 年哥伦布来到新大陆之前，这里生活着 5000 万～1 亿原住民，此后减少为原来的 1/10。造成这种惨剧的罪魁祸首之一便是麻疹与天花等传染病。

麻疹是一种传染性很强的病毒性疾病，发病患者以 6 个月到 5 岁的儿童居多，其发病症状是发热、流涕、咳嗽、眼红流泪、全身出红疹。由于出疹时高热不退，患者的体力消耗很大，抵抗力也会大大削弱，所以在出疹期间很容易得肺炎、喉炎等其他并发症，年龄越小，并发其他病的机会越多。作为一种呼吸道传染病，麻疹的主要传播方式是飞沫传播。在发病前 2 天和出疹后 5 天这段时间中，患者的唾液、痰液、鼻涕、眼泪等分泌物中含有大量的病毒，病毒会随着患者打喷嚏、咳嗽、哭叫、说话等行为

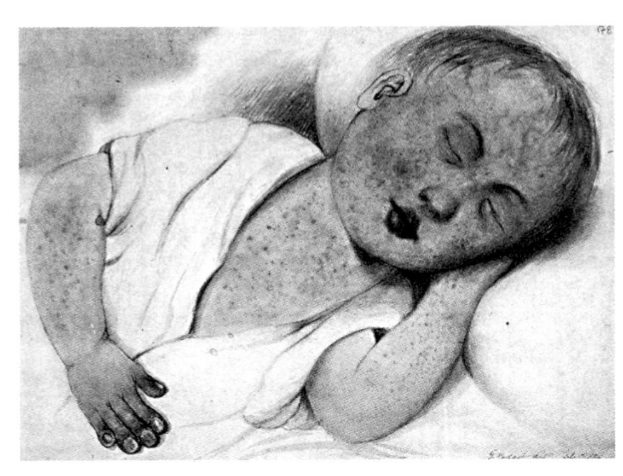

患麻疹的幼童

散布在周围的空气中，当没有得过麻疹或未接受过预防接种的麻疹易感者吸进了这种染有麻疹病毒的空气时，很快便会患上麻疹。

成功侵入美洲大陆的麻疹从未停止自己肆虐的脚步，在戕害了无数印第安人的性命之后，来自旧大陆的移民及其后代便成了麻疹的新目标。在 17 世纪末和 18 世纪人口密集的大城市中，麻疹每隔 2～3 年便会暴发一次，成为北美东海岸居民主要的死亡原因。1759 年，一位见证者以法莲・哈里斯描述了当时新泽西费尔菲尔德麻疹流行的惨状：“主把破坏天使派到这里来洗劫，短短的时间内把我们的很多朋友都带走了。家园不在，家庭再也无法宁静。多么可怕啊！它让每只耳朵都在刺痛，每颗心脏都在流血。我和我的家人也都患上这种可怕的疾病——麻疹。但是受老天眷顾，我们都活了下来。”

19 世纪时，麻疹开始随着西进运动的步伐向西传播，并在内战中“大显神威”，夺去了无数士兵的生命。战争一直都是滋生瘟疫的温床，战争期间随着人群的大规模流动，尚未产生抗体的人群直接暴露在病毒之下，瘟疫一旦发生，便会十分猖獗、势不可当。1861—1865 年的美国内战就为疾病的传播提供了极大的便利，据统计，内战期间共计有 66 万人死于各类传染病，麻疹便是其中之一。相关记录表明，仅在战争开始的第一年，北方联邦军中就发生麻疹 21 676 例，死亡 551 人，死因多是麻疹造成的并发症及后遗症，如肺炎和脑炎等。当时的报道称：“传染是极其严重的，死者要么因麻疹的直接作用，要么是后遗症，要特别警惕麻疹的预后问题。”根据战后的统计，内战期间北方联邦军中共有6.2万人感染了麻疹，造成了4000多人死亡。南方联盟军也难逃麻疹的魔爪。当时美国南部主要是农业区，南方联盟军的士兵大多来自各地的农村，大部分士兵之前从未接触过麻疹感染者。在军营中，他们首次集中暴露在麻疹面前。安蒂特姆战争进行不到3周，南方联盟军就有4500名士兵病倒，麻疹成了战斗减员主要的“杀手”。为了减少兵员损失，军官们故意让这些未见过世面的乡下小伙子经受麻疹的考验，以期获得相应的免疫力。当时所谓的“经季节良好考验的部队”，就是指那些在麻疹流行过后仍然存活下来的士兵。

等到20世纪初期，麻疹在美国已经成为一种常见的流行病了，1912—1922年，美国平均每年有6000例麻疹死亡病例。1950—1962年，美国平均每年产生525 730例麻疹病例。在缺少有效治疗手段的情况下，各国为了防止麻疹传播，一直采用隔离法保护易感人群，这种被动局面直到1963年麻疹疫苗问世后才有了根本性好转。

学校也是麻疹传播的重要场所，但随着麻疹疫苗的研发与普及，20世纪70年代，美国的学校和幼儿园都严格执行麻疹免疫接种计划，使麻疹的发病率下降了80%～90%。经过几十年的努力，美国于2000年宣布已经消灭了麻疹，即美国本土不再暴发麻疹感染，新发病例都属于境外输入。

卷土重来的麻疹与反疫苗运动

好景不长，近些年来，麻疹在美国和加拿大等地又出现了死灰复燃的迹象。2014 年，美国疾病预防控制中心报告了 644 例麻疹病例，达到了 2000 年以来的最高值。2015 年的“迪士尼麻疹事件”不仅在全美造成了 188 人感染，而且还波及加拿大与墨西哥等邻近国家。2018 年，华盛顿州的州长甚至因为麻疹感染人数太多，宣布因突发公共卫生事件进入紧急状态。2019 年的前 6 个月，美国的麻疹病例总数就达到了 1095 例，据联邦卫生官员所说，这是自 1992 年以来美国麻疹疫情最严重的一年。加拿大的情况也不容乐观，在 2019 年的前 10 个月中，加拿大共出现了 111 例麻疹病例，仅在 8 月的一周内就有 19 例新病例，而 2018 年全年仅为 29 例。

与乌克兰、菲律宾以及巴西等国家相比，麻疹之所以会在美国、加拿大这些发达国家卷土重来，并不是因为他们的健康基础设施差或公民的卫生意识薄弱，而是和反疫苗运动密切相关。

毋庸置疑，疫苗是人类医学史上最伟大的发明之一，疫苗自诞生以来，挽救了无数人的生命，无论如何高度评价其功绩都不为过。仅就麻疹疫苗而言，2000—2016 年麻疹疫苗的接种就使全球麻疹死亡率下降了 84%，预计防止了 204 万死亡病例的发生，给世界各国的卫生与经济带来了巨大的效益。但是自疫苗问世之日起，反疫苗的声音就一直不绝于耳。在世界卫生组织 2019 年发布的“全球十大健康威胁”榜单中，除了空气污染、气候变化、流感大流行、埃博拉病毒及艾滋病等这些老生常谈的话题外，最值得关注的便是疫苗犹豫（vaccine hesitancy）这一新晋威胁。所谓疫苗犹豫，是指对接种疫苗持有犹豫甚至抵触态度，从而延迟或拒绝接受安全疫苗的接种服务。那些因为疫苗犹豫而未接种疫苗的人，并非没有能力或没有经济条件接种，而是因为对疫苗的效果不信任、对现状过于自我满足而主动拒绝接种疫苗。

当下遍及欧美的反疫苗运动除了与宗教信仰等因素有关之外，还与一篇造假论文有着直接的联系。1998 年，一位名叫安德鲁·韦克菲尔德（Andrew Wakefield）的英国医生在权威医学期刊《柳叶刀》（*Lancet*）上发表了一篇论文，将自闭症与注射疫苗关联到了一起，论文指出：接种 MMR 疫苗（麻疹、腮腺炎、风疹的联合疫苗）可能会损伤肠道，使有害蛋白质经肠道渗入血液循环并到达脑部引起脑神经损伤，进而导致自闭症。随后，一些关注儿童疫苗安全性的科学家和政府官员从不同角度证实和支持韦克菲尔德的论断，进一步加深了公众对接种疫苗的不信任。而由政府资助的研究院依据对照实验的研究成果则指出，MMR 疫苗与自闭症之间没有任何联系，经过大量的调查与数据分析，2010 年，韦克菲尔德的论文因存在数据造假而被《柳叶刀》完全撤销，他本人也因该指控被英国医学委员会吊销了行医资格。

传播谣言容易，根除谣言带来的恶果却十分困难，韦克菲尔德的文章虽然已被撤稿，但却在世界范围内造成了恶劣的影响。失去行医资格后，韦克菲尔德并没有就此悔过，反而将自己塑造成一位被政府无情打压的悲情英雄，他频频现身于各大媒体与公共场所，宣扬疫苗的危害，鼓动和领导反疫苗运动。许多名人都加入反疫苗阵营当中，极大地提升了反疫苗运动的影响力。比如我们所熟知的好莱坞明星金·凯瑞（Jim Carrey）就将自己孩子患有自闭症的原因归咎于疫苗，并积极参加各类反疫苗活动。

2013 年，一家专门分析政治动向的美国机构——公共政策民调基金会（Public Policy Polling）所做的调查数据表明，有 20%的美国民众投票认为，儿童疫苗导致了自闭症。

疫苗的效果立竿见影，反疫苗的效果也是。自从韦克菲尔德的反疫苗言论在英国传播之后，英国的疫苗接种率就一路下跌，从 1995 年的 95%以上降至 2004 年的 81%，而伦敦的接种率甚至只有 61%。接种率下跌的同时，麻疹病例却在一路上升。1998 年，英国只有 56 例麻疹病例，而 2006 年的上半年就有近 500 例病例。无独有偶，美国加利福尼亚州的洛杉矶市作为 2015 年“迪士尼麻疹事件”的暴发地，也正是美国反疫苗运动的大本营之一。尽管加州公立学校要求入学者必须接种疫苗，但实行者寥寥无几，部分私立学校的疫苗接种率甚至只有 20%。

正视疫苗，消除麻疹

接种疫苗不仅是一个由家长为孩子做出的个人选择，它还是一个重要的社会公共卫生问题，愚昧和自私不仅危害自己，而且会危害全社会。正如世界卫生组织总干事谭德塞博士所言：“任何儿童死于麻疹等疫苗可预防的疾病都是不可接受的。这是我们集体的失败，说明我们未能保护全世界最脆弱的儿童。为拯救生命，我们必须确保每个人都能获得疫苗。为保障所有人的权利，应投资于免疫接种工作和高质量的卫生保健服务。”

麻疹，这一徘徊在美洲大陆上空 500 余年的幽灵已经带来了太多鲜血和泪水的教训，击碎谣言，消除麻疹，需要社会各界的共同努力。不仅医学专家们需要继续进行相关研究，确保疫苗的安全性，用疫苗本身的完美表现反驳谣言，媒体的报道也要做到客观公正，能够为公众提供正确的引导作用，不能因为博人眼球而危言耸听。当然，最重要的还是要向作为疫苗接种者的普通民众普及相关知识，使每位接种者都能了解免疫接种过程的关键信息，包括联合疫苗和单抗原疫苗的安全性、保护期限和加强免疫的合理性，明确疫苗接种的重要性，彻底消除对疫苗的偏见，真正实现消除麻疹这一美好愿望。

（王雯）

15. 爱神维纳斯的诅咒

——梅毒的欧洲流行

1530年，意大利医学家和诗人吉罗拉莫·弗拉卡斯托罗（Girolamo Fracastoro）出版了著名的拉丁文长诗《西菲勒斯或高卢病》（*Syphilis, sive de morbo Gallico*）。长诗的主人公是一位名叫西菲勒斯的年轻牧羊人，他由于诅咒太阳神阿波罗并毁坏了祭坛，因此受到了神灵的处罚——太阳神降下了一种可怕的疾病，使西菲勒斯浑身长满脓疮，全身溃烂。本诗在当时广为流传，西菲勒斯的症状与当时肆虐欧洲的一种疾病的发病症状完全一致，因此人们便以他的名字命名了这个新出现的可怕疾病，称这种疾病为syphilis，即我们所熟知的梅毒。在正式的命名确立之前，欧洲各地居民对梅毒的称呼可谓是五花八门。在英国，它被称为“法国花柳病”，在巴黎，它被称为“日耳曼病”，在佛罗伦萨，它则被称为“那不勒斯病”，仅从对梅毒的命名就可以看出，世界各地的人们都对它避之不及，生怕与之产生联系。作为危害程度仅次于艾滋病的性病，直至今日，梅毒仍然恶名远扬。

梅毒的起源之谜

梅毒是由梅毒螺旋体（*Treponema pallidum*）引起的一种慢性、系统性的性传播疾病，主要有性传播、母婴传播和血液传播三种传播途径。人体在受到感染后，梅毒螺旋体很快便会遍及到全身，几乎可以侵犯身体的每个组织与器官。在临床上，梅毒可表现为一期梅毒、二期梅毒和三期梅毒。一期梅毒以生殖器溃疡为特征，等发展至二期梅毒后，溃疡会逐渐愈合，数周后身体会出现红疹，通常伴有发热、疼痛和疲劳等症状。三期梅毒可能会在较长的潜伏期后出现，潜伏期内患者几乎没有任何症状。但是，三期梅毒是恶化程度最高的一期，患者会浑身长满脓疮，疾病会侵蚀其面部、骨骼和内脏，严重时侵入患者的心血管系统或神经系统，进而导致其瘫痪、失明、精神失常，最终死亡。

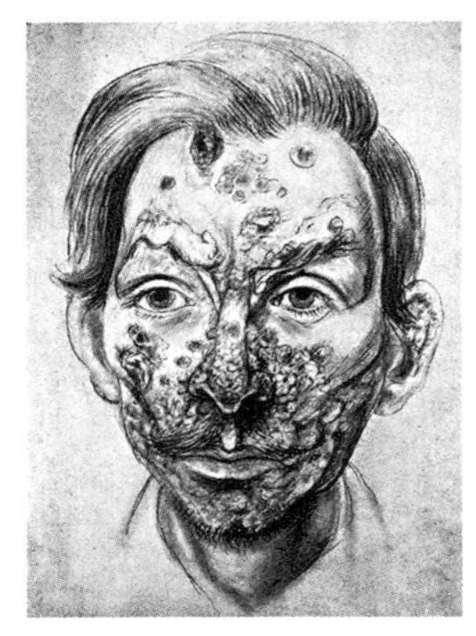

梅毒患者的面部溃疡

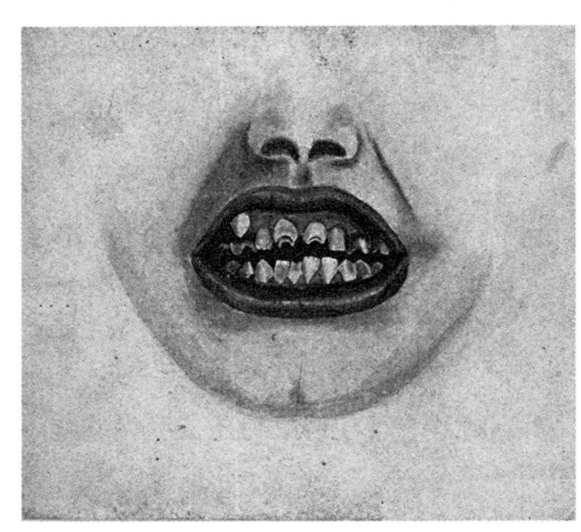

梅毒患者的半月形牙齿

针对梅毒的起源问题，学术界观点各异，主流观点有以下两种。第一种观点，也是最流行的观点，认为梅毒最初出现于美洲，是哥伦布（Christopher Columbus，1452—1506 年）从美洲大陆带回欧洲的。这种观点认为，1492 年，哥伦布在第一次航行到美洲后，随行的一些水手与美洲妇女发生了性关系，水手们返回欧洲后，将梅毒由新大陆传播到意大利、西班牙和法国等欧洲国家，又在随后的殖民过程中，将梅毒带到世界各地。这种观点并非空穴来风，有学者分析了哥伦布的日志和病例，种种证据都在暗示，哥伦布本人也在发现新大陆的旅途中受到了感染，成了一名梅毒患者。根据资料记载，哥伦布晚年胸部以下全身水肿，像是心脏瓣膜受损所引起的四肢瘫痪，脑部也受到影响，这些都是梅毒末期的症状。除此之外，考古证据还表明，在加勒比、中美洲东海岸以及加拿大西海岸发现的 15 世纪末印第安人骸骨中，都有受到密螺旋体损害的明显痕迹。在哥伦布与船员扎营的伊斯帕尼奥拉岛（Hispaniola），考古人员还发现了感染梅毒的人骨。因此，美洲是梅毒起源地的可能性还是比较高的。第二种观点则认为，早在哥伦布发现新大陆之前，欧洲大陆就已有梅毒螺旋体的存在，只是没有大规模暴发罢了。持这种观点的学者指出，如果哥伦布及其船员在美洲大陆就感染了梅毒，航行日志就一定会对船员的身体异常进行记录，但是航行日志中从未提到水手在船上有腐烂发臭的症状。此外，在古希腊医生希波克拉底流传下来的文献中也有疑似对梅毒的记载。这种观点也有考古资料作为支撑，2000 年，在英格兰出土了大量可能受到梅毒侵害的黑衣修士骸骨，而这些骸骨的年代在 1300—1400 年。但是，反对意见则认为损害尸骸的可能是雅司病（yaws），而非梅毒。

梅毒的社会影响

梅毒的起源虽然争议不断，但可以肯定的是，自这一疾病在欧洲暴发之日起，便给欧洲的社会生活带来了极大的震动，从多个方面影响了人们的日常生活。

在暴发之初，梅毒的传染率和致死率是很高的。著名的人文主义思想家伊拉斯谟（Desiderius Erasmus，1466—1536 年）在 1519 年曾写道，任何没有感染上梅毒的贵族都被看成“土包子”。在欧洲早期空想社会主义学说的创始人托马斯·莫尔（Thomas More，1478—1535 年）撰写的小册子《炼狱中的灵魂祈求》（*Supplication of Souls*）中也有这样一句话：“30 年前那里（修道院医院）有 5 人染上法国痘症，现在是人人染疾。”意思是说，1499 年有 5 个患者因梅毒前往医院，等到 1529 年，医院的每个患者都身患梅毒。有学者推测，因患梅毒而直接死亡的欧洲人就可能超过 1000 万，还有很多人间接受害，例如第一代俄国沙皇伊凡四世在位后期，就因身患梅毒而残暴无常，滥杀无辜。

此外，梅毒的传播还促进了宗教禁欲主义的发展。梅毒与性生活密切相关，因此很多人都将梅毒视为来自原罪的惩罚。1495 年，神圣罗马帝国皇帝马克西米利安一世（Maximilian Ⅰ）颁布诏书，宣布梅毒是上帝对人类罪恶的惩罚。对梅毒的恐慌逐渐转化为对疾病传播途径和异性的厌恶与恐惧，禁欲思想盛行一时。

禁欲主义不仅在新教信徒中传播，就连这一时期的天主教也弥漫着禁欲的气息，并且这种禁欲不再只是停留在纸面上，而是有越来越多的信徒身体力行。

与此同时，梅毒还促进了医学技术的发展，尤其是外科整形技术。如前所述，梅毒患者在后期会浑身长满脓疮，这意味着头面部也会出现许多大小不一的溃疡，之后又会形成骨骼塌陷而导致面部变形，造成大面积的毁容。这些外形变化充分暴露了患者身为梅毒携带者的身份，为了挽回尊严，改善面部的缺陷，早期的外科整形手术就这样得到了发展。在当时，有很多人因为受到感染而使鼻子腐烂变形，被后人尊称为“现代整形外科之父”的意大利外科医生塔利亚科齐(Gasparo Tagliacozzi，1545—1599 年）便突发奇想，用患者的上臂重建鼻子。他的方法是把患者的手举高，固定在患者的头上，然后将鼻子缝在患者的上臂内侧，等到鼻子和上臂长在一起后，再把上臂供给鼻子的组织削下来，最后手、鼻分离，将上臂的伤口缝起来，再将有了新组织的鼻子修成一定形状。这种手术不仅操作起来复杂血腥，效果也不尽如人意，制作出来的鼻子并不结

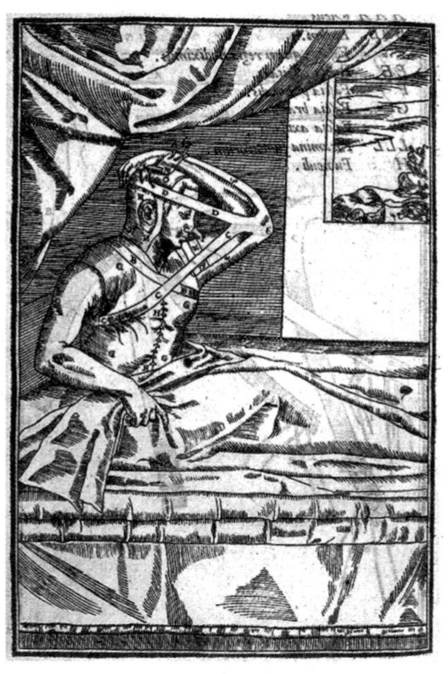

塔利亚科齐发明的自体鼻子重建法

实，如果患者在擤鼻涕时太过用力，可能鼻子就掉了。尽管这种手术有不少缺点，但对于没有消毒和抗排异反应的早期外科手术来说，仍然是极大的进步。

从驱逐到治愈——梅毒的治疗历程

在梅毒暴发初期，西欧社会普遍出现了歧视和迫害梅毒患者的现象，各国纷纷对梅毒患者采取了驱逐和隔离等措施。瑞士众多自治市以及德国大部分地区都先后禁止梅毒患者到公共浴室洗澡。法国对待梅毒患者则更加严厉，1496 年，里昂以“污染”严重为由，将梅毒感染者全部驱逐出城墙以外；同年巴黎也颁布法令，勒令所有梅毒感染者必须在 24 小时之内离开该城。等到 16 世纪，欧洲才出现了收容救治梅毒患者的机构，1557 年，欧洲大部分国家都建立了专门的聚居地，以供身患性病的人居住。1656 年成立的巴黎总医院也收治被别的医院拒之门外的性病患者，但是在入院前，患者必须要忏悔并接受鞭笞，他们在医院内的处方则包括禁欲、涤罪悔过、放血等惩罚性措施。

隔离和驱逐并不能从根本上解决问题，只有找到有效治疗梅毒的方法，才是解决问题的关键。15 世纪末期，在医生尚未找到有效的治疗方法时，许多荒诞诡异的民间秘方大行其道，这些民间疗法不仅包括放血、水疗等常见的治疗手段，有的还宣扬只要与健康的处女或处男发生性关系，就可以将梅毒转移出体外，结果使许多孩童因此受到感染。

从医学的角度来看，梅毒的药物治疗过程大致经历了水银、碘剂、砷剂、抗生素四个阶段。早在 14 世纪初，医生们就会使用水银来治疗麻风等皮肤病。1496 年，维罗纳人乔治·索马里瓦（Giorgio Sommariva）开始使用水银治疗梅毒，成为有记载可查的历史上使用此种疗法医治梅毒的第一人。水银疗法需要将患者裹在毯子中，放在热浴盆里或者用火烤，让患者不停出汗，随后让患者口服汞剂或是将其外敷于化脓伤口处进行治疗。实际上，水银的毒性很强，它造成的并发症不比梅毒本身引发的并发症少。水银治疗梅毒的方法延续了 3 个多世纪，甚至成为 16、17 世纪最主要的梅毒治疗方法，其流传之广，影响之大，甚至有“与维纳斯一夜销魂，与汞终生为伴”的说法。

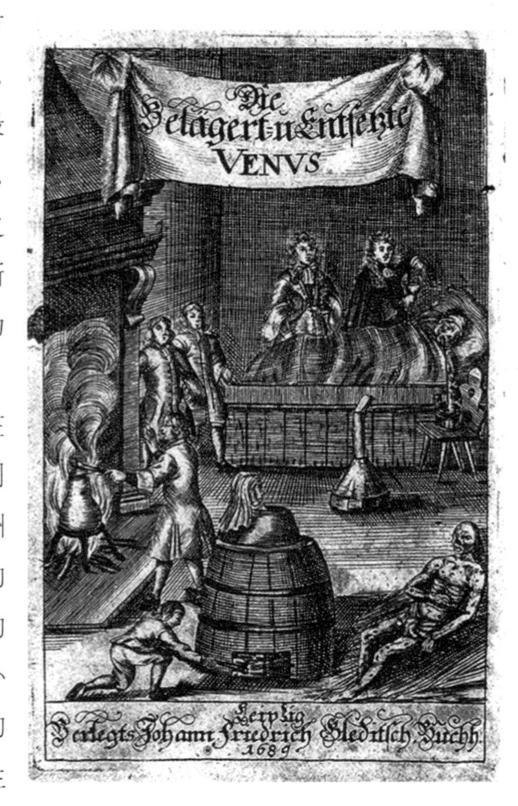

医生通过火烤等方式使梅毒患者发汗

值得一提的是，在水银疗法风靡欧洲的同时，在加勒比和中美洲的印第安人则将当地的愈创木（Guaiacum）的树皮熬成药汤，内服外擦治疗梅毒。愈创木的功效也引起了欧洲医生的注意，在很长一段时

Cℭl modo de adoperare el legno de India occidentale: Salutifero remedio a ogni piaga & mal incurabile.

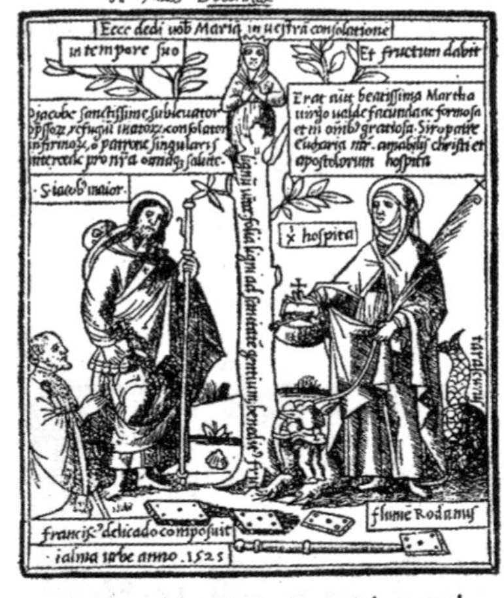

Con gratia & priuilegio: per diece anni.

Fig. 24. — Mode de préparation du Saint-Bois.

制备愈创木的树脂

间里，愈创木都是治疗梅毒的辅助药物。

19 世纪 40 年代，碘化钾的发展和使用使梅毒药物的研制工作迈出了关键的一步，它不但能治疗晚期梅毒，而且为新药的研究与发明提供了借鉴。1909 年，保罗·埃利希（Paul Ehrlich，1854—1915 年）对几百个新合成的有机砷化合物进行了筛选，最后确定第 606 个化合物具有抗梅毒活性，并将其命名为“606”，即砷凡纳明（Salvarsan），这种药物于 1910 年初被投入使用。1912 年，埃利希又成功地研制出一种比“606”溶解性更好、更为安全有效的医治梅毒的新药“914”，即新砷凡纳明（Neosalvarsan），它们都是以砷为主要有效成分的治疗药物。

1928 年，亚历山大·弗莱明（Alexander Fleming，1881—1955 年）发现了青霉素（penicillin）具有抗菌作用，等到 1943 年，人们发现，早期梅毒只要用青霉素肌内注射就能康复，晚期梅毒也只需静脉输液即可痊愈。随后，青霉素的使用大大抑制了梅毒的传染和流行。等到 1945 年，青霉素已经成为治疗梅毒的主要药物。1947 年，当美国发生梅毒大流行时，青霉素的使用有效地控制了疾病的蔓延。

自青霉素问世以来，上述汞剂、碘剂、砷剂等不良反应较多的梅毒治疗药物就开始逐渐被淘汰了。目前有许多青霉素以外的抗生素被用于治疗梅毒螺旋体，例如大环内酯类的阿奇霉素、红霉素等，四环素类的多西环素、米诺环素等。近几年又试用头孢曲松等药物，在临床上都取到了较好的效果。

药物治疗取得的成效固然值得欣喜，但我们也必须正视：梅毒不仅是一个医学问题，还是一个社会问题，就梅毒这一疾病的性质而言，预防比治疗更加重要，只有预防和治疗并举，协同推进医学和社会学研究，才能彻底控制和消灭梅毒。

（王雯）

16. 狂欢引发的灾难

——米兰大瘟疫

“人所皆知，前面所述的土木二星的会合对 1630 年的影响犹如阳光那样的明显，是它带来了致命的瘟疫，之后又接二连三地发生了许多稀奇古怪的事情。”

——亚历山德罗·曼佐尼《约婚夫妇》

在《约婚夫妇》中，曼佐尼讲述了 17 世纪 30 年代伦巴第地区年轻织工伦佐和农家姑娘露琪娅悲欢离合的婚姻风波，两人虽恩爱异常，却一直被西班牙当权者庇护的恶霸欺凌，不得不背井离乡。在书中，1630 年袭击米兰的鼠疫是后几个章节的背景，被描述为对作恶多端的反派罗德里格的惩罚，毫无疑问，这场惨绝人寰的鼠疫带给了米兰巨大的伤痛。诸多文学作品使得那段无光的岁月在后人笔中反复流转，甚至百十年后仍为人所记忆书写。曼佐尼广泛阅读当时留下的记录，对饱受蹂躏的米兰的状况和事件的描述恍若眼前。

17 世纪欧洲最严重的一次鼠疫

以后来者的眼光看，这场瘟疫可以被归为自从 14 世纪黑死病以来，意大利城市一直遭受的周期性鼠疫流行的一部分。以意大利北部城市为例，在 17 世纪 30 年代瘟疫开始之前，1360—1363 年、1373—1374 年、1382—1383 年、1400 年、1456—1457 年、1478 年、1484—1486 年、1522—1529 年和 1575—1577 年都发生了严重的鼠疫。对于许多重要的意大利城市来说，与黑死病相关的恐怖记忆在 1629—1633 年这次鼠疫暴发后就戛然而止了。在此之前，1531 年之后的佛罗伦萨就没有遭受鼠疫的侵袭，威尼斯是在 1577 年以后。

17 世纪 30 年代的瘟疫对于意大利地区的每个城市来说都是一场重大的灾难，1630 年至少有 34 个城市暴发了鼠疫，1631 年有 21 个，瘟疫在意大利北部主要城市都制造了高死亡率。在维罗纳，估计有3.3万人死于 1630—1631 年，占总人口的 61%。在大城市中，威尼斯损失了4.6万人（总人口 14 万人），米兰损失了 6 万人（总人口 13 万人），佛罗伦萨损失了 9000 人（总人口 7.6万人）。周围的农村社区也受到了影响，在一些村庄，瘟疫的致死率接近 50%。据统计，整个意大利北部，大约 400 万人口中的 100 万人死亡，患病的人则可能达到总人数的1/2。几年后鼠疫离开这片造访多次的土地，博洛尼亚和曼图亚是 1630 年；帕多瓦、比斯托亚和威尼斯是 1631 年；帕尔马、比萨和都灵是 1632 年；佛罗伦萨是 1633 年；米兰最晚，是 1637 年。

17 世纪 30 年代的鼠疫是 17 世纪整个欧洲最严重的一次。一种可能的起源是 1623 年来自法国北部，后来随着战争和其他方式蔓延到英格兰、尼德兰、德国和瑞士。1628 年，法国和西班牙派遣军队插手了意大利北部曼图亚公爵领地继承的纷争，很有可能就是在战争中瘟疫被带到了曼图亚，并随着三十年战争中由感染的威尼斯士兵撤退进一步在意大利地区中北部传播。1629 年时意大利地区的整体情况并没有很严重，第二年春天问题才变得不可控制，有人认为这次大暴发与狂欢节期间放松的健康措施有关。1630 年 3 月，米兰举办了一场嘉年华，由于人员聚集，又缺乏防护措施，静悄悄的瘟疫在海量人群中交叉感染，迅速引爆米兰这座城市。在几乎快要毁掉了米兰以后，瘟疫又继续传播意大利的其他主要城市，而这时，瘟疫已经难以控制了。

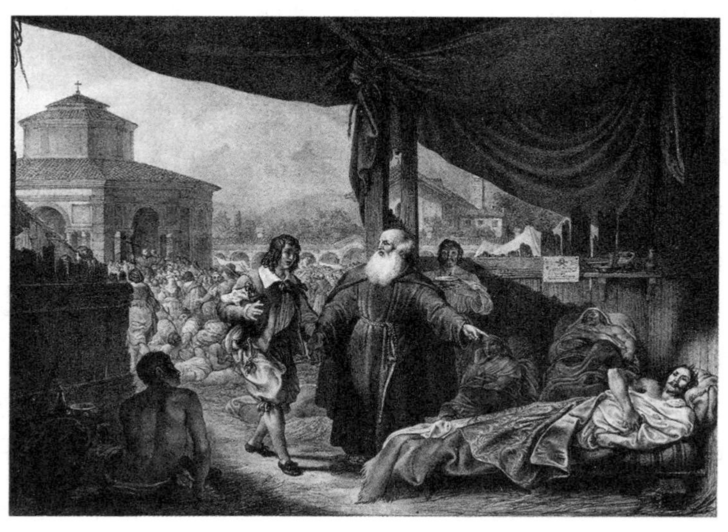

僧侣看望 1630 年米兰大瘟疫患者

医学界与民间对瘟疫的反应

这次鼠疫清楚地表明了自14世纪鼠疫开始流行以来，瘟疫概念的变化，特别是人们越来越相信瘟疫是一种传染病（尽管人们仍然认为它起源于瘴气）。到17世纪初，意大利医生和公共当局已达成广泛共识，认为鼠疫首先是一种传染病，它从一个人传播到另一个人，并由人的流动从一个地方传播到另一个地方。鼠疫起源于环境中的瘴气，有时被描绘成“有毒的分子”，从一些传染源释放出来，传染源包括已经患病的人。在大众层面上，许多人抵制传染论，也许是迅速的流行冲破了他们已有的认知，也许是因为他们没有看到传染是如何发生的。当时还没有关于传染机制的明确概念。如果瘟疫是由某种传染源的渗出液引起的，那什么是传染源？人们考虑了许多可能性，包括已经患病的人和他们的财产、家畜（一些人认为是瘟疫的携带者）以及任何其他可能造成空气腐败的物质（包括垃圾），鼠疫在夏季最常见这一事实（臭味更明显）似乎是一种证明。经验还表明，与纺织品，特别是羊毛接触会导致更大的鼠疫风险。各种不同的疾病可能在当时都被归为鼠疫，因为鼠疫的主要症状是腹股沟、腋窝或颈部的溃疡性肿胀，而很多其他疾病有着类似的症状。

医生发明了许多技术，试图与疾病做斗争，虽然大多数都几乎毫无用处。到17世纪，一种医生广泛使用的瘟疫服装已经发明：怪异的连体长袍，头部被包在喙状物中，喙上置有香囊，用来驱除瘟疫的毒液。医生会给患者开各种各样的药方，最主要的是流传已久的草药混合物，还有一些是化学制备的物质，特别是砷化物，这是一种开始于 16 世纪的更现代的方法。医生还长期致力于通过放血和通便来纠正体液失衡。一些治疗者建议用刀将毒液从体内排出。

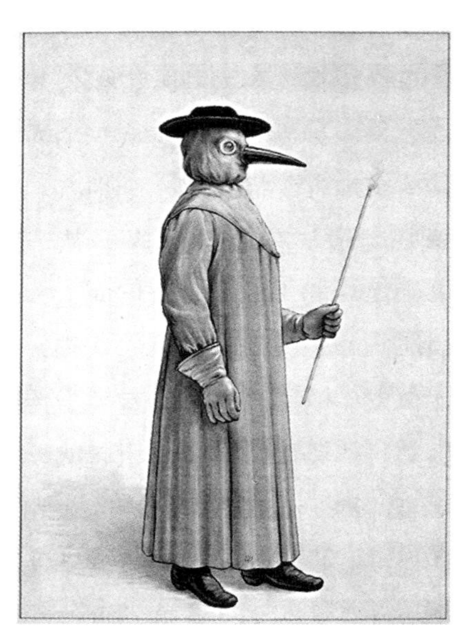

穿着 17 世纪防疫服的医生

17 世纪的人们仍普遍认为上帝最终导致了所有自然现象，但那时瘟疫思想中，对上帝“全能之手”的关注已经不如 14 世纪。超自然之力在当时的人心中有着相当大的影响，一位经历过米兰大瘟疫的作者后来在书中写到，在那场灾难中，占星家和骗子们的预言受到了人们的热烈追捧。流言在瘟疫暴发前就已经在米兰城中沸沸扬扬，据说 1623 年有一部名为《年历大全宝鉴》的书曾预言一颗彗星以及它同土木二星的会合将是米兰大瘟疫的起因，占星家们对此议论纷纷，有人认为是战争的征兆，另一些人将彗星视为饥馑，更多人相信苍白的彗星寓意瘟疫。瘟疫暴发那年 6 月，又出现一颗彗星，很多人将之视为另一个凶兆，学者们开始疯狂阅读前人的作品，想从中找到人为造成瘟疫的实例。另一种说法也伴随而出——投毒说。一句古老的诗句曾说，1630 年，所有的米兰人将会被撒旦毒杀。随着瘟疫蔓延，这种说法受到了很多人的追捧，很多人开始去祈祷，希望结束这一切，但于事无补。渐渐地，人们开始怀疑这是一场有预谋的屠杀，每个人都开始怀疑身边的人是凶手，自己身边的物件都沾满了毒液，井水、作物、果实，甚至是墙壁、门……恐惧转化为怨愤，人们开始疯狂寻找瘟疫的罪魁祸首，很多人被迫承认看见魔鬼涂药，无辜的人被当作罪人制裁，栽赃、陷害、毒打，无所不用其极。慢慢地，开始有人承认自己投毒，对本没有发生的事忏悔，坦承罪行。

政府的应对措施

当认识到瘟疫是一种传染病时，意大利政府采取了一系列针对性的措施，以切断可以传播的途径，从而限制传播。首先是实行隔离防止外来疾病，并隔离感染者防止传播给其他人。由于当时认为瘟疫是由致命的瘴气开始的，因此必须加以防范，宗教对策也必须采用。14 世纪以来，意大利北部城市针对瘟疫的威胁发展了复杂的政府机制，17 世纪 30 年代的瘟疫清楚地展现了这些机制的运行。17 世纪 30 年代意大利各城市采取的措施也成为综合公共卫生条例的早期模式，并由此提出了持续到 21 世纪的问题：一个社区的公共卫生需求会在多大程度上侵犯个人自由和传统社会习俗？

鼠疫反复流行的经验使意大利诸城市创造性地采用公共卫生系统，由卫生委员会负责指导市政府应对流行病，不同城市的建立时间略有不同，威尼斯是 1486 年，佛罗伦萨是 1527 年，米兰是 1534 年。这些委员会在组成和职能上比医疗机构更具行政性，因为机构会颁布很多往往不受欢迎的强制措施，虽然医生可能参与其中，但主要负责人是有政治地位和威望的人。当一个城市得知瘟疫在另一个城市或地区暴发时，政府宣布对来自那个地方的人和货物实行隔离（信息的来源主要是本城大使、受感染地区或第三个城市的报告）。隔离根据严重性有不同程度。某些情况下，检疫城市禁止人员或货物从有感染者的地方进入。另一些地区，旅客及货物将被隔离在检疫城市领土内的一个地方进行为期 40 天的隔离（通常是一个岛屿）。有些城市也可能在边界设置卫生警戒线。能否进入城市取决于来者是否持有当局签发的健康通行证，没有健康通行证的人将被边境警察赶走。

另外，卫生委员会对潜在的瘴气进行预防，这会产生其他费用。1630 年佛罗伦萨卫生委员会建议“所有城市尽可能保持街道清洁”。市州卫生当局在 17 世纪建立的针对瘟疫的全面措施在民众中引起广泛不满。隔离显然会破坏城市间的贸易，被隔离者及其家人在城中的生意也会被迫中止。很多家庭工匠可能会失去他们的材料和市场。纺织材料特别容易被没收，因为人们担心它们会产生有毒颗粒。例如，皮斯托亚的医生敦促禁止蚕类，并停止那里的丝绸生产。卫生当局没收私人财产的做法广受质疑。城里的人害怕瘟疫院，认为隔离在那里等于被判死刑。与世隔绝的生活方式扰乱了家庭生活。死者的尸体迅速被处理，严重违反了传统的丧葬习俗，干扰了丧葬程序，还剥夺了受害者在圣地的安葬权利。在许多方面，卫生当局的行为既干扰了个人行为，又威胁到了长期存在的重要社会习俗。

到了 17 世纪，卫生委员会的法令也与宗教当局发生冲突。由于担心传染，卫生当局禁止宗教游行和集会，这些举动激怒了教会领导人和许多其他人。在他们看来，举行祈祷仪式和圣人代祷游行是预防流行病的重要手段。修道院或其他教堂的财产可能会被用作鼠疫院，修士可能被随意征用。在以公共卫生为名扩张国家权力的同时，税收的增加和警察的残暴执法也引起大量不满的投诉。对公共卫生措施的抵制反过来会加剧政府严厉的回应，如对违反条例者施加酷刑。民众对卫生委员会及其措施的不满会以暴力的方式表达出来。1630 年的米兰，一群人在卫生委员会的

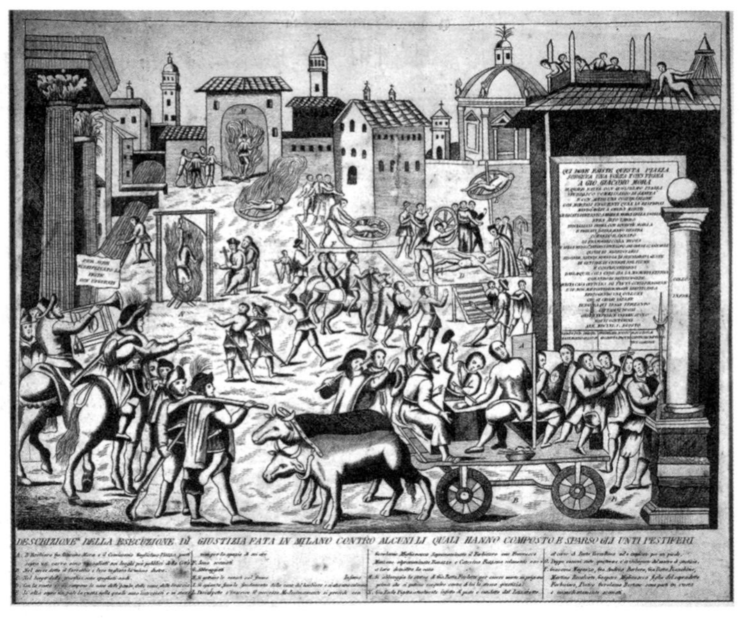

1630 年米兰大瘟疫流行期间的酷刑

两名成员穿过一条繁忙的街道时咒骂他们，并向他们投掷石块；1633 年的佛罗伦萨，数百名妇女与外科医生（理发师）发生激烈冲突；在蒙特卢波村，一支宗教游行队伍无视卫生委员会的规定，村寨毁于随后而来的骚动。更常见的是无声的抵制，如贿赂外科医生和检查员，让他们对疑似瘟疫病例置之不理，或停止没收和毁坏财产；还可以贿赂掘墓人，让他们把死者埋在教堂的墓地里。通过这些方式，传统社会和激进的卫生官僚机构达成了一些妥协。

米兰大瘟疫对意大利地区的影响

17 世纪 30 年代鼠疫无疑使意大利城市陷于瘫痪，在某种程度上导致了经济衰退，削弱了它们在欧洲社会中的长期主导地位，这种影响是不可逆转的。首先是人口的大量减少带来的劳动力不足，生产迅速下滑，工资水平显著上涨，意大利的产品在竞争激烈的欧洲逐渐失去吸引力；其次，瘟疫造成农村剩余人口的匮乏，阻止了意大利像欧洲北部那样通过从农村向城市稳定的人口流动来实现快速恢复，最终的结果是城市危机和城市化率的长期下降。卡洛·西波拉写道："1630 年瘟疫造成的人口急剧下降，会提高工资，使意大利的出口更加困难。"到 17 世纪末，意大利已不再是一个重要的制造业中心。宏观上看，人口锐减导致意大利国家实力和国际影响力的下降，如威尼斯作为一个主要商业和政治权力垮台。当然分裂的意大利本身就长期处于其他国家控制之下，但在 17 世纪流失大量人口的意大利失去了大部分剩余的自主军事行动能力，这反过来又越来越依赖于国家的财政能力。

16 世纪早期的一系列原因（包括 15 世纪 20 年代瘟疫流行）动摇了意大利城市的欧洲贸易统治地位。但 1550 年后，随着瘟疫逐渐消失和人口的恢复，米兰、佛罗伦萨、威尼斯及其他城市作为贸易、制造和金融中心的地位又重新恢复。在 17 世纪初，长期的问题再次出现，随着新航线开辟，意大利难以与法国、英国和荷兰在日益激烈的国际市场竞争，失去从世界贸易增长中获利的可能性，传统的德国、西班牙客户出现流失，瘟疫无疑使得这一切雪上加霜。另外，还要考虑特殊技能人员失去的不可弥补性，在其他国家都在加速发展的时候，意大利的发展却被迫减速，在这个关键时刻无疑阻碍了意大利的整体发展。到 18 世纪初，瘟疫结束后人口恢复时，意大利北部城市也无法恢复到瘟疫前夜在欧洲经济中所享有的中心地位。如果不是人口流失过多，即使因新航路开辟和其他欧洲国家发展带来的意大利城市不可避免的衰落，意大利的竞争力可能会更强。

在政治方面，瘟疫使得意大利更加支离破碎，但也加强了人们渴望统一的决心。教会在瘟疫期间没能阻止蔓延也没能提供良好的照顾，加剧了人们对教会的不信任。瘟疫从佛罗伦萨和威尼斯等人口密集的地区消失，是一个历史难题：为什么瘟疫大流行会消失？有些人认为是隔离政策起了作用，有些人则认为可能和传染源老鼠有关。

（翟芸）

17. 大明劫
——1633—1644 年明末大疫

1644 年，李自成起义军攻入北京，明朝最后一个皇帝朱由检望着城外的战火陷入了绝望之中，在杀了让自己投降的太监、嫔妃和自己的孩子后，感叹一句“苦我民尔”，便自缢煤山而亡。明朝的国家机器在内部的党争和外部的战争中，终于走完了最后一个轮回。其后清军铁骑踏开山海关大门，飞驰而入。改朝换代，竟恍若一梦。

大明王朝近 300 年基业，何以毁于一旦？人言：老鼠消灭了明朝！

在劫难逃

明熹宗在位 7 年而亡，信王朱由检继承帝位，改年号崇祯。即位之初，崇祯帝“沈机独断，刈除奸逆，天下想望治平”，颇有明君之风。然而，此时大势已去，积习难挽。且屋漏偏逢连夜雨，崇祯六年（1633 年），一轮新的大规模瘟疫自山西发生，其后陕西、京师、河南、山东，南方一些地区如南京、浙江等地也相继发生大规模瘟疫，成为明朝历史上最后一次蔓延全国的大规模瘟疫。直到崇祯十七年（1644 年）明朝灭亡之时，瘟疫尚在流行。

这场瘟疫是何种类？中国古代关于瘟疫症状的记载往往非常简略，但相对于前代，明代的记载已较为详细，有不少地方志和专门的医书记述了这些症状。明末名医吴有性在其名著《温疫论》中就对这场瘟疫的病症有详细的记载：崇祯十四年（1641 年），直隶、山东、江苏、浙江等省于春季起即有传染病流行，传染性很大，常常全家传染。患者症状有咳血，或有淋巴结肿，疫情十分凶险，“缓者朝发夕死，急者顷刻而亡”，到了五六月期间疫势更为猖狂。时人或称这种病为“瓜囊瘤”，又有叫“疙瘩瘟”“探头瘟”，无一不是形容这病死亡迅速。徐树丕《识小录》中说：“初京师有疙瘩瘟，因人身必有血块，故名。甲申春，吴中盛行，又曰西瓜瘟，其一吐血一口，如西瓜状，立刻死。”顺治《潞安府志》称，崇祯十七年（1644 年）时，感染者先是腋下和大腿间生一个硬包，然后吐血而死，药石无医，亲友们即使有活着的，也不敢问吊，有人一家死绝，无人收葬。著名的防疫专家伍连德医生根据记载描述的传染性强、致死率高、淋巴结肿大、吐血而亡等特点，判断这场瘟疫是鼠疫，这一判读得到了流行病学界的一致认同。

疫情最早出现在山西。《古今图书集成》记载崇祯六年（1633 年）垣曲、阳城、沁水大疫，“道馑相望”，高平、辽州大疫，“死者甚多”。崇祯七年（1634 年）、崇祯八年（1635 年），山西西部靠近黄河的兴县“盗贼杀伤人民，岁馑日甚”。接着便出现了疫病，“天行瘟疫，朝发夕死。至一夜之内，一家尽死孑遗。百姓惊逃，城之为空。”瘟疫造成大量流民外逃，但外逃的结果就是将病菌带向各地，使得瘟疫迅速流行开来。

这场席卷全国尤其是华北地区的鼠疫对明朝造成重创。瘟疫造成人口大量死亡，“街坊间小儿为之绝影，有棺、无棺，九门计数已二十余万”。浙江桐乡人陈其德描述了崇祯十四年（1641年）家乡发生瘟疫时的情形：“四五月间，疫又大作。十室而八九，甚至一二十口之家求一无病之人不可得。又或一二十口之家，求一生还之人不可得。故始则以棺殓，继则以草殓，又继则弃之床褥。尸蠹出户外，邻人不敢窥左足。”人口的大量死亡，严重影响了社会经济的发展，导致了饥荒进一步恶化。崇祯十四年（1641年），河南内黄县大疫，因为人死大半，出现“有地无人，有人无牛”的局面，造成土地荒芜，粮食愈加减产。

疫病蔓延进京师是在崇祯十六年（1643年）二月。吴震方的《花村谈往》中有非常详细而令人惊惧的记载：崇祯十六年八月至十月，京师内外疫病流行进入高峰。流行的病叫疙瘩病。不论贵贱长幼，得了这种病很快就会死亡，甚至一呼病名，病就来了，不留片刻，人就死去了。患者胸腹稍满，生白毛如羊，日死人数千，很多人死了连病名都还不知道。兵科曹良直正与客人对谈，举茶打恭行礼，人站不起就死去了。兵部朱希莱拜访客人急急赶回来，刚进室内就死去。宜兴吴彦升受命为温州通判，刚想登船去上任，一个仆人就死了，另一仆人去买棺材，很久还未回来，赶去一看，这个仆人已经死在棺材店。有同在一个旅馆住宿的朋友鲍某劝吴某搬迁到另一个旅馆，鲍某先背负行李到新居，吴某稍微落后一会赶来，他看见鲍某已死在新居里。吴某赶忙又搬出去，等到第二天清晨，他也死去。金吾钱晋民陪同客人饮酒，话还未说完就断了气，包括他的妻子及婢女仆辈在内 15 人也在短时间内死去了。又有两个同伴骑着马赶路，后面的人先说话，前面的人答了话，后面的人再说话，前面的人已经死在马鞍上，手里的马鞭还在高高扬起。沿街小户人家死的人更是无法计算，街道上已经没有人在闲谈、散步。死的人实在太多，很多人连棺木都没有，因为棺材店来不及赶制。根据官方计数，九扇城门抬出的死者有 20 余万人。崇祯十七年（1644 年），天津督理军务骆养性谈到京师的瘟疫时说："昨年京师瘟疫大作，死亡枕藉，十室九空，甚至产丁尽绝，无人收敛者。"

疫病自然影响了士兵的作战能力。原本拥有 10 万多人的京城三大营只剩下了 5 万多人，这些幸存者经过疫病的摧残体质也大不如从前，原本近 3 万匹的战马也只剩 1000 多匹，大明守城军队失去了野战进攻的能力，只能选择被动的防守。京城内外城墙的15.4万个垛口，5 万人的军队要坚守在这些垛口之上，兵力实在捉襟见肘，无奈之下，最后连太监也被迫成为守备军。因此，当李自成攻打北京时，面对的是一支"登陴羸弱五六万人，内阉数千人，守陴不充"的孤军薄旅，是一座"人鬼错杂，日暮人不敢行"的死城。崇祯十七年（1644 年），李自成的大军毫无障碍地开到了京师城下。

一场鼠疫摧毁大明王朝的各地防御体系，动摇了明王朝的根基，若不是这场鼠疫，也不会有那么多的难民加入李自成的队伍，流民问题也不会愈演愈烈，明王朝各地政权开始纷纷瓦解，士兵纷纷逃散，将领无心恋战。可以说，明王朝是在灾荒、民变和清兵的联合作用下灭亡的。

硕鼠何来

崇祯年间的这场鼠疫成为明朝灭亡的最后一根稻草。但这来势汹汹的鼠疫杆菌究竟来源于哪里？为什么和万历年间的那次鼠疫一样，都起源自山西地区？

这一切都需要从崇祯元年（1628 年）接连不断的旱灾说起。

自明清以来，山西长城口外地区的自然环境发生了巨大的变化。由于内陆的人地矛盾不断激化，大量人口流向边疆地区，开垦荒地，尤其嘉靖以后，许多叛军、叛民和相当多的迁移汉人在蒙古族聚集地区从事农业活动，将草场变为农田，导致边疆地区生态环境逐渐恶化。西北地区是我国最早开发的地区，也是我国生态环境遭到最早、最严重破坏的地区。山西中北部地区年降水量不及 500 毫米，干燥度在1.5以上，属半干旱气候。因此，旱灾成为本区经常性的自然灾害。在明代中期以后中国进入了一个空前少雨的年代，经常出现全国性的大旱灾。根据著名学者曹树基的统计，在成化、弘治年间，山西省的旱灾年份占全部年份的 37%，正德、嘉靖年间降至 25%，万历年间降至 21%，崇祯年间则升至 50%，在这 4 个时段中，崇祯时期的大灾占 24%。据此可见，崇祯时期的旱情在加重，不仅旱年比例增加，且大旱之年的大灾比例也在增加。

更为关键的是，西北地区存在鼠疫自然疫源地，移民向西北迁移过程中，逐渐进入鼠疫自然疫源地，移民受鼠蚤叮咬、感染鼠疫的概率增加。崇祯年间的大旱持续了 7 年之久，很多地方常年颗粒无收，粮食产量急剧减产，朝廷财政难以为继，逃荒难民的人数开始猛烈增加，老百姓饥饿难耐，人相食的惨景经常发生，食不果腹的难民开始吃老鼠。但是老鼠也寻不到食物，食物不足使老鼠体质变弱，鼠蚤寄生增加，病原体传播的可能性也随之增加。同时，干旱也使得鼠洞中的温度相对升高，促进了鼠疫杆菌在蚤体内的繁殖。秋冬季节，老鼠窝巢中蚤的种类和数量很多，在人抓捕老鼠的过程中，很有可能碰到疫鼠和疫蚤，因而感染鼠疫。旱灾之年，由于食物的匮乏，灾民体质下降，抵抗疾病的能力也随之下降，加上灾年外出觅食人口的流动，卫生状况的恶化，都会导致鼠疫流行范围的扩大和流行强度的增加。

频繁发生的灾荒，不仅恶化了生态环境，而且使民众失去正常的生活秩序。从万历八年（1580 年）开始的生态异常和自然灾害，对中国北方农业经济造成沉重打击。与此同时，辽东形势越来越紧张，明朝政府不得不以巨额财政支出来维持日益捉襟见肘的防务，摊派于人民的税赋更加沉重。这无疑是雪上加霜，社会矛盾日益尖锐，各种力量冲突由此产生。因为饥荒和恐慌引发的战争，还时时威胁着更多人的生命。战乱之中，大量因饥饿、战争、疾病而死者的尸体不能得到及时掩埋，这便成为瘟疫发生和蔓延的温床。而且，战争会引起人口的流动，从而容易将瘟疫携带至其他地区，或者沾染当地的瘟疫，这都提高了瘟疫的蔓延速度。明末战争多发，从天启七年（1627 年）开始，内地便不断发生民众起事，最著者就是李自成、张献忠起事。纵横全国，跨越南北，全国各地都陷入了战争的狂潮，直到将明朝推翻。起义军队本身既是瘟疫的受害者，也是疫病的传播者。起义军队本是由流民构成，其中不乏从疫区逃离者，起义军队流动作战也是将疫病的流传重新激活，“凡贼所经地方皆大疫，不经者不疫”。尽管没能看到李自成军队感染疫病的记载，但是在这样一个死亡阴影笼罩下的城市里，任何武力防守都是无益的。满洲铁骑兵不血刃拿下北京，也与这一因素有关。

危难之际

相对于前代，明朝政府在控制瘟疫方面，表现得较为消极。

尽管延续前制，在全国设立医学、惠民药局，医学用于训练医官、治疗各地患者，惠民药局用于储备药品，当瘟疫发生之时，二者能够提供一定的医疗和药品供应，以保障地方民众的生理健康。但医学和惠民药局的地位和功用，较之前代已大为下降。嘉靖中期以后，全国的惠民药局大多已废除，只有在发生瘟疫时，才作为救济机构发挥作用。就医疗制度而言，明代也是乏善可陈。除了明世宗由于个人体质较差，信奉道教，进行过几次散药活动外，明末皇帝对地方瘟疫状况的关注极为欠缺。这种冷漠的态度使中央政府在瘟疫发生之时，采取的措施显得十分有限，在明末大疫中，南宋时期已经采用的隔离措施在此时却未见利用的痕迹。

具有使命感、积极进行救济的官员自然不少，被任命为河南道御史的钟化民在《赈豫纪略》里，便将自己崇祯年间在河南办理赈灾和救治瘟疫的治疫经验进行归纳总结，特别强调了瘟疫在人口拥挤的地方的控制，以及向农村地区散发药品的计划大纲。然而地方官员对瘟疫的救治并不能凸显国家的制度规定，而更多的是官员的个人意愿，这便大大制约了地方瘟疫救治的普遍性和持续性，救治的效果大打折扣。

于是，在危难之际，更经常见到的是地方人士的积极自救。

晚明著名文人祁彪佳致仕后，多次在家乡山阴组织药局，崇祯九年（1636 年）又为药局规定了应对瘟疫的条章，并且还与当地医生签订合同，在药局轮值，为患者免费诊疗、开药，据说当年从六月至九月，曾有 1 万多人在此药局求医。明末海盐人彭期生也在瘟疫流行之时，在四门开设药局，选派医生，救治患者。地方士绅不仅参与救治患者，而且在瘟疫流行时，也出资率人掩埋尸体，净化环境，减少瘟疫的传播。如浙江桐乡崇祯年间发生瘟疫时，当地士绅即率人掩埋尸体。地方士绅在瘟疫救治中发挥着相当重要的作用，救治活动的资金、场所、设施以及整个救治过程的协调，大都由士绅主持。可以说，士绅是社会瘟疫救治的领导力量。

另一个在瘟疫救治中扮演重要角色的社会阶层是医生。明代传染病学较之以往，取得了较为明显的进步，大量传染病学著作出现。特别是在明末瘟疫中涌现的一位名医吴有性，他所撰写的《温疫论》，标志着我国古代传染病理论达到了一个新的高度。

《温疫论》相对以往传染病学最大的突破是关于瘟疫病原的探讨，超越了之前流传千年的时气说和瘴气说，提出了更为接近现代传染病原理的戾气说。吴有性认为，瘟疫非风非寒，非暑非湿，非六淫之邪外侵，而是由于天地间存在一种戾气感人而至，甚至痘疹和疔疮等外科疾病也是由戾气所致。戾气虽然不可睹闻，却是一种物质，可以药治疗。因此，尽管吴有性仍然没有抛开传统的“气”，但进一步强调了瘟疫的传染性，并猜想到了病原体的存在。

不仅在理论上有所突破，在瘟疫发生之时，众多医生还积极投入瘟疫的救治中去。如在《温疫论》中，吴有性列举的几个医案，都是他深入疫区，亲自诊疗患者的记录。吴有性指出，瘟疫由口鼻侵入，通过呼吸传播，强调与病患隔离的意义，并发明了治疗鼠疫颇有疗效的“达原饮”。医生胡正心根据经验，在《万病验方》中提出患者衣服是传染媒介物，主张蒸汽灭菌法处置患者衣服。另外，当时有医家采用针刺放血疗法治病，也有一定效果。有一个补选县佐的福建人通晓病由，他察看病者膝弯后，有肿起的筋如果是紫色的就已经无法治疗，如果尚是红色的，则立刻针刺出血，可以救治，到他这里就诊者，每天都有成千上万人。这样的例子，在明末大疫中经常见到，医生是明末瘟疫救治的中坚力量。

由于政府瘟疫救济的不力，明末瘟疫救治主要由社会力量来承担，社会各阶层参与瘟疫救治活动，医学理论也有所发展。但是在明末，并非所有的地区，都有较为发达的社会资源，一些经济、文化、医疗水平较为落后的地区，在瘟疫救治中，可利用的社会资源较少。而且，即便是江南地区，在面临着大型瘟疫时，医疗水平、医生数量也存在严重不足的窘态。没有健全的国家医疗系统，在瘟疫来临之时，社会救治力量就宛若洪水来临之时几个能挽救很少人的小岛，面对瘟疫的滔滔大浪，显得力不从心，民众只能无助地听凭命运的安排。

（童昊霞）

18. 近代英国的鼠疫记忆

——1665—1666 年伦敦大瘟疫

“从房子的门窗里不时传出妇女、儿童呼天抢地的悲声，那是因为他们最亲近的人即将离开或者已经离开了这个世界……那莫可名状的痛苦与悲伤足以打动最冷酷的心肠……越到后来，人们也就越麻木，毕竟眼前所见的死亡太多太多，人们似乎已经没有心力去哀悼好友的逝去，而是想着自己在下一个小时也要受召唤而去。”

——丹尼尔·笛福《伦敦大瘟疫亲历记》

曾撰写享誉世界的《鲁滨逊漂流记》的英国作家丹尼尔·笛福，在回忆其儿时经历的伦敦大瘟疫时这样写道。这是自 1300 年以来，欧洲第二波黑死病大流行期间，鼠疫在伦敦的最后一次大面积暴发，此前几乎每隔 10 年伦敦便会发生一场大规模的鼠疫。这场 1665—1666 年的瘟疫，夺走了大约 10 万人的生命，相当于伦敦城人口的 1/5。

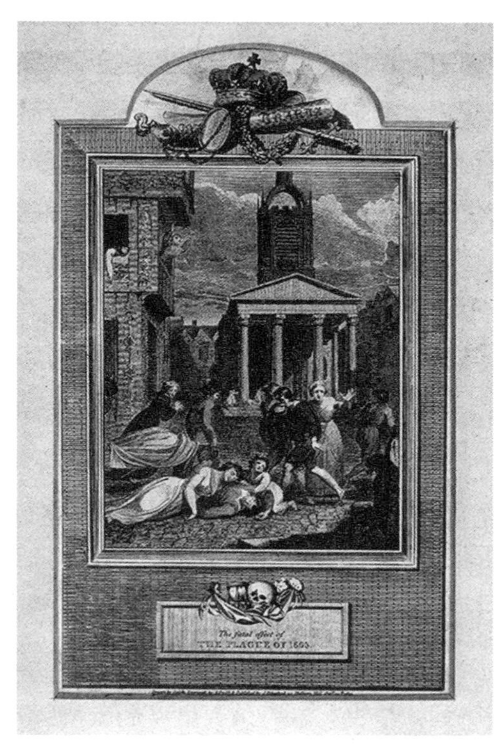

1665 年伦敦大瘟疫

瘟疫之始

后世人多有记载，1664 年的末尾，伦敦城市上空出现了彗星，一些富有经验的老人认为这预示着不吉之事。与此同时，市面上开始流传着各类占星书籍、巫婆解梦的不祥传言，甚至一些宗教狂热分子自称得到了上帝的启示，认为伦敦城灾难已近，即将走入末世。在这样一种灾难叙事下，人们往往认为随即暴发的瘟疫是上帝对人类的惩罚，因为随着伦敦城市经济的发展和人文主义的发扬，人们追求享乐而忽略对灵魂的修炼，越来越多的酗酒、卖淫、赌博等现象引起了卫道士们的忧心。

但如果我们查阅欧洲瘟疫的地图和时间线，便能得出更符合现代科学的结论：伦敦大瘟疫极有可能来自暴发鼠疫的邻国——荷兰。1599 年阿姆斯特丹曾暴发瘟疫，直到 1665 年前夕，持续的疫情带走了大约 5 万人生命。而被称为“海上马车夫”的荷兰，在 17 世纪这个远洋贸易大发展的时代，正是英国与欧洲大陆贸易交流的重要中间商，商业往来十分频繁。作为当时“世界第一贸易港”的阿姆斯特丹，吞吐着来自世界各地的船只和货物，当然也包括了病菌。英国与欧陆之间虽有英吉利海峡，但阿姆斯特丹到伦敦的直线距离只有约 360 千米，繁忙的水手和隐秘的偷渡客或许便如此将鼠疫带进了不列颠。

后世学者认为，伦敦大瘟疫是腺鼠疫的大流行，其致病菌是鼠疫耶尔森菌，常常在啮齿动物中传播，最常见的就是黑家鼠。跳蚤是老鼠和人类之间的传播媒介，跳蚤通过吸吮老鼠和人类的血液传播细菌，它们都与人类共同栖息在一个屋檐下，因而在卫生条件差的古代更易产生鼠疫流行。人体在感染了鼠疫耶尔森菌后，病原体会在跳蚤叮咬处快速复制，因而这一部位将会坏死、变黑，形成结块或脓包。当淋巴系统试图将感染引流至局部淋巴结时，便形成了淋巴结肿胀，最常见的部位是腹股沟、腋窝或颈部的淋巴结。

还有一些患者由于感染进程过快，淋巴系统来不及抵抗，发生败血症型鼠疫，病原体会快速散布到多个器官中，常常不表现为淋巴结肿胀便去世；如果病原体到达肺部，鼠疫患者咳嗽时可将带有毒性的病原体咳出，使其他人通过呼吸道感染鼠疫，造成人传人的现象，即肺鼠疫。鼠疫传染性十分猛烈，症状除了体表变黑以外，高热和精神错乱相当常见，循环系统衰竭和出血性败血症也时有发生，败血症型鼠疫从出现症状到死亡通常为1～3天。

鼠疫耶尔森菌在阴湿处、尸体内、蚤粪和冷冻状态下适宜生存，跳蚤则在20～25℃的温湿环境下繁殖最快，因此在拥挤、肮脏、闷热的环境中，鼠疫更可能发生。在伦敦历次鼠疫的地区分布上，其更像是一种“穷人病”，在伦敦东、北郊和泰晤士河沿岸的贫民区，疫情往往更为突出，城市中心和西郊的富人区则疫情较轻。

随着圈地运动的不断推进，越来越多的农村人口涌入城市，伦敦作为国家中心，吸纳了大量流动人员，造成对住房需求的激增。有数据显示，伦敦居民在1632年为31.7万，1700年便达到了近60万人，可见城市规模增长之快。伦敦的贫民往往住在污秽不堪的棚屋，周围充斥着养猪场、工厂和垃圾堆。为了解决贫民住房带来的环境问题，政府多次发布禁止新建住房的禁令，结果却造成了非法搭建的陋室越来越多，那里污水横流、人多地杂，更容易传播疾病。同时，由于收入差距悬殊，穷人往往吃不起中上层阶级经常购买的肉类、面包、水果等，他们更倾向于食用能填饱肚子却没什么营养的食物，这使得穷人对于疾病的免疫力更低。

疫情笼罩下的人们

根据丹尼尔·笛福在《伦敦大瘟疫亲历记》中的记载，从1664年9月开始，民间就开始流传荷兰瘟疫的消息。到12月初，据说有两人因瘟疫在伦敦去世，教会自此开始每周公布死于瘟疫的人数和疾病流行地区。但教会的记录可能出现了偏差，有的月份埋葬人数增长十分迅速，但官方公布的死于瘟疫的人数却很

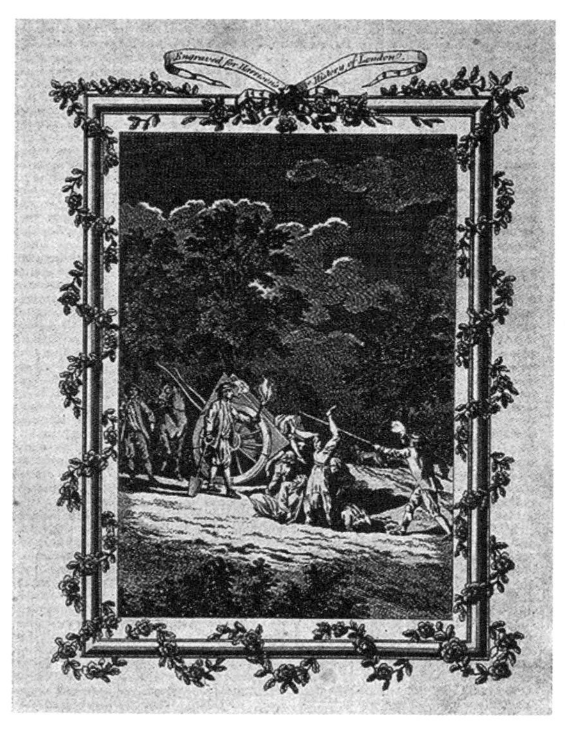

人们在埋葬死者

少，人们在恐惧和疑虑之中熬到了夏季。到了 1665 年 5 月底 6 月初，瘟疫突然呈现暴发之势。市长要求对感染者进行更严格的检查，发现果然有更多的人在瘟疫中丧生。当时居于城西的贵族们，往往拖家带口蜂拥出城，逃到乡下避难，呈现一幅慌乱惊恐的景象。

1665 年 7 月，国王查理二世带着他的家眷、大臣出逃，先后逃到了索尔兹伯里和牛津。更多的人渴望出城，但随着越来越难获得的健康证明，大量的人口仍滞留在城市内。而城外的村民也产生疑惧，不再愿意接受伦敦市民的投靠，他们用狗咬、石头砸甚至火枪驱赶。许多逃难者被迫返回，在长途跋涉后回到瘟疫之地，许多人在那个炎热的夏天死于饥饿和干渴。所有人都害怕来自伦敦的东西，凡是去过伦敦的人都只能隐瞒，人们不敢吃来自伦敦的食物，害怕瘟疫通过衣物传染，来自疫区幸存下来的孩子也无人敢领养。

随着瘟疫蔓延，死亡人数越来越多，为了埋葬死者，教区的墓地挖了很多大坑用来堆砌尸体。笛福描述道："那个坑大约有四十英尺（1 英尺＝0.3048米）长，十五六英尺宽……后来他们把它的一部分加深到近二十英尺，直到因为接近地下水而不能再挖"，有的坑能达到埋葬 400 人的数量。这些记录被后来的考古发掘所证实——2011—2015 年，当人们修建横贯铁路时，发现了那些大坑。在利物浦街发掘出来的 3500 个墓葬中，遗体牙齿上检测出的鼠疫耶尔森菌 DNA 证实了他们死于鼠疫。

在疫情期间，道德失序的状况也十分严重。除海关之外，许多政府部门迁离，地方管理陷入无序状态。伦敦的富人们带走了大量现金，维持市场运转的各类商人也逃走了，这导致市场上货币不足，极大阻碍了物品流通和正常交易。如此，不仅市政当局难以施行防疫措施和雇佣管理人员，平民也因为生活贫困而行违法乱纪之事。一些患者到处游荡，为了钱财而恐吓他人，或者因为感叹命运不公故意传染疾病。小偷小摸甚或抢劫十分猖獗，埋尸工如果见到被当成裹尸布的优质亚麻布，也会剥去那仅有的一点财物，让尸体裸着身子被放到车上运往墓地。有传言道，一些来自社会下层临时雇用的护理者，会趁照顾患者之时盗窃财物，带走衣服、亚麻制品、金银首饰这类物件，甚至在患者将死之际故意谋杀，以便取得不义之财。往常熙熙攘攘的都市变得空空荡荡，极为悲凉。

为了应对这样的混乱情况，伦敦市长和市政厅发布了防疫命令，要求感染者在家自行隔离，封闭了公共娱乐场所，并安排检查者调查哪家感染了疫病。政府还安排了值日班和夜班的岗哨，防止患者出逃。其他人可以举报病患，一旦发现了感染人员，整栋房屋都要被封闭，即使疑似患者没有死亡，住所也必须封闭 1 个月。如果有人擅自离开，将被送回原先的教区并给予惩罚，接纳其的住宅也将封闭 20 天。受感染房屋要在门正中间标上醒目的红色十字，并印上“上帝，请宽恕我们”的文字。这些封锁的做法让穷困不堪的人更难以忍受，当看守人打开房门的时候，他难以分辨死者究竟是死于瘟疫还是饥饿。一些患者使用暴力强行离开房屋，但无人敢接受他，只能在街道或荒野里游荡着直至死去。

隔离政策将健康的人和患者限制在一起，增加了群体患病的

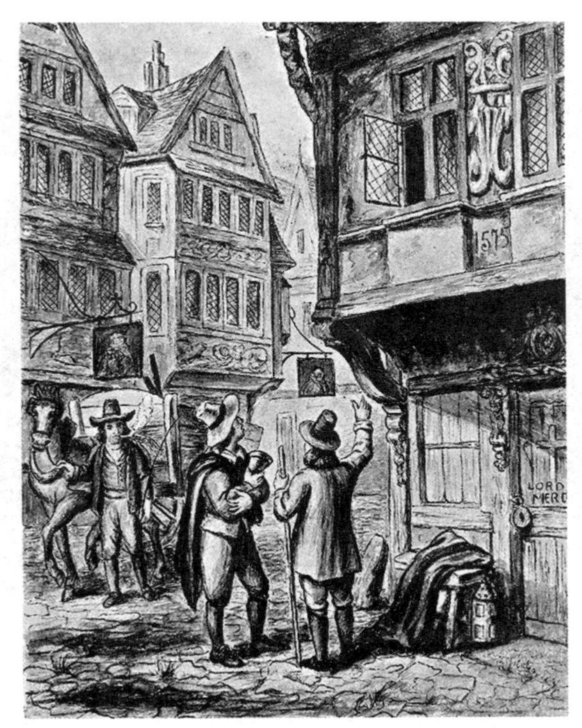

荒凉的街道与运送感染者的马车

风险，同时也将劳动力排除在市场之外，这一系列问题促使了政府建立隔离医院，使患者单独隔离。运送感染者到医院的工具是马车，运送完毕后，马车与车夫的衣物需晾晒 5～6 天。比如，在疫情最严重的圣吉勒斯和圣马丁建立了隔离机构，设置单独的道路和供水路线，并以墙围起来。在斯特普尼，通过搭茅舍、帐篷或利用废弃建筑物的方法建立了小型隔离点。虽然救治患者有限，但从长远来看，隔离医院的建设对于英国公共卫生制度发展起了推动作用。

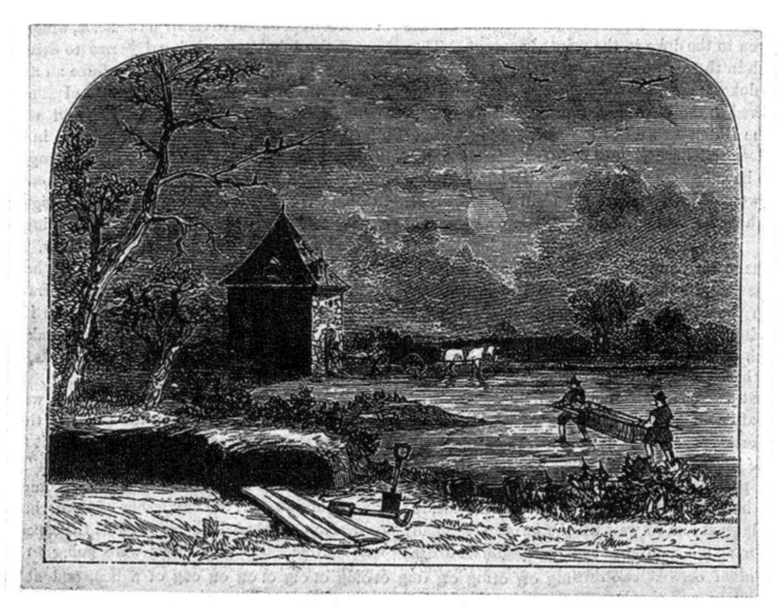

伦敦芬斯伯里的隔离医院和瘟疫坑

枢密院还安排了搜尸人员，以了解各地区死于鼠疫的人数并上报。搜尸人员往往由老年妇女担任，多是文盲，可能对疾病识别知之甚少。而且由于人们并不想泄露其家中有瘟疫死者的消息，甚至贿赂办事人员，因而在正式报告中掩盖了实际的瘟疫死亡人数，这或许解释了为何官方发布的数据和民间的观感有所不同——官方报告的病例有近 7 万人感染，但可能比实际情况少统计了 3 万人。

除此之外，伦敦市政府还进行了“清洁运动”，安排清道夫清扫街道，将垃圾运出城市。由于当时缺乏对鼠疫的认识，误以为是家畜传播了疾病，规定城内严禁出现猪、狗、猫、驯鸽、兔子等动物，所有的狗会被专门人员定点宰杀。在瘟疫期间，有 4 万条狗被无辜杀死。由于老鼠的天敌——猫也被捕杀，反而造成了鼠群的泛滥。

当时医学界对鼠疫的认识有限，认为民众要靠虔诚祈祷才可以得救，虽然 17 世纪是基础医学理论革新的世纪，但临床上并没有针对鼠疫治疗的可靠方法。当时已经出现了负责祛除患者体表脓肿的外科医生，负责调理身体机能的内科医生，以及负责开药的药剂师，由于缺乏抗菌药物，对患者的诊疗能力有限。医生往往遵循古典的放血、发汗、催吐和清洗疗法，并认为生黄瓜、樱桃等某些食物不宜食用以免引起发热，还要注意保持心情舒畅。当患者遭受病痛折磨之时，医生常使用的放血疗法反而使患者更为虚弱，甚至导致死亡。

国王的奔逃带走了大量医生，使得城内的医疗资源更难以为继。根据医学史家罗伊·波特的记载，17 世纪上半叶，伦敦约有 500 名行医者，而伦敦人口有 60 多万，医生数量本就严重缺乏，这一时期医生逃离，使得情况雪上加霜，如皇家医学院 55 人便逃走了 4/5。英国作家塞缪尔·佩皮斯在其日记中写道："主啊！街上空荡荡的，那么多可怜的患者，都长满了疮……在威斯敏斯特，没有一个医生，只剩下一个药剂师，其余全部都去世了。"

在这种极度的恐慌下，人们对疾病缺乏理性认识。比如认为空气可以传播疾病，当局便鼓励市民吸烟吐出烟雾以抵御瘟疫传播，甚至儿童也能吸烟。居民在房屋前燃烧焦油、松脂、硝石、松香等，穷人则点燃硫黄或矾，以达到净化空气的效果。更有甚者，认为将羊养在室内，或放死蛤蟆的天花板上的强烈气味会赶走疫病。城区也在放火，企图利用高温来清洁空气中的污秽。除了这些熏香或点火以外，还出现过枪击空气这样的做法，企图使火药中的硫黄与空气发生化学反应以净化空气。

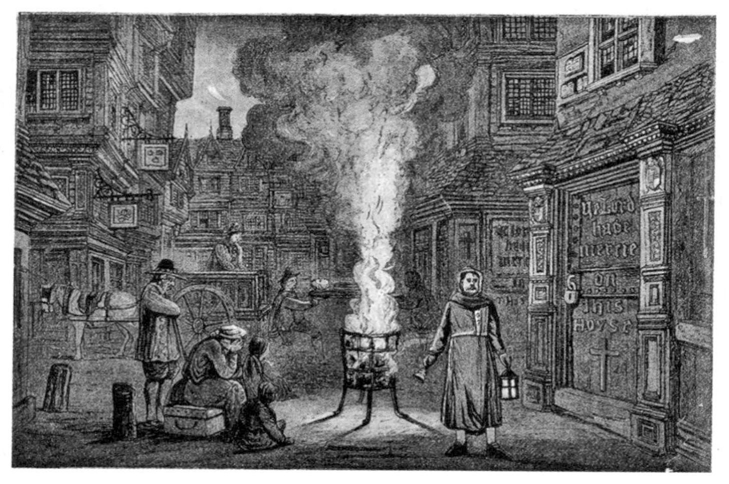

人们在伦敦街道上点火与运送患者

事实证明，从政府到医生这些应对措施收效有限，到了 1665 年夏天，伦敦每周死亡人数达到 2000 人左右，死亡人数攀升，高峰期 9 月达到 7000 人，而且这些数字可能被低估了。

一个谜：瘟疫为何消失？

使这场瘟疫突然消失的是伦敦城的一场大火。1665 年 9 月，这场持续了三天三夜的大火不仅烧掉了一半的伦敦城，也赶走了瘟疫。人们认为，大火将城中的老鼠焚为灰烬，也烧毁了供老鼠藏匿的木质结构建筑。重建的伦敦改用石质建设，这可能是此后伦敦大规模鼠疫不再发生的原因之一。

也有一些学者认为环境的改善和公共卫生制度的建立是治理鼠疫的关键。此前人们将生活污水随意排放，煤炭燃料的使用也造成了空气污染。今天伦敦美丽的泰晤士河，在当时是一条肮脏到发臭的河流，常常漂浮着动物尸体、粪便和废料，即使在王宫，人们都不得不忍受工厂、屠宰场和污水沟散发的恶臭。当时人们缺乏清洁意识，直到 18 世纪才开始注重个人卫生，将洗澡作为生活习惯。

还有一些学者认为上述原因都不足以解释鼠疫在伦敦的突然消失，可能是病原体突然发生了变异，使得跳蚤携带的细菌减少。历史学家威廉·麦克尼尔指出："人类对剧烈新疫病的反应稳定下来，需要 120～150 年时间。"这或许从生物学的角度，解释了伦敦在历次鼠疫中逐渐培养出抵抗力的原因。

在这场瘟疫之后，伦敦重建耗费了 10 年的时间，街道被拓宽了，修建了人行道，废除了露天下水道，使用砖石作为建筑材料，营造了更健康的生活环境，伦敦人的共同体意识也加强了。

国王查理二世在此之后赞助了许多科学和艺术工作，比如修建格林尼治天文台、支持皇家学会，英国的文化迎来复兴，比如在疫情期间闭门苦读的牛顿构思出了万有引力定律，使得英国学界熠熠生辉。

经过历次瘟疫的考验，英国政府建立了更完备的公共卫生制度，对于预防疫病在本国和其他国家的流行有重要的借鉴价值，对于建立及时有效的疫情上报制度、有组织计划的隔离制度、医疗救助制度以及整体的环境治理制度积累了宝贵经验。

虽然伦敦最终熬过了瘟疫围困，但鼠疫的阴云仍在欧洲大陆上久未散去，在下一个世纪，人们还将面临自然界新的考验。

（唐梓泰）

19. 以忧郁和浪漫之名

——17 至 19 世纪英国结核病

“如此美丽的玛丽小姐！她怎么能就这么走了呢？竟然因肺痨而死！可这一直是我祈求的死亡之路啊。我多么希望能枯萎于这温柔的病。在热血沸腾的韶华之时，在心潮澎湃且天马行空般追忆似水流年之秋，离去，而后被永远地埋葬在绚丽的秋叶下，是多么荣耀啊！”

——爱伦坡（Edgar Allan Poe）《门泽哲斯坦》(Metzengerstein)

1821 年，年轻的英国浪漫主义诗人济慈（John Keats，1795—1821 年）因长期患有慢性疾病——肺结核在罗马与世长辞，据其好友约瑟夫·塞弗恩（Joseph Severn）描述，经过阵阵剧烈的咳嗽之后，济慈最后慢慢地、安静地死去。对于济慈来讲，这或许只是个人疾病，但是对于 17 至 19 世纪的英国人来讲这是一个时代病——一个在日益工业化的世界中充满诗意、忧郁与信仰的疾病。可肺结核为何在近代如此受人推崇？它又是怎样变成了如今令人避之不及、谈之色变的存在呢？

权力之疾与欲望之殇的交错

结核病具有相当悠久的历史，但是在 1882 年罗伯特·科赫（Robert Koch）发现肺结核的病原菌之前医学界对其几乎束手无策，医生往往只是针对症状进行描述和相应的病理解释，不过这种通过文字对结核病的描述和理解常常附属于其他疾病并具有道德化和象征性色彩。

科学研究表明，早在史前文明时期，结核病便一直困扰着人类。根据希波克拉底的记载，结核病在古希腊便已达到了流行病的程度。虽然与现代的结核病命名不同，但 phthisis 一词在古希腊医学用语中泛指肌肉消瘦、精神萎靡和身体溃烂的意思，这毫无疑问符合了现代结核病的“消耗性”特征。当时的医学权威希波克拉底认为结核病与体内胸腔淤积过多冷湿脓液，破坏了体液的多样性和均衡性从而引起器官组织的病变，温暖干燥和空气新鲜的地方有助于病情的缓解，这在其后的两千多年里一直在一定程度上支配着医学界和大众对结核病的认知。

在中世纪，人们对结核病这种慢性疾病显然不如对其他急性瘟疫（黑死病、伤寒）上心。当时，中世纪比较流行的是一种腺性结核病——瘰疬，患者一般脖子肿状如小猪一般，这种疾病属于慢性消耗疾病，很少致死，有时甚至自动消失。与此同时国王为了宣示自身王权的神圣合法性而通过国王触摸病患的仪式治疗瘰疬患者，因此在中世纪晚期欧洲王室扩张世俗权力之时结核病便被赋予了象征意义——国王的恶，即王室通过简单的肢体接触而带给芸芸众生希望和幸福。由于王室和患者都会通过仪式和奇迹的疗法获得物质和精神的满足，因此结核病在中世纪的记载十分普遍。

文艺复兴时期针对结核病的描述也基本是古典时代的延续，即患者一般比较年轻、消瘦，患病期间会伴随着吐血、咳嗽、夜间发热、身体虚弱、面色苍白等症状，而后慢慢地步入没有痛感的死亡；病发最严重的时期是秋天；这种病是无法治愈的，就如忧郁一般。不过最令人痴迷的还是结核病的“希望”现象，即病患即使到生命的最后一刻也没有一丝的恐惧与绝望，临死前的高热使灵魂得以超脱肉体从而被净化。

由于“非自然”的调节，如对食物和饮品的消耗以及环境的质量加以规范，能够使体液平衡得以维持，因此内科医生认为结核病往往是因暴饮、纵欲、忧郁导致的体液不均衡引起的。

优雅的天堂之路

第一位发现结节的英国医生理查德·莫顿（Richard Morton）误认为胸腺退化导致结节出现，肺不仅是制造生命精气，也是将精气散布周身的重要载体，这种理念同基督教的灵魂观十分契合，因此结核病在当时的医者看来，既是精神性的也是物质性的。如果一个人肉体上出现问题，说明精神上也出现了问题，反之亦然。于是在一些英国医生看来爱情引起的相思和忧郁过多地消耗了体内的精气，而年轻人和女性又多是痴情种子，爱情令他们忧郁、消瘦与疯狂，这些无不与结核病的症状相匹配。这种贯穿着爱情、相思、忧郁和死亡的疾病无疑对上层精英来讲是迷人的。

除了爱情，这个时期结核病独特的症候群和宗教象征更令人坚信这是上帝的恩典。此时，教会极力渲染死亡和上帝选民之间的关系，死者临终前的种种迹象也暗示了其死后灵魂的归属。由于缺乏有效的治疗措施，结核病通常意味着不久将来的死亡。与急性疾病不同的是，结核病不会给医生带来“误诊”的麻烦，相反医生更乐于充当“宣判”死亡的角色。他们的医学论文和病例描述往往文学色彩浓厚，在不通古典医学的外行人看来，结核病并不会引起令人绝望的疼痛，与其说是上帝的惩罚，不如说是对自身罪孽的反思与忏悔，是一种优雅的天堂之路。

“机械”的天才病与“天才”的精神病

进入18世纪，之前支配人们的宗教狂热逐渐褪去，理性主义哲学和牛顿的机械论逐渐取代古典体液学说。当时英国医学权威爱德华·巴里爵士（Sir Edward Barry）用机械论来解释古典学说，他将人体定义为固体（器官）和液体（血液）混合的机器，并认为液体的稳定流通意味着健康，否则将会产生疾病。因此，在他看来，结核病是由于含脓物质的积累通过血管污染了液体，消耗了固体的结果。他强调过度消费的人，如经常饮酒过多的人，容易患上结核病，为此他提倡清淡饮食甚至素食。值得注意的是，通过借助早期显微镜和流行的水力学，当时的内科医生还将结核病患者的长相特征（白肤、腮红、长脖子、翼状上背和瘦胸）、天才特质同肺部毛细血管进行关联讨论，并得出了相对精神性的结论——结核病患者的某些生理特征直接塑造了患者的天才特质，如患者的长脖子使头远离心脏，通过椎动脉和颈动脉的血液升力较常人较小，这样其大脑的功能就不受干扰（当时认为肺是净化空气杂质的器官，这些杂质或多或少都对人体有害）而完美运转。

到了 18 世纪中期，伴随着工业革命和城市化，结核病患病率猛增。例如，在 18 世纪初伦敦城内平均每 7 个死亡人口中就有 1 个人是因结核病而丧命，到了 18 世纪中期，这个比例上升到了 1/5.25。医生们同时也发现患病人群也在各个社会阶层普及开来，这就出现了新的伦理难题，之前鼓吹的天才病、贵族病，为何现在普通人甚至穷人都患上了呢？此时，无论体液说还是机械论，很明显都无法给予更好的解释。虽然在某些医生看来中下层民众的结核病更有可能是由于过度饮酒和通奸造成的，但是如果按照这种逻辑，无疑新兴的城市中产阶层也将被污以此类骂名。

熟悉西方文学的读者肯定不会对 18 世纪中期的一个概念——感性时代感到陌生，无论英国的塞缪尔·约翰逊（Samuel Johnson）还是法国的雅克·卢梭（Jean-Jacques Rousseau），他们都强调感性——一种融合了感觉与灵魂的情绪表达，而这背后其实是当时流行的医学理论范式——强调神经敏感性的神经医学和强调生命有机统一性的活力论。

提到感性就不得不说近世西方医学对忧郁的看法。文艺复兴以来，欧陆的艺术家们总会将自己描绘成忧郁者，创造并定义了一种新的精英身份。在这种身份中，他们的自我价值不依赖于高贵的血统或物质财富，而是依赖于才华和天赋。他们充满鬼魅和离奇光辉的自画像揭示了忧郁症是一种时尚病，即病态躯体下的高贵灵魂。

这种病的定义承继当时医学传统古典体液说和占星术。体液说认为外在的身体状态反映了内在的灵魂状态，宇宙万物由四种性能（热、寒、湿、干）组成，这四种性能代表着四根（火、空气、水、土）。这些在人体内表现为四种体液（黄胆汁、黏液、血液、黑胆汁），在希波克拉底看来，又分别形成了人的四种气质（胆汁质、黏液质、多血质、忧郁质）。当时颇为流行的帕拉塞尔苏斯学说（Paracelsianism）融合了炼金术和占星术，主张大宇宙/自然和小宇宙/人相互对应，小宇宙时刻受大宇宙的刺激与影响，在二者之间血液起着核心作用，血液承载小宇宙的灵魂，在不同体液器官中穿梭。在该学说的星象学中，每个星体就像人一样也对应着相关的气质和体液器官。土星对应着黑胆汁和忧郁质，支配着时间的流逝、悲伤、死亡、腐烂和黑暗，统辖着人体的胃部器官。当外部刺激通过五官进入心灵之眼，这时受土星影响的人，其胃部黑胆汁就会突然燃烧，产生“灵感之火”，燃烧后的体液烟雾再通过血液污染心灵之眼，从而产生光怪陆离的想象，与此同时身体因体液的不断燃烧而每况愈下。

与欧洲大陆相似，情感、身体和灵魂也一直是当时英国医学的热门话题。罗伯特·伯顿（Robert Burton）（1577—1640 年）

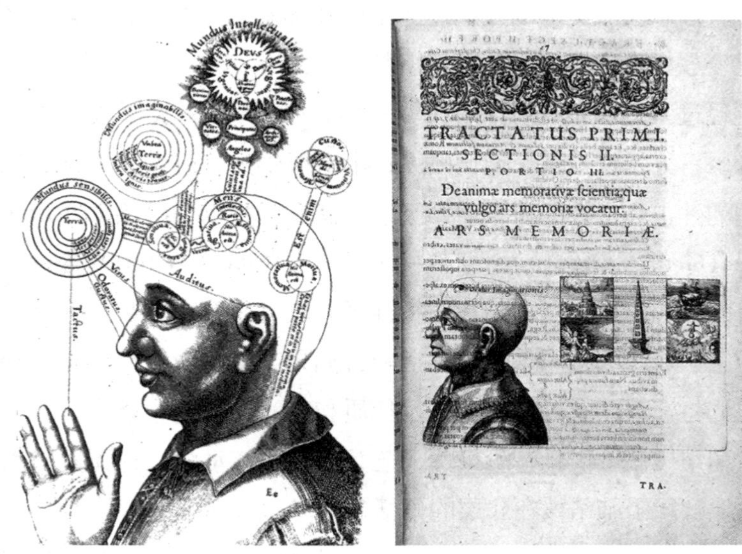

英国医生罗伯特·弗拉德（Robert Fludd，1574—1637 年）便是帕拉塞尔苏斯学说的拥趸，他坚信人体构造同星象结构相似，想象力和疾病来自大宇宙对小宇宙的刺激

的《忧郁的解剖》（*The Anatomy of Melancholy*）一书运用了大量当时的医学和生理学常识来剖析忧郁，在书中他提到忧郁与狂热、大喜大悲、天才特质息息相关。英国皇家学会创始人之一的托马斯·威利斯（Thomas Willis）关于大脑是灵魂栖息的唯一场所的观点使人们意识到了神经的重要性。此后，英国医生托马斯·西德纳姆（Thomas Sydenham）等人开始从情感的角度研究歇斯底里症（癔症），并试图从中枢神经系统（大脑）寻找突破口。在 18 世纪中期的神经医生看来，人体是弦乐器而不是液压或者钟表机械，因此保持适当的音调和弹性是身体健康的必要条件，而歇斯底里症的神经过敏是由外部刺激后神经过度紧张或者过度放松导致的。医生阿姆斯特朗（John Armstrong）则把这种神经过紧过松的区别看成是一种阶级差异——底层人的神经过松，喜好暴饮暴食、道德败坏；中上层受过良好教育的人，因文明的冲击和道德的思索而神经过于紧张。根据当时诸如乔治·切恩（George Cheyne）、罗伯特·怀特（Robert Whytt）等神经内科医生的研究观点，结核病和神经过敏通常互为因果，两者都是智慧、灵性的标志，他们甚至断言如果某人患上了肺结核，那么他们将来自然有可能具有天才特质和高尚品德，也就是说神经过敏和结核病不仅具有阶级性，还具有阶级流动性，这无疑较为合理地解释了肺结核在底层的传播，同时也较古典学说更被各个阶层的人群所接受。有意思的是，神经医学关于健康的观点也间接促成了素食主义的兴起。

因兴奋而燃烧的浪漫之疾

18 世纪 70 年代，以约翰·布朗（John Brown，1735—1788 年）为首苏格兰医学产生了新的结核病病理范式。在布朗看来，生命（一种超越器官和神经的存在）的真谛在兴奋性，兴奋性就像是工业生产所需要的燃料，其缺失和过激都会引起神经过敏。不同的人，有不同的兴奋性，一般男性兴奋性较强，当受到外部刺激时就会迸发出强大的感性力量，甚至使身体虚弱，可通过减少刺激（清淡的饮食、呕吐、放血以及身心放松等）以使兴奋性达到更好的平衡，从而保持身体康健；反之，女性因体质虚弱和智力较为迟钝而兴奋性较弱，需要肉食、酒精、鸦片来提神，用麝香、乙醚和樟脑来醒脑。布朗同时也提醒世人，兴奋性的状态会不断转化，过强的刺激会导致仅存的兴奋性消失殆尽而丧命。根据布朗的理论，肺结核不是由结节引起的，虽然肺部可能会得诸如结节之类的炎症，但是由兴奋性状态不断波动和消耗才是其挥之不去的撒手锏。就像诗人，天才般的灵性和过度思考消耗了其兴奋性，经过暂时的休憩，等精力稍有恢复，兴奋性又不可避免地燃烧起来，于是生命便如“燃素”一般逐渐消耗殆尽。1799年，正是基于布朗理论，托马斯·贝多斯（Thomas Beddoes）建立布里斯托尔气动协会（Bristol Pneumatic Institution），试图通过不同氧气的刺激来治疗肺结核，不过最后以失败而告终。

这个时期的医生普遍借鉴切恩和布朗的理论，认为肺结核是一种时代病，是工业文明和城市生活的直接产物。英国的贸易财富的空前积累导致了不断膨胀的欲望和奢侈的生活方式，城市生活和种种新式职业都使原本习惯古典生活的人神经紊乱。肺结核也是一种精神疾病，它能在身体和心理上反省自我和生活，正如忏悔自身的罪孽可以使人更有可能感受到神性一样，疾病也可以使人感到更有活力、更有创造力。这种把肺结核构想为一种自我追求完美的疾病是英国维多利亚时期的典型叙事。

来自欧陆的科学春风

不过，在欧洲大陆，肺结核的故事好像有着不同的情节。

1816 年，法国医生何内·雷纳克（René Laennec）发明听诊器标志着人们对胸肺疾病的认识进入了新的阶段。同时，雷纳克的同事们也开始用统计的方法来研究肺结核，并对其病症进行科学分类。1839 年，巴伐利亚医生舍恩莱因（Johann Lukas Schönlein）对结核病进行命名——tuberculosis。1865 年，法国医生维尔曼（Jean Antoine Villemin）通过为兔子注射病菌的实验证明了肺结核具有传染性。

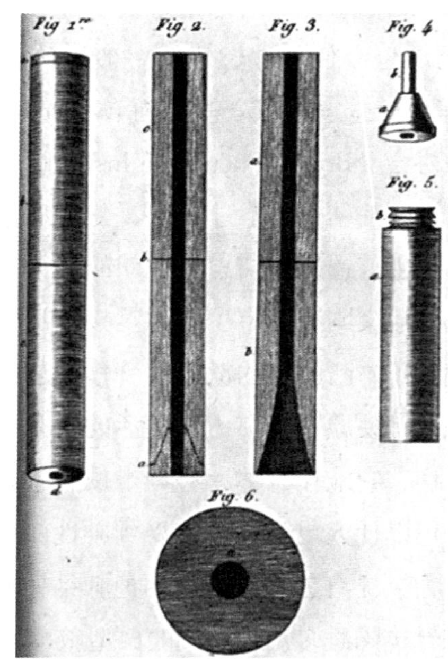

雷纳克发明的听诊器示意绘图

1882 年，德国病菌学家科赫（Robert Koch）提出科赫法则：① 微生物一定在患有该病的病体中大量存在，而不是在健康的有机体中存在。② 微生物必须从病体中提取出来，并在培养液中生长。③ 当被培养的微生物被引入健康的有机体时，便会产生疾病。④ 微生物从被注入的有机体中再提取，提取后经鉴定应与特定的病原体相同。这个法则的提出彻底推翻了之前关于肺结核病因的种种学说和设想。于是 19 世纪末，在英国和欧洲大陆人们关于肺结核的想象与态度发生了根本的转变。首先，人们开始以旁观者的角度看待肺结核并迅速产生了对其传染性的焦虑。1897 年，布莱姆 · 斯托克所描写的吸血鬼德古拉似乎就是肺结核的化身，其面容苍白，又高又瘦，对血有着无限的渴望，而吐血恰恰是肺结核的重要病症。就这样，赞美诗与神话逐渐消失，世俗科学逐渐取代宗教和善终观念。由于肺结核强大的传染力，各国政府逐渐开始重视疗养院的作用，并不断就个人卫生进行公共宣

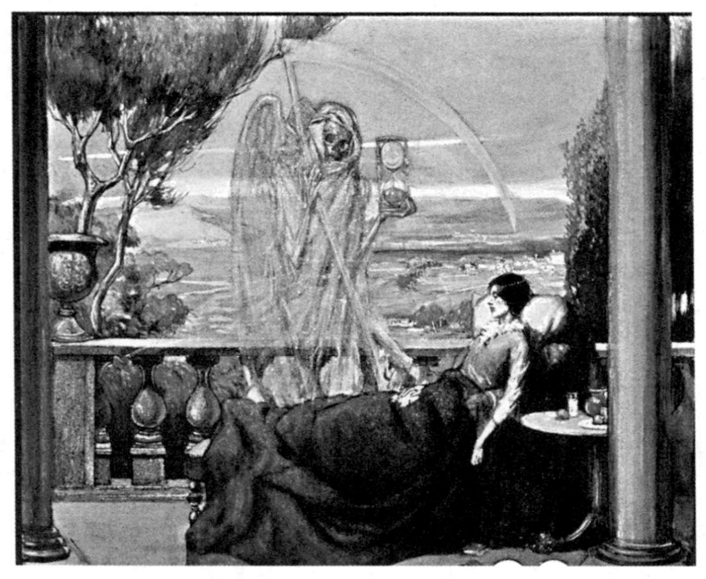

死神与吸血鬼在 19 世纪末逐渐成为新的叙事与想象

传，以此来指导民众避免传染和传播结核病。在 1921 年卡介苗发明之前，19 世纪末的肺结核因其强大的死亡率而迅速为人们唾弃，肺结核本身的丑化也使其转而成为政治、种族污名化和社会隔离的工具。

（翟志成）

20. 病从海上来

——1720—1722 年马赛大瘟疫

法国著名的存在主义作家加缪，在 1957 年曾凭借《鼠疫》获诺贝尔文学奖，人们常常通过这部作品，将鼠疫比喻为人类共同面对的灾难和考验的缩影。但并不为大多数人所知的是，在这部小说面世的 200 多年前，法国马赛曾真实遭遇了一场鼠疫的围困，构建了法兰西民族共同的抗争记忆。

马赛是法国南部普罗旺斯的首府，位于地中海的西北岸，水深港阔，地理位置得天独厚。充满异域风情的马赛曾是世界第三大港口，是东方货品输入西方世界的重镇，但频繁的人口流动也将城市带入了瘟疫的风险之中。早在高卢战争期间，著名的罗马皇帝恺撒便记录了发生在此处的鼠疫。1348 年，马赛被黑死病袭击，并且持续到 1361 年，是法国第一批感染黑死病的城市。实际上，马赛经历了历史上三次鼠疫大流行。值得注意的是，1720—1722 年的马赛大瘟疫并不是欧洲黑死病的反复，而被认为是来自东方世界的鼠疫灾难。

马赛城的防疫措施

为了应对瘟疫多发的情况，法国政府曾在马赛设置了较为严密的检疫制度，鼠疫、霍乱、黄热病、天花、斑疹伤寒都属于严格防控的传染病。1526 年，马赛的第一个检疫站在波梅格岛(Pomègues) 上建立。1622 年起，马赛和土伦成为所有伊斯兰国家船只进入法国的唯一入口，1669 年后这两座城市成为来自黎凡特地区船只的唯一入口。

1702 年，路易十四为了加强马赛港在海运上的安全，强制颁布了健康法令。从此每艘驶到马赛的船只都必须在波梅格岛靠岸，船长必须出示健康证明。同时，卫生委员会建立了一个多层次的控制和隔离系统。所有入境船只将被检查，然后合格者被给予健康证明。航海日志、所运货物、船员乘客，都将被筛查是否有可疑的疾病迹象。如果这艘船通过第一次测试，但其航线经过有鼠疫记录的城市，那么其将被送往马赛港外的岛屿进行二次检疫。其目的是通风，以赶走当时认为是疾病之源的瘴气，接近海洋以进行清洁。即使是有健康证明的船只，也需要至少 18 天的检疫，此期间船员将被限制在城市周边的检疫站内。如果船员被认为有感染鼠疫的可能，其将被送往马赛港附近岛屿上更加封闭的隔离站，观察期为 50～60 天。只有船员通过了测试，才能被允许进城。

卫生警戒线建立之后，马赛在 1649 年 6 月之后疫情罕见，直到 1720 年 5 月 25 日，一艘从黎巴嫩返回的船只，带来了这座城市有史以来最致命的瘟疫。

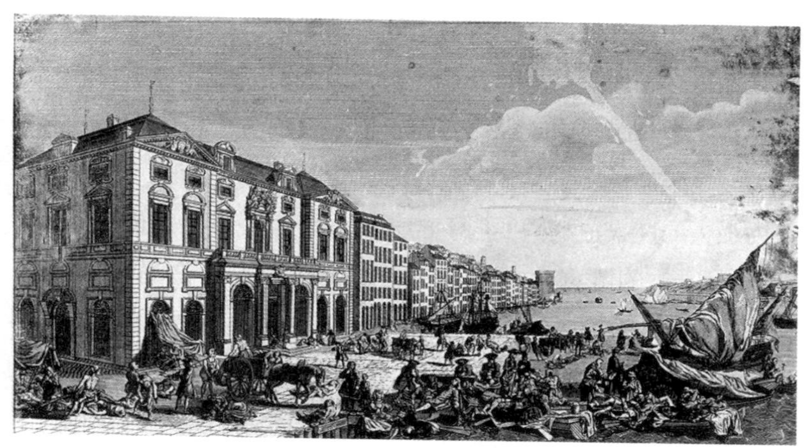

1720 年疫情流行时的马赛港口

瘟疫为何暴发?

1720 年 1 月 30 日，当一艘名为大圣安托万号（the Grand St Antoine）的商船离开瘟疫肆虐的黎巴嫩的赛达之时，其一定未曾想到将成为死神的信使——其路过了正在暴发鼠疫的塞浦路斯。4 月 3 日，一批土耳其乘客在利比亚的的黎波里登船，5 日便有一名土耳其人在夜里去世。随后，船上的疫情更加严重。4 月 27 和 28 两日，两名水手接连去世。当 5 月 17 日抵达意大利的里窝那港时，船只被拒绝入境。船只于 5 月 25 日抵达马赛港，卫生专员扣押了货物，并对乘客和船员进行检疫。

中世纪以后，西欧贵族忽视商贸，逐渐形成了市民阶层的自治传统，商人群体逐渐在城市建设中取得更大的话语权。由于马赛在法国和黎凡特地区的贸易中处于重要地位，其希望扩大与中东其他地区和新兴市场的商业往来，因此有大量的进出口货物贮存在仓库中。同时，欧洲保持着定期举办露天集市的习俗，各地商人聚集于斯售卖货品，小到零食，大到昂贵的地毯。马赛城里势力强大的商人迫切需要船上的棉花和丝绸，以参加位于博凯尔(Beaucaire)的博览会，于是向当局施压要求解除隔离。因此，在接下来的一个月内，虽然有水手和船员的死亡记录，但6月14日，船员还是获准登陆，马赛人与布品商贩有了交易。不幸的是，商人的贪婪为这座城市带来了灾难，几天后，疫病在城里暴发了。

瘟疫的记忆似乎总是相似的——医院被患者围得水泄不通，居民惊慌失措，患者各处游荡，用以掩埋尸体的万人坑都被快速

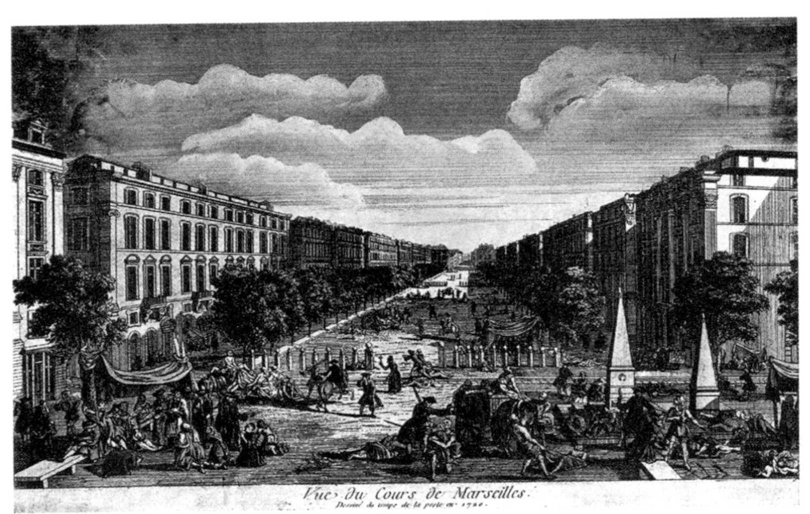

1720年大瘟疫期间的马赛大街上

填满，街头陈尸遍地。无怪乎英国作家丹尼尔·笛福，要在 1722 年出版记叙 60 年前伦敦鼠疫惨状的小说《伦敦大瘟疫亲历记》，将瘟疫时期的惨烈感受借由历史故事深刻地表现出来。加缪在《鼠疫》开篇便引用了笛福这段话："用另一种囚禁生活来描绘某一种囚禁生活，用虚构的故事来陈述真事，两者都可取。"

后世学者认为，与 60 年前伦敦大瘟疫类似，这场瘟疫是由鼠疫耶尔森菌引发的腺鼠疫和肺鼠疫的大流行，是黑死病在欧洲的最后一次大型暴发。腺鼠疫，也称为淋巴结鼠疫，当人类被感染了鼠疫耶尔森菌的跳蚤叮咬后，就会被传染该疾病。人类对这种疾病的免疫力非常差，大多数感染腺鼠疫的患者会在 6 天内出现淋巴结肿胀和炎症。除此之外，疾病带来的高热、体表变黑也是显著症状。当患者肺部也受到感染，能咳出毒性极强的病原体，便会使旁近的易感人群吸入呼吸道，即感染肺鼠疫，而马赛大瘟疫的高死亡率令人猜测肺鼠疫也在其中。

1998 年，地中海大学的学者们挖掘了含有黑死病感染者尸体的集体墓穴，200 多具骸骨为科学和历史研究提供了机会，专家辅之以档案记录，确定了墓穴的状况和日期。在 1722 年于马赛埋葬的患者牙髓中，发现了鼠疫耶尔森菌特有的 DNA 序列，证实了鼠疫的发生。除此之外，马赛市政当局在 2012 年考古发现了检疫站的遗迹，还找到了那艘大圣安托万号的锚，1720—1722 年的马赛大瘟疫考证变得有实物可循。

当时的英国博物学家理查德·布拉德利（Richard Bradley），在其 1721 年的著作《马赛瘟疫之思》（*The Plague at Marseilles Considered*）中提到了患者的症状：感染者长出结块、青灰色水疱和紫色斑点，伴有腹股沟淋巴结肿大。患者最初头痛、惊恐、神色狂乱、声音颤抖、面色苍白、全身冰冷、脉搏不均匀、恶心等；随之发展为嗜睡、精神错乱等。在尸体中，医生发现了在腹部、胸部和颈部等处有坏疽性炎症。这些表现与现代医学认为的鼠疫症状十分吻合。

鼠疫的快速暴发跟马赛的城市建设不无关系，应该说和 1665 年的伦敦差别不大：这些城市居民大多贫穷、满身污秽，主要吃水果、野菜和根茎植物。面包对他们来说十分昂贵，质量却很粗糙，这让他们无法获取充足的营养抵御疾病。城市卫生也不尽人意，因为住的多是贫民，便很少打扫街道。大量的居民挤在同一栋楼里，造成了大规模的传染。

法国中央政府的驰援

法国中央政府意识到马赛瘟疫惊人的死亡率，立即提供了援助，将医生派往了受灾地区。受制于当时的医学水平，马赛当地的医生和蒙彼利埃派去的医生间产生了认知的冲突：前者是第一批接触患者的医生，认为这是种会传染的瘟疫，而后者仅认为这是种较严重的热病，可能由当地匮乏的饮食条件引起的。治疗手段也非常有限，人们认为保持节制、良好的饮食和适度的锻炼可以防止被传染。令人感动的是，医生们在街上、房间里、医院中检查患者，接近患者时没有反感，没有预防，甚至坐下来抚摸患者肿大的腹股沟淋巴结和烂疮。他们甚至拒绝接受富人们施与的钱，他们的善行使患者恢复了希望和信心。直到安东·迪迪尔教授

(Professor Anton Deidier) 1721年报告了鼠疫传播实验——他通过将鼠疫死者尸体的胆汁注射到狗体内，发现死于鼠疫的狗的胆汁会在其他狗身上产生鼠疫，才证明了这是一场烈性传染病。

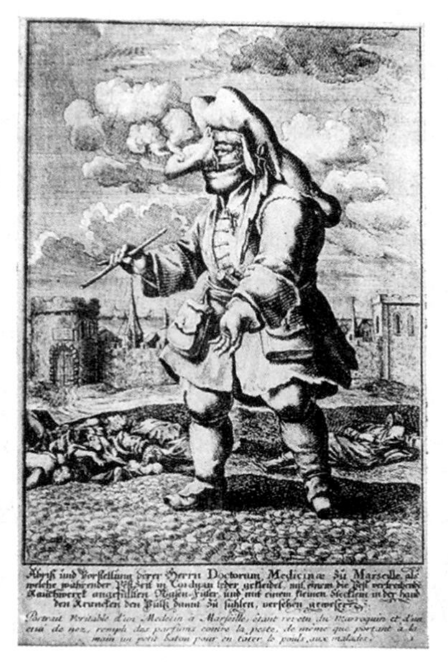

马赛大瘟疫期间的医生

但人情难以阻止疾病肆虐，快速增长的死亡率使得援助告急。当时正在马赛的医生迪迪尔教授写道："城中所有的窗户和大门紧闭，患者和垂死者铺满了整个人行道，他们躺在垫子上得不到任何救助。在街道和广场上，除了腐烂的尸体和躺在泥里的旧衣服外，什么也看不见……我们从街的一头走到另一头，无论走到哪里，脚总要踩到死人或患者旁。"由于一个患者往往传染整栋房间的居民，这让其被遗弃，无法得到食物甚至是水来挽救生命。万人坑和人们挖的很多坟墓，很快就被填满了，一些尸体可能在房间或街上放了好几天也找不到人埋葬，因为埋尸工可能都病死了。惊慌失措的法官既没有时间，也没有精力做出适当的裁决，因为在混乱中权威已经丧失。当地的警察和公共卫生官员大多逃走了，这使得马赛瘟疫难以控制。

位于巴黎的法国王室承担了处理危机的重大任务，这标志着国家权力的日益集中，成为当今普遍存在的国家面对灾难应急管理的早期范例。首先，政府暂停了所有的商业活动，并采取了严格的检疫措施，通过发放健康证明，设置哨卡来限制人员离开普罗旺斯。为了加强隔离，在马赛城外建立了一座“瘟疫墙”，规定马赛和普罗旺斯其他地区的任何联系都将被判处死刑。这座墙高 2 米，厚 70 厘米，配有守卫，在今天的法国南部的沃克吕兹高原仍然能看到其遗迹。同时，当局在巴黎设立了一个新的卫生委员会，每周举行两次会议，监督瘟疫期间法国南部危机管理的各方面。1720 年 9 月，国王任命兰格龙（Charles Claude Andrault de Langeron）为马赛及其属地的总司令，他和马赛地方官员一起代表国王治理瘟疫。比如，他分发食物和救济，屠杀猫狗，开炮以驱散瘴气，焚烧疑似感染物，定期消毒街道、住宅和商店，用

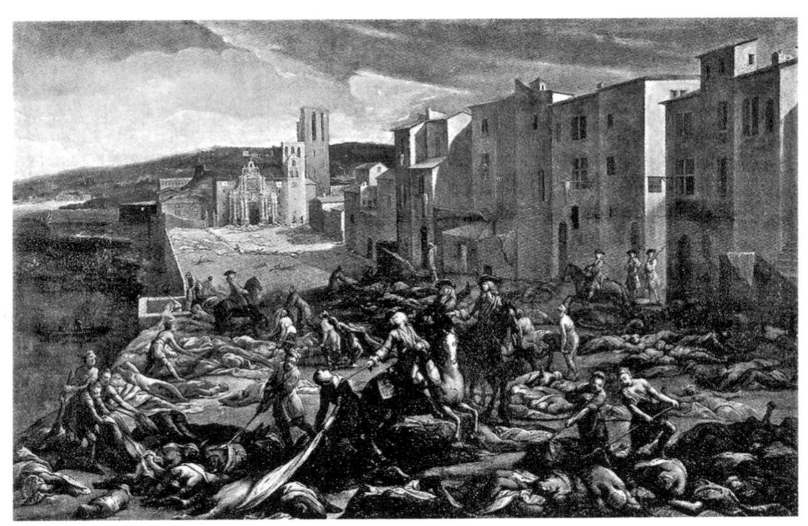

马赛大瘟疫的场景

醋和香草调香，关闭受感染地区的市场、酒馆等公共场所。总之，他在城市瘟疫治理中拥有绝对权力，象征着国家力量的增强。

瘟疫在1720年10月底开始减弱，但一直持续到了1722年。在两年时间里，马赛的9万居民里有5万人左右丧生，占该市人口的一半。瘟疫蔓延到了艾克斯、阿尔勒和土伦，又造成了5万人死亡。据估计总死亡率为25%～55%，在马赛达到了55%，在土伦超过50%，在艾克斯和阿尔勒为25%。疫情最严重的时候，每天就有1000人死亡。这场瘟疫使得昔日繁华的马赛城元气大伤，凭借着法国在西印度群岛和拉丁美洲的贸易扩张，直到1765年人口才恢复到鼠疫暴发前的水平。

这场瘟疫之后，法国政府加强了港口的卫生防控，建立了水边的检疫所，外墙足有15英尺（4.6米）高，从驳船上卸下的货物必须经过专用通道，商船、人员和货物都要在港口外的岛上检查。

同时，这场瘟疫法国政府的应急措施显示了绝对君主制的管理能力。绝对君主制提出的“国家至上”原则，表明了中央政府的绝对权威。在马赛地方防疫失序之时，中央通过派遣医疗人员，提供经济支持和任命代表国王的指挥官等手段，使中央权力的触角伸展到地方。这一时期，欧洲各个新兴民族国家都体现出了面对灾难，危机管理权力集中的趋势，这些国家还包括英国、葡萄牙和西班牙等。

回望这场瘟疫，不由得令人感叹：瘟疫从来不是单纯的自然事件，其与人类的社会活动息息相关。如果不是因为商人的贪婪，不是因为马赛市政府的松懈，不是因为恶劣的卫生条件，一船沾有鼠疫耶尔森菌的货物也不至于产生如此巨大的灾难。但在历史面前，懊悔都是无用的，人们应该以史为鉴，吸取教训，防止历史的重演。

受到重创以后，马赛并没有一蹶不振。在这个世纪的下半叶，1789 年法国大革命中，马赛人民奋勇斗争的故事谱写成流传于世的《马赛曲》，将启蒙精神中的“自由、平等、博爱”的思想传播到了地中海之外。在辉煌的成就背后，是灾难累积的艰苦记忆，历史，每个人都不应忘记。

（唐梓泰）

21. 向死而生的莫斯科城

——1770—1771 年俄国黑死病

1768 年，波兰发生了有关东正教和其他基督教教派的宗教权力的争论，这场争论在原本就不稳定的乌克兰右海岸地区演变成了暴力冲突。由于俄国在波兰驻军，东正教哥萨克人在波兰的暴力事件蔓延到克里米亚和奥斯曼帝国的领土，再加上法国的支持，奥斯曼土耳其人最终要求俄军在 1768 年 10 月之前完全撤离波兰。当俄国拒绝后，土耳其人正式对俄宣战。这时的俄国人不会想到，他们虽然在接下来的几年中取得了连续的胜利，战争却也向国家内部输送了一场瘟疫。

间断暴发的疫情

现在认为这场 1771 年在莫斯科发展到顶峰的瘟疫是一场鼠疫，其实莫斯科最初出现鼠疫的迹象是在 1770 年底。当时政府采取了一系列措施，譬如设立隔离区，销毁被污染的财产，关闭公共浴室等。

这场疾病是从俄国西南部逐渐蔓延到莫斯科的。1768 年奥斯曼土耳其向俄国宣战，它向保加利亚和多瑙河诸国输送了大量的人员和物资。瘟疫起源于奥斯曼帝国的领土似乎是有可能的，因为君士坦丁堡经常是瘟疫的“避难所”。1769 年 2 月至 10 月，鼠疫在这里肆虐，毫无疑问，奥斯曼帝国的其他地方也受到了影响。1769 年下半年，俄军占领了瓦拉几亚和摩尔达维亚，瘟疫可能就是从这些地区传播到了俄国。俄军的觅食和征用活动增加了与当地居民的接触，因此很多俄军不可避免地在那年冬天染上了鼠疫。1769 年底，瓦拉几亚出现了可疑病例。1770 年 1 月 12 日，俄军将领鲁缅采夫告诉沙皇叶卡捷琳娜二世：“从瘟疫中没有发现进一步的危险，我们的军队和以前一样进入了福克沙尼。”因此，当外国报纸推测俄军中发生流行病时，叶卡捷琳娜二世开玩笑地向伏尔泰否认了这件事。1770 年夏天，基辅遭到了瘟疫的袭击，2 万人中有 3200 人丧生。到 11 月，莫斯科郊区发生了神秘的死亡事件，其中包括纺织厂和一家军事医院。

总的来说，1770—1771 年莫斯科暴发过 3 次有一定间隔性的鼠疫。1770 年 11 月，鼠疫的警报在莫斯科响起，但到年底就消失了。1771 年 1 月 15 日，当局宣布紧急状态结束。但鼠疫显然从未离开过，2 月莫斯科的死亡率又一次开始上升，特别是在莫斯科的一个大羊毛纺织厂。政府官员们下令隔离这些地方，然后在 3 月，人们从这些疫情严重的羊毛纺织厂撤离，圣彼得堡的帝国政府准备隔离整个莫斯科。到了 4 月初，疫情再次减弱，5 月，预防措施也被取消了。然而，到 6 月底，鼠疫死亡率再次开始上升，特别是在与纺织制造业有关的家庭中。7 月下旬到 8 月中旬，死亡人数突然激增。此时莫斯科报告有 7200 多人死于鼠疫，尸体堆积在街头。9 月，可怕的死亡人数上升到 21 000 多人。9 月下旬，鼠疫死亡率终于开始下降，并在随后的 1 个月内继续下降，尽管此时每日的死亡人数仍然过百。到 12 月，疫情有所缓解。历史学家约翰·亚历山大（John Alexander）认为，这样的间断性疫情暴发是一系列特殊情况综合作用的结果。天气条件起了一定作用：温暖的晚秋让鼠疫在 1770 年 11 月到达莫斯科，一个短暂的冬天让它存活下来并重新出现，然而晚春突然冷了，把它赶走了，但是一个温暖的夏天又把它带回来了。那么，在这场鼠疫中莫斯科究竟死去了多少人？莫斯科的人口数量几乎和当地的啮齿动物一样难以统计，因为教会和警察的行政机制不完善，这一期间的人口统计数字稀少而不精确。由奥尔洛夫组织的鼠疫委员会对总死亡率做了若干估计，当时莫斯科的死亡人数约为 56 900人，其他同代人认为应该是 10 万人。约翰·亚历山大估计，莫斯科市内有 5 万人丧生，俄国中部周边地区也有 5 万人丧生。

根据后来对鼠疫的理解，我们可以看到 18 世纪中后期的莫斯科在鼠疫面前显得特别脆弱。这是一个很大且拥挤的城市，大部分建筑是用木头建造的，河道和河流像蜂窝一样覆盖着它。莫斯科还是一个重要的纺织制造中心，大量的进口原材料如羊毛和丝绸在这里堆积。此外，它也是一个主要的谷物市场。木屋和水渠为老鼠提供了理想的生活环境，谷仓吸引着老鼠，羊毛和丝绸则容易滋生跳蚤。当时的莫斯科有一大批未登记的流动民众，特别是在郊区。该城市的居民人数有很大的季节性波动，而且没有明确的城市限制，这些进出莫斯科的流动人口增加了疾病从其他地方传播的可能性。而拥挤的工作和生活场所，也使得传染病极其容易在人群中扩散。据统计，除了贵族和商人精英，莫斯科的大多数居民要么住在小房子里（只有两个房间或更少），要么住在大军营里。1771 年莫斯科可居住房间为 35 230 间，根据平均每家 2.81 个房间计算，假设鼠疫前夜的总人口为 25 万，其密度平均约为每户 20 人，每个房间超过 7 人。这些莫斯科城市本身的特点，是疫情暴发不容忽视的客观原因。

官方与民间的反应

1770 年 11 月鼠疫在莫斯科郊区出现的时候，莫斯科已经实施了警戒线和隔离措施，以应对该疾病继续向莫斯科市内蔓延，但是对疫情的隐瞒和怀疑使得它最终还是抵达了莫斯科。在第一次鼠疫暴发的时候，莫斯科郊区受影响的地方——一家纺织厂和一家军队医院已经被隔离。圣彼得堡中央政府指责土耳其造成了这一流行病，并禁止从多瑙河公国进口布料，但莫斯科市内并没有实施一般的检疫措施。到 12 月底，疫情停止，官方实际上也停止了相关防疫和隔离措施。1771 年 2 月，鼠疫第二次出现，集中暴发在大羊毛纺织厂，政府将感染者和健康的人隔离开，工厂里健康的人被疏散，公共浴室被关闭，并且政府禁止在市内埋葬死者。一名帝国官员彼得·叶罗普金（Peter Eropkin）被授权实施控制鼠疫的措施。但在这一阶段（3 月和 4 月），官方仍然没有公开承认鼠疫的出现，甚至要求工厂不要用严格的防鼠疫的相关纪律来警告工人。随着危险过去（4 月底），公共浴室重新开放，被隔离的工厂工人被释放，进出纺织厂的布料运输也恢复了。最后一次鼠疫暴发是从 7 月开始的，这时的鼠疫死亡率达到了一个新的高峰，此时官方又一次开始了之前的防疫措施。在接下来的几周里，公共浴室再次关闭，城市内再次禁止埋葬死者，受感染工厂的感染者被隔离，检查人员在城市里四处巡视，登记死亡人数，追踪患者，下令烧毁患者的财产。8 月 20 日（官方公布的鼠疫死亡人数在 1 个月内超过 7000 人），沙皇叶卡捷琳娜二世下令将莫斯科与外界隔离。

但是官方这些积极防疫的措施，却没有得到民间的响应，反对的声音反而越来越大，主要原因之一是民众的宗教信仰和习俗。1771 年 7 月底，当地民众开始在街道上游行，信徒们高举着圣像。当局认为这种疾病具有传染性，试图阻止这些人群，而这

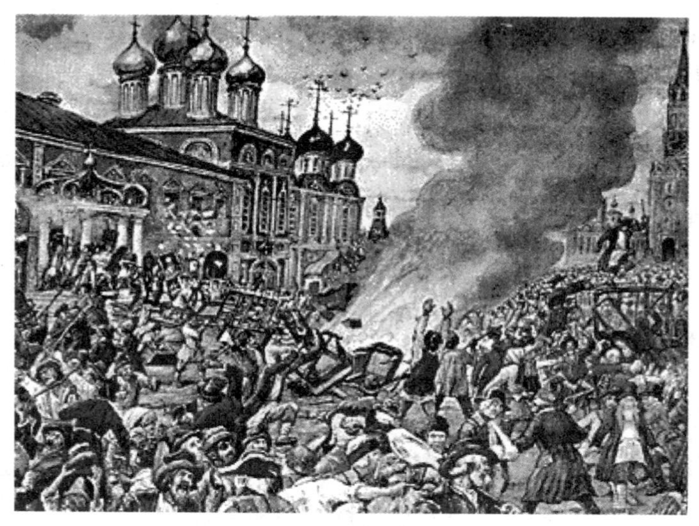

1771 年 9 月 15—17 日莫斯科瘟疫暴乱

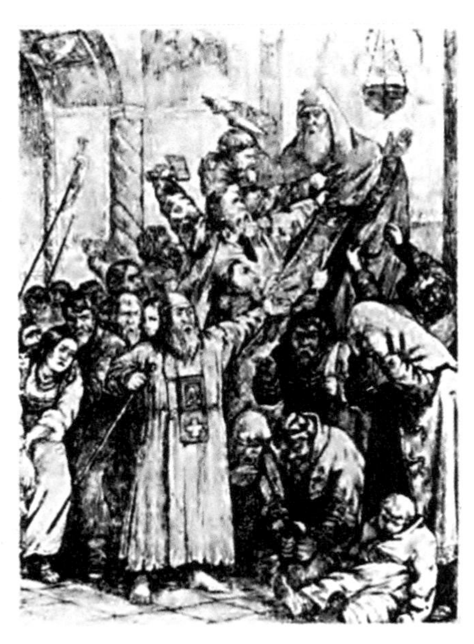

1771 年9 月 16 日，一群暴徒在莫斯科杀害了大主教安布罗斯（Ambrose）

一行动进一步扰乱了虔诚的信徒，他们发现传统的葬礼习俗（清洗和亲吻死者，以及在葬礼游行中跟随棺材）也受到了同样的限制。莫斯科市政当局担心，在严重粮食短缺的情况下，隔离莫斯科可能会引发暴力反应，因此拒绝了叶卡捷琳娜二世的检疫公告。9 月 20 日，叶卡捷琳娜二世下令一位新的帝国官员、她的情人之一格里戈里·奥尔洛夫（Grigori Orlov）出任莫斯科的最高指挥官。但这位新指挥官即将就任之时，隔离政策导致的经济上生产生活的问题、民众生命财产的损失以及失业、缺少粮食的现状等，使得莫斯科民众对政府鼠疫政策累积的不满最终引发了一场严重的骚乱。

这场骚乱的起因是宗教上的矛盾，当时医生为患者放血和清洗，并开了各种草药和化学混合物的处方。有一段时间，冷疗法即患者被放在凉爽的房间里，用冷水洗澡，用冰摩擦，受到了一些青睐。但莫斯科医生人数较少，针对疫情，更常见的是非正规和民间治疗师的服务，以及象征性的宗教手段。在一个城门上悬挂的图标据说有驱邪治病的功能，奇迹发生的消息传开了，绝望的人群聚集在那里，用祈祷和捐款的方式祈求上帝的垂怜。疫情期间人群聚集无异于是为瘟疫的扩散提供可乘之机，政府官方和主教前往疏散，人群之前就很不满政府干预他们的葬礼仪式，新仇旧恨，祈祷变成了骚乱。到 9 月 15 日傍晚，成千上万的莫斯科人走上街头，一场全面的暴乱正在进行。骚乱者闯入克里姆林宫的宫区，洗劫了大主教的住所。第二天，愤怒的人群在修道院的酒窖里找到了大主教，殴打了他两个小时，最终将他杀害。9 月 16 日，叶罗普金集结军队，重新控制了克里姆林宫，但街上的人群持续战斗到深夜。当暴力最终结束时，不知多少人躺在地上死去，官方统计的数字是 78 人，但实际数字可能更高。可能是为了平息众怒，叶罗普金决定再一次放松鼠疫政策，但这些命令立即被到任的奥尔洛夫撤销了，他代表叶卡捷琳娜二世的直接权力于 9 月 26 日抵达莫斯科并开始着手恢复秩序，此后奥尔洛夫开始了一系列彻底的防传染计划：对所有感染者重新实行强制隔离；任命一个委员会监督更积极的政策，其中包括监督医疗提供者；建立新的防虫房；征召医务人员；对隐瞒事实

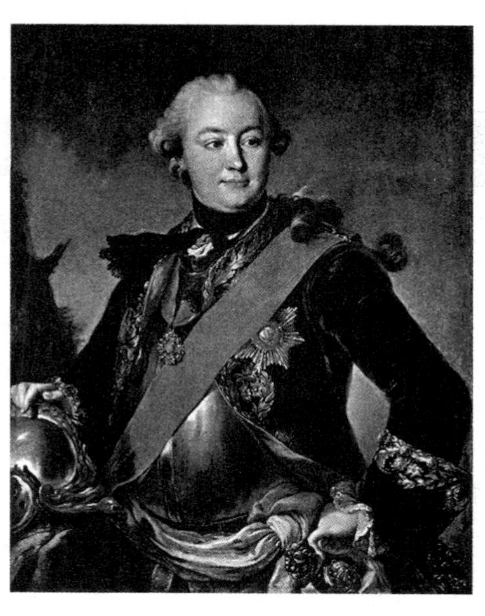

格里戈里・奥尔洛夫

者和抢劫者进行惩罚；将来自受感染地区的狗和猫杀死等。在他的努力下，3 个月后，疫情得到了控制，莫斯科逐渐恢复了往常的秩序。

此次疫情的影响

1770—1771 年莫斯科黑死病对莫斯科经济、政治和医疗等方面都产生了一些直接的影响。

首先，鼠疫严重影响了莫斯科的经济。1771 年莫斯科瘟疫是俄国历史上最严重的瘟疫，它的死亡人数几乎超过了 14 世纪黑死病或之前其他流行病发生时俄国的死亡人数。人口大量的死亡扰乱了城市经济，大部分制造企业、政府机关、教育机构和娱乐设施都关闭了，这也造成了大量失业。对感染的恐惧也使外部的游客、买卖者等望而却步，这加剧了经济混乱。此外，因为那些拥有难以替代的商业和手工技能的人死亡率很高，疫情还冲击了该市大约 2/3 的工业区，这改变了当地原有的工业形式，使得新生力量能够重新进入莫斯科。

其次，因为疫情，莫斯科还拆除了许多破旧的住宅，再加上瘟疫期间莫斯科领导层中产生的更替，使得其他变革的采用和实行变得更加容易。1775 年 1 月中旬到 12 月上旬，叶卡捷琳娜二世对莫斯科进行了长期访问，促成了一系列改革措施，这一鼠疫的流行也特别加剧了城市规划和福利改革。疫前，莫斯科尤其是郊区的建筑大多是木制的，城内沟渠纵横且大多并不干净，工厂、纺织厂等建筑也聚集在市内。决定重新规划城市布局后，工厂被移出市中心，郊区的砖石建筑比例稳步增加。人们努力清理莫斯科河、内格林纳亚河和雅乌扎河，并于1779年开始修建引水渠，从城外的泉水中引水。当叶卡捷琳娜二世在1787年再次访问莫斯科时，她宣称它有了很大的改进。在莫斯科和整个帝国，鼠疫的经历促使了官方防疫预防措施的制定和公共卫生设施的扩大。叶卡捷琳娜二世于1775年8月12日下令在莫斯科建立一个新的公立医院和济贫院，这家医院以叶卡捷琳娜二世的名字命名，并在莫斯科东北部的原址持续到20世纪中期。到18世纪70年代末，莫斯科已经开设了精神病院、济贫院和残疾人收容所等机构。在此期间，鼠疫极大地刺激了莫斯科对这些机构的需求。1786年，对这场瘟疫的记忆仍在引起人们的恐慌，疫情阻碍了莫斯科城市的发展，直到它在1812年受入侵和发生大火之后被大规模重建。

最后，1770—1771年的鼠疫经历还加强了俄国医疗方面的建设，不仅包括医疗设施、医疗机构的建立，还有医疗教育、医疗意识等方面。当时俄国人民是如何认识鼠疫等疾病的呢？鼠疫，被认为起源于一些地方性的瘴气和大气的局部腐败，它从源头开始，在人与人之间传播。许多俄国人（可能比欧洲其他地方的人口比例更高）仍然相信，瘟疫源于神的不悦、人类的罪孽或某种魔法。在1770—1771年的流行病中，这种对疾病的宗教观点经常被表达出来，医学解释特别是西欧的医学解释，这时才刚刚开始进入俄国社会。在沙皇彼得一世统治时期，政府才开始在制定流行病政策时考虑医疗意见。因此大多数人并没有意识到医生的重要性，以前俄国的大多数医生都是外国人。在为数不多的斯拉夫医生中，大约 70%是在国外接受教育的乌克兰人。莫斯科疫情的发生使得政府和民众都认为，医疗专业人员在危机期间提供了宝贵的服务。双方都坚信，一旦鼠疫复发，他们必须雇用更多的医疗专业人员来对付它。对疫情的记忆，以及鼠疫对俄国南部新领土的持续威胁，促使医学学院加倍招聘专业医生。俄国医学博士的人数从 18 世纪 60 年代的 94 人增加到 18 世纪 80 年代的 229 人，其中斯拉夫医生从 21 人增加到 34 人。与此同时，外科医生的人数成倍增加，但确切数字尚不清楚。到 1803 年，大约有 2000 名各类医务人员为军队和平民服务。此后，政府和民众都意识到医疗机构和公共卫生资源的重要性，医生不再只是为军队服务而存在的。因为俄国幅员辽阔，人口分散，识字率低，大多数地区的行政管理不完善，这些都使得一些流行病既不会被记录下来，也无法鉴别正在发生的疾病。制度和文化的差异加剧了医学术语的混乱，人们不能轻易地从相隔甚远地区的报告中确定某一流行病的相关情况。而 1770—1771 年莫斯科疫情之所以具有悲剧意义，是因为当时的人们无法理解疫情本身，他们的努力要么无效，要么甚至使灾难恶化，这暴露了莫斯科甚至当时俄国在医学知识上的局限性。这也直接导致之后俄国对医疗的研究投入要比之前更多，更本土化和专业化。

（余晓涵）

22. 美国建国初期最大的公共卫生挑战
——1793 年费城黄热病

1793 年 7 月，一批欧洲避难者在慌乱中逃至费城，他们带来了加勒比海地区最富庶的欧洲殖民地——圣多明各岛正在发生奴隶起义的消息。费城人从这批避难者口中知道，圣多明各已经经历了三年战争，同时一场瘟疫正雪上加霜地在当地肆虐。镇压奴隶叛乱的英军和法军因感染黄热病大量死亡，这成为海地奴隶革命成功的契机；但同时，来自同一地区的黄热病毒引爆了费城的一场大瘟疫，改写了美国建国初期的历史。

费城著名医生詹姆斯·哈钦森（James Hutchinson）出于对法国共和党人的同情，取消了对这些海外避难者例行的隔离举措，避难者们在未经隔离、检疫的情况下聚居于特拉华河周边的狭小街区。这一看似无虞并充满人道精神的举措构成了 1793 年费城黄热病暴发的伏笔。

作为美国最具历史意义的城市之一，费城是《独立宣言》和第一部联邦宪法的诞生地，也是当时这个新生国家的首都所在地。1793 年黄热病的大暴发使费城经历了史无前例的考验。疫情从 1793 年的 7 月持续到 11 月，原本有 5 万居民的城市在近 5 个月的时间内有超过 17 000 人逃离，死亡约 5000 人。这座政治、经济、文化的中心城市在短短几个月内面临城市功能瘫痪、正常市民生活停滞等问题。

1793 年的费城为什么会发生这场瘟疫？美国社会是如何应对这场建国初期最大的公共卫生事件的？这场瘟疫又给美国社会带来了怎样的影响呢？

费城黄热病暴发的背景

黄热病（yellow fever）是由黄热病毒引起的急性传染病，主要经由伊蚊叮咬传播。携带病毒的蚊虫在叮咬皮肤时将含有黄热病毒的唾液注入人体皮下毛细血管，病毒侵入附近淋巴组织后大量复制，一旦进入血液则会感染人体重要脏器，从而引发疾病。黄热病的潜伏期为 3～6 天，有发热、头痛、腰骶部和下肢疼痛、呕吐等症状，重症患者可能出现黄疸、肝脏肿大、蛋白尿等症状。历史上第一次有历史记载的黄热病流行事件发生在 1648 年的墨西哥尤卡坦半岛，17 至 19 世纪，黄热病随着经贸交流、

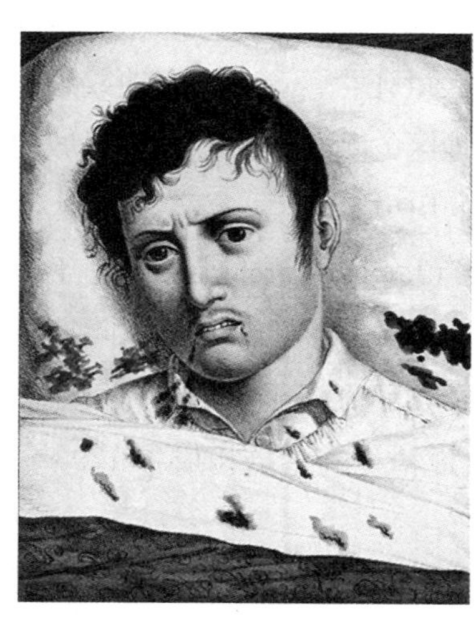

19 世纪西班牙加的斯市一名危重期的黄热病患者，患者已经开始出血

交通运输的发展进入北美、欧洲、非洲等地，成为部分地区最严重的传染病之一。

自1682年费城建立以来，黄热病不止一次出现在这座城市，1699年、1741年、1747年、1762年均有费城黄热病的相关记载，但1793年发生的这次黄热病对美国历史造成的影响却是最深远的。这次黄热病的暴发并非偶然，它与当时费城的地理位置、城市环境、经贸状况息息相关。

1792年，医生威廉·柯里（William Currie）写道："在费城及美国的其他地方，拥有健康获得长寿的可能性比世界上其他任何一个人口数量相当的地方都要高。"在这位医生眼中，费城享有良好的城市规划和优美的环境，网格状的城市道路规整、通风，特拉华河与斯古吉尔河提供了干净的水源和排污渠道。但是，当年费城真正的情况却并不完全如此。

1681年，英国国王查理二世将北美东海岸的一块土地赐予威廉·佩恩（William Penn）并命名为宾夕法尼亚，费城则位于这片土地靠近港口的位置，佩恩作为领主负责这里的一切事物。宾夕法尼亚具有丰富的森林资源和矿产资源，费城依托丰富的资源和特拉华河、斯古吉尔河提供的良好通行条件，成为美国木材业、采矿业、航运业发展的重镇。威廉·佩恩是这座城市最早的规划者，在他的规划中，特拉华河、斯古吉尔河流淌在城市的两侧，提供清洁的水源；城市道路规则、疏朗地呈网格状分布，以保证良好的通风和井然的秩序。但随着人口迅速增长，佩恩规划的蓝图被打破——原有的街区被填充进了无数新建的房屋、狭窄的小路，城市通风极差。因为费城较高的地下水位，粪便倒灌进水井污染水源，此外，一些屠宰场沿特拉华河修建，它们将动物的内脏、血液直接排向河流，居民也习惯将生活垃圾弃于排水沟。糟糕的通风、肮脏的水源、密集的人口让费城成为疫病滋生的最佳温床。

有了疫病传播的适宜环境，只需要传染源的进入，便能引爆一场大瘟疫。1793 年费城黄热病流行的引爆点还要追溯到一艘来自西非的船只。1792 年，载着 300 多名英国激进分子的汉基号（Hankey）来到西非的岛屿博拉马（Bolama），这群英国人怀揣着废奴的理想试图在此建立殖民地，通过雇佣而非奴役黑人的方法改变大西洋奴役贸易格局。不过，摧毁他们丰满理想的并非政治斗争与武力抵抗，而是当地可能以猴子为宿主的黄热病强毒株。到 1793 年初，少量幸存的殖民者乘汉基号悻悻离开西非，准备返回英国。因为缺乏身体健康的水手，加之为躲避法国舰船的拦截，船只顺着东北信风来到了加勒比海地区的格林纳达（Grenada）岛。船员、乘客、水桶中滋生的蚊子成为病毒的载体，他们将黄热病传遍了包括圣多明各在内的整个西印度群岛。数月后，便发生了文章开头所描述的一幕——来自格林纳达的船只将感染黄热病的乘客和蚊子带到了费城。

黄热病的暴发

初期发现的病例集中在水街（Water Street）附近，这里聚居着众多法国水手，是费城最狭窄、人口最为稠密的地方，通风不畅、卫生条件恶劣。8 月 19 日，水街的居民凯瑟琳·勒迈格尔

(Catherine Lemaigre) 因身体严重不适请来了包括本杰明·拉什（Benjamin Rush）在内的3位医生，医生们在这次会诊中才醒悟，他们自7月起观察到的总计20多例病例都发生在水街附近，并且患者具有相似的症状：全身抽搐、肌肉疼痛、眼睛发红、呕吐黑色带血物质、皮肤出现黄疸。拉什医生正式宣布一场瘟疫正在费城蔓延。

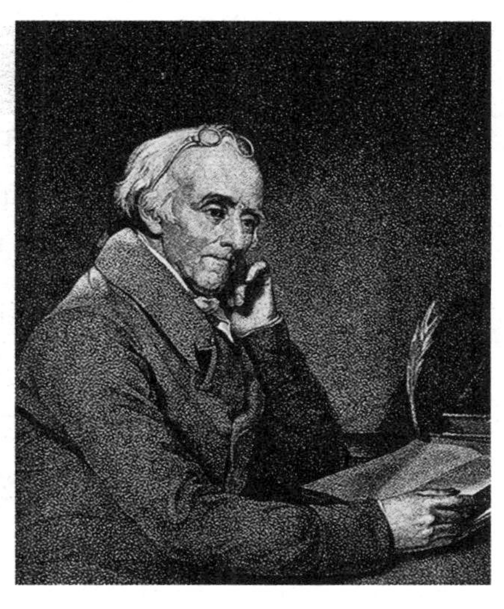

本杰明·拉什医生

根据出版商马修·凯里（Mathew Carey）的记录，费城8月的每日死亡人数从月初每日10人以下增长至月末每日死亡超过20人，到9月8日这天，单日死亡人数升至42人，从这一天起到10月末，是瘟疫的最严重阶段。直到11月，疫情才进入尾声。

8月25日，费城医学院召开会议商议防疫举措。27日，《联邦公报》上刊登了由拉什医生主导起草的11条建议。但是，费城医学界并未就黄热病的起源、性质与治疗方法达成一致。其中分歧最大的是治疗方法，威廉·柯里等医生主张通过多饮水、洗冷水澡、呼吸新鲜空气等较为温和的方法进行治疗；本杰明·拉什倡导放血、催吐、洗肠等较为激进的治疗方法；时任美国财政部部长汉密尔顿的医生爱德华·史蒂文斯认为拉什的方法只会让患者更加衰弱，他采取了摄入兴奋剂和补药的方法治疗汉密尔顿，并且取得了成效。总之，医学界的分歧、争吵让民众在疫情中更为迷茫，他们不知道究竟该信任哪一种治疗方法。

从 8 月末开始，费城的中产阶级与上层阶级纷纷逃离，费城成为一座半空的城市。马修·凯里在记录中写道："几周之内，马车载着人和行李驶向各个方向，从不停歇。许多人关上家门，也有人留下佣人照看。市场变得非常萧条，许多工匠失业。"同时，医疗资源与病患的矛盾凸显，临时作为战地医院的马戏团充斥着尸体和得不到充分救治的患者，为缓解这种情况，济贫院将布什山（Bush Hill）的一座闲置宅邸作为专门收治黄热病患者的临时医院。

9 月起，部分政府官员开始离开费城。时任财政部部长汉密尔顿于 9 月 5 日感染黄热病，他与家人来到离费城 4 千米的费尔希尔进行治疗。9 月 10 日，乔治·华盛顿携夫人离开费城，前往弗吉尼亚州避难。作为联邦政府象征的华盛顿的离开代表着政府部门陷入瘫痪。可以说，留在费城的多为底层人民，他们在遭受疫病威胁的同时，还要面临因失业带来的经济困扰和整座城市的生活物资短缺。据时人伊丽莎白·德林克（Elizabeth Drinker）的日记记载，许多尸体被发现在他们的家中，其中相当一部分可能因为缺乏充足的食物补给和护理而死去。1793 年 8 月至 9 月的费城，处于严重失序的无政府状态。

美国社会的应对

与政府缺位形成鲜明对比的是费城公民自发的团队组织与救

助工作开展。这座在美国具有悠久历史的城市在革命洗礼与城市文明发展中形成了较好的市民基础，积极参与公共事务的公民意识成为费城危难之时的强力支柱。

疫情期间，唯一坚持留守费城的高级官员是市长马修·克拉克森（Mathew Clarkson），他于 9 月 10 日在报纸发布公告号召市民加入志愿者的队伍。市长的号召得到了迅速的响应，4 天后，来自各行各业的志愿者组成了市民委员会，委员会的大部分成员是底层市民。这一临时成立的组织分工明确：有人负责患者的运输与尸体埋葬，有人负责物资筹集与管理，有人负责布什山医院的良好运转，有人负责正确消息的整理与发布，此外，还有富商成员用自己的资金作为担保进行贷款，以保障物资的供应。市民委员会推动了城市秩序的部分恢复，缓解了疫情的蔓延。

另一个成立于 9 月初的志愿团体是由费城黑人组成的自由黑人协会。疫情暴发初期，费城的部分医生团体认为黑人对黄热病具有天然抵抗力，黑人牧师阿布萨隆·琼斯（Absalom Jones）和理查德·艾伦（Richard Allen）号召黑人加入救援。1793 年费城约有 3000 多个黑人，他们在城市中做着收入微薄、地位低下的工作，是这里的边缘人群。在疫情初期，甚至有人诽谤 5 个黑人在水泵里下毒。但是在这场瘟疫中，他们承担起了最为艰辛与危险的工作：挖掘坟墓、搬运尸体、运送患者、打扫清洁。此外，黑人中也有护士和接受放血与净化治疗训练的护工为病患提供医疗服务。需要指出的是，“黑人对黄热病具有天然抵抗力”的判断并不正确，在整场瘟疫中，黑人的死亡率与白人相差无几。

进入 10 月中旬，随着城市人口密度下降、病患得到隔离与救治、因气温降低而导致的伊蚊数量锐减，黄热病死亡人数开始逐渐减少。10 月末，费城街头的商业贸易逐渐恢复。到 11 月，逃离出城的市民逐渐返回费城，这其中便包括副总统约翰·亚当斯（John Adams）的儿子汤姆·亚当斯（Tom Adams），在给父亲的信件中，汤姆写道："当看到人们平安无恙地走在路上，做着日常的事情而没有任何坏事发生，我心中的忧虑便消散了。许多人穿着丧服。那些从未因此背井离乡的人们难以体会这种灾难之后与旧友、熟人重逢的喜悦。"

1793 年费城黄热病的影响

1793 年费城黄热病导致约 5000 人死亡，占当时费城总人口的 1/10。死者中相当比例的群体为中青年、穷人、男性和白人。因为大量中青年男性的离世，费城增加了数千孤儿和遗孀，他们面临着严重的心理创伤和巨大的经济压力。大量底层民众在疫情期间无力逃出费城，加之恶劣的生活环境和短缺的物资保障，他们也成为死亡高发人群，这导致瘟疫过去后的数年费城劳动力锐减，物价也随之上涨，市民生活压力倍增。

这场瘟疫带来的更深远的影响来自政治层面。瘟疫过后，费城开始集资修建城市用水工程，以保障城市水源和整体环境的清洁卫生。政府明确了自身维护城市公共卫生的职责，州立法机构颁布更严格的卫生法，加强了卫生局的监管范围。1793 年末瘟疫的平息并非"一劳永逸"，接下来十年间，黄热病蔓延至全球并在每年侵袭美国大部分港口城市，尤其在 1797—1799 三年间，费城又相继暴发一定规模的黄热病瘟疫。这一系列的疫情推动了1799 年全国性检疫隔离法的通过。这是美国第一次在全国性法律层面规定了联邦政府具有协调商业利益、税收安全与公共卫生关系的职责。

18 世纪 90 年代费城反复发生的黄热病使得美国的领导者重新考虑首都的选择。当 1790 年联邦政府迁至费城时，人们普遍认为费城独特的历史意义与繁荣的经济无愧于首都的地位，但传染病的间隔性流行逐渐动摇了费城作为宾夕法尼亚州首府与美国首都的地位，美国的领导者们开始考虑搬迁联邦政府。最终，联邦政府在 1800 年从费城搬至华盛顿特区，并维持至今。

1793 年的费城瘟疫还引发了人们对城市文明、生态文明、人类道德、种族问题等文化议题的思考。托马斯·杰斐逊在给拉什医生的信中写道："黄热病将会打断大城市在我们国家的发展，在我看来，大城市有害于人的道德、健康还有自由意志。"一些神职人员认为，瘟疫是上帝对城市生活的骄奢淫逸和种种人类劣行的审判。还有人认为，费城巨大的贫富差异摧毁了城市朴素、有益健康的氛围，富人享受着奢靡的物质条件，而穷人却如蝼蚁般生活在肮脏拥挤的街区，没有人将这里生活的人们看作一个休戚与共的整体，没有一套城市设计将这里变成和谐、健康、生态的文明土地。此外，种族问题在这次瘟疫中凸显。黑人群体为抗击黄热病做出了了不起的贡献，但是他们的作为在当时遭到了部分白人的亵渎。出版商马修·凯里在出版物中声称黑人索要过高的护理费用，甚至掠夺、盗窃患者财物。对此，黑人牧师琼斯和艾伦出版了一批小册子予以反击，他们在册子中维护了黑人群体的正义并感谢了长期以来致力于废除奴隶制度的白人，这是美国历史上黑人第一次在出版物上对种族问题进行观点回应。

因为有限的科学水平，直到 19 世纪末，医学领域的专家们自始至终都不知道蚊子是黄热病毒的传播者，针对黄热病的治疗、预防手段十分有限。进入 20 世纪，由美国陆军部重组的黄热病委员会对黄热病的传播模式与病理研究取得了长足进步。到 20 世纪 30 年代，黄热病减毒活疫苗研制成功，并被广泛应用于流行地区的预防接种，黄热病的流行强度受到明显抑制。时至今日，黄热病仍是《国际卫生条例》规定的需国际检疫的传染病，针对这种疾病，人类尚无特异性的治疗方法，世界卫生组织建议将疫苗接种作为预防措施，流行国家的居民与旅行者应及时接种疫苗。

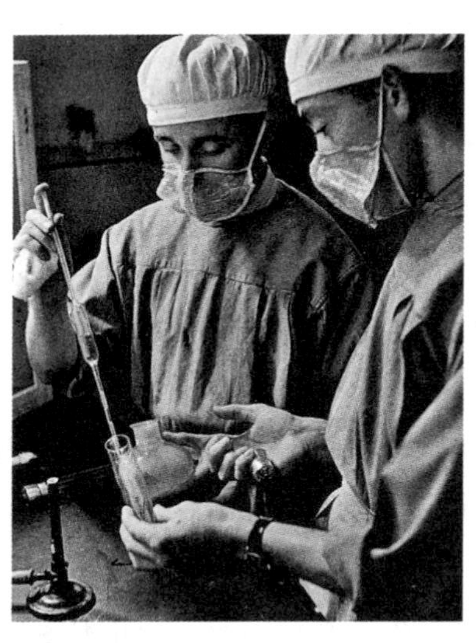

20 世纪在实验室中进行黄热病研究的科学家

（李林奇）

23. 真假霍乱

——嘉道之际的瘟疫

嘉庆二十五年（1820年）秋，清宣宗旻宁刚刚继承大统，当时正是一派风调雨顺、丰乐祥和的样子，看不到任何灾异发生的征兆。然而正当人们庆幸这几年上天保佑之时，灾难却突然降临了，一场清朝历史上从未有过的大瘟疫悄然而至并迅速蔓延，酿成了一场几乎波及大半个中国的大灾难。是何种疾病引发了这场灾难？时人议论纷纷，真假霍乱的迷雾笼罩着整个社会，使得另一种“心灵瘟疫”在人与人之间蔓延开来。

全新的挑战

嘉庆二十五年（1820年），沿海地区首先出现了瘟疫，主要集中于当时的海运大港，如汕头、海口、琼山、合浦等地。瘟疫之后沿海北上，从宁波、上海登陆江南地区，波及江南的十府一州五十余县，浙江、上海、江苏均有严重疫病流行。浙江定海的黄式三在一篇悼念文章中记录了一个因瘟疫而死的妇女：“天降痧疾，口吐呕、腹痛、肠绞、泻痢、麻木，获此疾者十有七八死，死者速在一二日间。嘉庆庚辰岁（1820 年）此疾初发，逮道光壬午（1822 年）八月十一日，先妣裘氏以此疾卒于内寝。”瘟疫再沿运河传入山东，从陆路由安徽、江苏传入河南，在河北则由陆路和运河双重渠道传播，到达北京后沿陆路进入东北。《东华录》道光元年八月己卯记事中谈到北京有时疫流行。王士雄《霍乱论》说：“京师至棺木尽，以席裹身而葬，卒未有识何病者。”王清任《医林改错》说：“道光元年，岁次辛巳，瘟毒流行，病吐泻转筋者数省，京都尤甚。”这一瘟疫从海路、陆路两个方向进行传播，流传的面积十分广大，以前人们所见到的瘟疫大多是地方性的，集中在某些区域而已，此次却迁延至全国，“南自杭以至闽广西，自金陵以至江西两湖北，自山东以至直隶竟无地不然”。

同时，这次瘟疫的烈性极强，大量人口死亡，仅受灾比较严重的苏松太地区，病死人数就至少在 50 万以上。染病者“类无六脉，其死不过一两日，不死即瘥，偶有病至十数日死者。其泄泻一如无肛门收束，粪直下，色白略如米汤，泻两日，虽肥人必瘦，筋收则四肢拘挛，手足各指倩人扯拔。如不胜死，则膀肚肉欠过腿挛，手臂肉欠过腋下，筋骨条条冈起，周身之肉不知消归何所”，或“初起先腹痛，或不痛，泻利清水，顷刻数十次，少者十余次，未几即手筋抽掣，呕逆，口渴恣饮，手足厥逆，脉微欲绝，甚则声嘶舌短，目眶陷，目上视，手足青紫色，或遍身青筋硬凸如索，汗出脉绝。急者旦发夕死，夕发旦死；缓者二三日或五六日死”。因为发病迅速，多有暴毙于道旁者，竟有记载云

“道光元年白昼见鬼，路断行人，死者十分之六”。大量的人口，特别是成人，患病乃至死亡，又进而导致了生产的停滞，市面一片萧条，疫情暴发后，宝山的罗店“市中禁屠，过午即闭门罢市”，原本大好的年景消散殆尽。

虽然瘟疫并不鲜见，但是波及范围如此之广、发病如此迅速、症状如此可怕的疾病，却是前所未有的，一时间众人都惊慌失措。也正是如此，在霍乱肆虐的同时，关于瘟疫起源的谣言四起。张畇在《琐事闲录》中回忆辛巳之疫时提道：“当时人恐惧，讹言四起，千奇百怪，不可备述。然俱得之耳闻，未敢遽信。惟西瓜中切出蛐蝎，茄中破出毒虫，则是予所亲见，斯以奇矣。”孙兆溎的《花笺录》也曾记载：“西瓜人不敢食，有司亦出示禁卖，每每破瓜，其中辄藏毒物。”根据现代的认识，当然可以知道西瓜与霍乱是没有直接关系的，不过，在当时夏秋季节，苍蝇飞扬以及小贩往往会用并不洁净的水喷洒没有及时卖出去的西瓜以保持湿度，故西瓜成为传播媒介也是情理之中的事。同时又出现了“鸡翼生爪”的谣言：“道光元年辛巳秋七月，鸡翅生爪，如人指甲，啄人人即病，其鸡喉中有小蛇，又鸡卵中亦有小蛇，如红线蜿蜒，人不敢食。”显然鸡和西瓜一样，只是被当成了瘟疫的替罪羊。除此之外，在瘟疫流行时传播的谣言中，很大一部分是带有浓重的神秘色彩，并与鬼神联系在一起的，柳树芳在描述这次瘟疫的诗中云：“肠胃先已伤，肌肉登时削。往往一饭顷，便不可救药。人言鬼作祟，纵疫为击缚。”由于谣言的迅速传播，一些地区瘟疫未到谣言先至，整个社会蒙上了一层恐怖的气氛，在河南，“前半年已有谣言云：‘自龙虎山传来符咒，将有鬼夜半叫门，应之即吐血而亡，须遵书符咒避之，乃免。'……当时人人恐惧，讹言四起，千奇百怪，不可备述。"虽然真正因为瘟疫而死的人并没有那么多，但是"传闻已甚，一时竟视为酆都地狱"。

由此可见，这次大疫实乃超出时人经验和记忆范围，成为整个社会共同面临的一个全新的挑战。

难辨的霍乱

在1817年以前，霍乱主要存在于恒河三角洲一带，呈地方性流行。自嘉庆二十五年（1820年）霍乱传入中国后，其暴亡的惨烈及强传染性引起了医者与民众的巨大恐慌，但由于其吐泻等症状与中国传统医书中所讲的霍乱非常相似，又使民众有似曾相识之感。这场大疫的霍乱究竟是一种外来的全新疾病，还是仅仅是传统霍乱的一种变形？

霍乱辨疫十分复杂，原因在于霍乱不仅有繁复俗称和异名的存在，更在于"霍乱"二字本身在中国由来已久的历史，及其前后迥异但因表症甚似而混淆的喻义。自真性霍乱传入后，医者的医识警觉性一方面使他们急呼此乃"千古未有之奇疾"，另一方面，由于其转筋吐泻症状符合传统医书所载"霍乱而转筋"的描述，部分医者将真性霍乱与传统霍乱对应，认为其为传统霍乱的一种。道光年间刊刻的《医门棒喝》一书中即有"若近俗所称吊脚痧者，即古书所谓霍乱转筋也"的说法，医者仍沿着原有的脾胃阴阳之说用转筋入腹牵强解释霍乱转筋致死的缘由。霍乱名家王士雄在其所著的《霍乱论》中，也将嘉庆年间出现的新疾病称为霍乱转筋，认为民间所谓的吊脚痧不过是霍乱转筋而已。

医者难辨，更遑论一般民众，于是众多霍乱异名应时而生。陈邦贤在《中国医学史》中对霍乱的各种称谓和语源进行了总结，发现有干霍乱、湿霍乱、瓜瓤瘟、番痧、瘟毒痢、霍乱转筋、吊脚痧、瘪螺痧、疞肠痧、亚细亚霍乱、真霍乱、霍乱吐泻、虎列拉等十几种之多，地方志中的叫法更是多如牛毛。

中国传统医书中所谓的霍乱是何种疾病呢？我国最早提到“霍乱”一词的医书是《黄帝内经》：“乱于肠胃则为霍乱”“土郁之发，民病霍乱”“太阴所至，为中满，霍乱吐下”，因其剧烈吐泻、挥霍水分及撩乱身心，故名。《古今医统大全》在描述传统霍乱时，说它“大抵伤暑者居多，盖由夏暑内伤元气，脾胃俱虚，必因饮冷停寒，酒色所伤，外因受凉，邪气所郁”，认为这是因饮食引发的一种夏季疾病。隋末巢元方明确指出传统霍乱乃是一种“因饮酒，食肉腥脍生冷或居处不洁”而导致的肠胃疾病，“冷热不调，饮食不节，使人阴阳清浊之气相干，而变乱于胃肠之间，则成霍乱”。明代龚廷贤的《万病回春》中提到，“夫霍乱者，有湿霍乱、有干霍乱，皆是内伤饮食生冷、外感风寒暑湿而成。湿霍乱，忽时心腹疼痛，或上吐，或下泻，或吐泻齐作，搅乱不安，四肢厥冷，六脉沉欲绝，此名湿霍乱，俗云虎野狼病”“有干霍乱者，最难治，死在须臾，俗云搅肠痧。忽然心腹绞痛、手足厥冷、脉沉细或沉伏、欲吐不得吐、欲泻不得泻”。从其症状描绘来看，也有恶心、呕吐、腹泻等与霍乱相似的表现，但伴有腹痛且没有明显传染性的症状将它与霍乱区分开来，而更接近于急性肠胃炎。除了吐泻，偶尔也伴有抽筋的症状，巢元方说："夫霍乱大吐下之后，阴阳俱虚，其血气虚极，则手足逆冷，而荣卫不理，冷搏于筋，则筋为之转。冷入于足之三阴三阳，则脚筋转；入于手之三阴三阳，则手筋转。"医者虽解释其"霍乱而转筋者"乃是由"冷气入于筋故"，但以现在的流行病学来理解，显然是吐泻所造成的脱水症状。除此转筋症状之外，嘉庆二十五年（1820 年）之前关于霍乱的记载，都未言及霍乱有暴亡、传染遍布的真性霍乱症状，对病因的解释亦往往从个体饮食不洁等切入。

那何以认为嘉道之际的霍乱便是有别于传统假霍乱的真性霍乱呢？现代流行病学认为，真性霍乱潜伏期短至数小时，一般不超过 5 天，以 3 天为常见，患者多暴毙。就临床而言，霍乱始发作时，即突然发生极剧烈的腹泻和呕吐，最初腹泻物含有粪质，呈黄色粥状或稀水样，继则呈无色透明水样（米泔水样大便），无粪臭，一般无腹痛症状。由于急性剧烈吐泻导致严重脱水，霍乱患者会在短时间出现肌肉痉挛等症状。1821 年，直隶大名地方志中提及"其症脉口肢冷，牙紧口闭，气促甲青，项强筋缩，俗名抽筋病，此病甚速，不及延医"，明确点出了病症有缩筋、暴毙、体表指端乌青、身冷气短的特点。1821 年江苏、上海疫发，"其症多系干霍乱，手足拘挛，须臾不救，且易传染，有一家丧数口者"，可见此疾病有传染性极强，急速脱水暴毙的特点。山阴田雪帆著《时行霍乱指迷辨证》一书对嘉道以来真性霍乱的病症更是做了极为准确的描述："世俗所称吊脚痧一证……初起先腹痛，或不痛，泻利清水，顷刻数十次，少者十余次，未几即手筋抽掣，呕逆，口渴恣饮，手足厥逆，脉微欲绝，甚则声嘶舌短，目眶陷，目上视，手足青紫色，或遍身青筋硬凸如索，汗出脉绝，急者旦发夕死，夕发旦死，缓者二三日或五六日死。”这些记载中的描述与真性霍乱的病症是极为对应的。

嘉兴徐子默在《吊脚痧方论》一书中专辨传统霍乱与吊脚痧的不同。徐子默提出“古无吊脚痧之名，自道光辛巳（1821 年）夏秋间，忽起此病……医以霍乱之法治之，百不救一”，明确指出吊脚痧非传统霍乱，并进一步对真霍乱和假霍乱做了比较。徐子默认为，热霍乱（传统霍乱）病在热闭，故而“嚏则开其肺气，吐则开其胃气，下则开其脾气，挑刮开其皮毛经络之气，痧药开其脏腑之气，总取其通，通则气行热亦泻矣。从无愈吐愈重，愈下愈剧者，此吊脚痧之不同于霍乱也”，而吊脚痧病起三阴，乃寒闭之证，故而吐泻只能导致厥冷速毙，宜用温经通阳之药。

因此，我们可以这样认为，以嘉庆二十五年（1820 年）为界，在中国，“霍乱”代表的语意发生了变化。在此之前，霍乱实际上是一种由饮食不洁所引起的、以上吐下泻为表症的急性肠胃炎等病，常发于夏秋，可呈现流行现象，但实际并无传染性，只是一种假霍乱而已。在此之后则指由霍乱弧菌引起的甲类烈性传染病，此弧菌会引起剧烈吐泻，并会引发肌肉迅速抽搐、脚麻腿抽筋等症状，出现急性肾衰竭而导致宿主迅速死亡，也就是现代意义上而言的真性霍乱。

霍乱在中国

因为气候的变化以及英国殖民统治下自然环境的改变，自1817年在印度大流行并向外流传后，霍乱就在世界各地开始了长达1个多世纪的肆虐，中国也概莫能外。清代的中国沿海地区，远洋贸易十分繁荣，借助日渐频繁的海上交往，霍乱快速突破原有流行区域来到中国，并借由中国近海乃至内陆繁忙的交通，首先在中国沿海进而在内地迅速蔓延，可以说是一种舶来品。霍乱在此后的中国频繁流行，在众多的传染病中，占有重要的地位。根据学者程恺礼的统计，从1820年第一次霍乱大流行传入中国并被记录到1932年，中国总共遭受46次强度不同的霍乱入侵。

这种情形的出现，首先和主要疫区江南、华南沿海各大港口城市，华北等地稠密的人口有关。当时的江南地区，人口之繁密无疑为全国之冠，据统计，嘉庆二十五年（1820年）该地区人口密度大约是全国平均密度的7倍。逼仄的居住环境及过多的家庭人口无疑会成为病菌传播的温床，出现大量聚集性感染。同时，随着人口的增加，过度的开垦和过量的废弃物不断破坏着生态环境，尤其是对水源的污染。霍乱等肠道传染病大都暴发流行于夏秋湿热季节，主要通过食物、水和接触传染。江南、华南温暖湿润的气候，密布的水网，以及居民不良的生活习惯，构成霍乱成为流行病的环境基础，非常有利于其滋生流行。清末至民国年间，江南城镇居民生活用水仍以河流为主，虽然中国饮用开水的独特习惯是抑制霍乱的有效方法，但暑夏之时瓜果浸水以及用水清洁餐具的生活方式，使得霍乱弧菌还是可以通过饮食入口。对霍乱这种肠胃传染病而言，不良生活习惯对其流行影响甚大。在传统时代，中国民众长期在河水中倾倒垃圾、排放污水、洗刷马桶。霍乱患者排泄物中含有大量霍乱弧菌，当清洗粪桶及淘米洗菜在同一条河中进行时，霍乱弧菌极易被传播。

王士雄根据他对现实的观察与思考，明确指出环境污染与疫病的关系。旅居上海期间，王士雄发现上海的对外贸易成就了其大都会的地位，“然人烟繁萃，地气愈热，室庐稠密，秽气愈盛。附郭之河藏垢纳污，水皆恶浊不堪。今夏余避地来游，适霍乱、臭毒、番痧诸证盛行，而臭毒二字切中此地病因。”正是源于这种认识，王士雄对居所环境和用水卫生提出了三点要求：第一，要疏浚河道或广凿井泉，保障干净的生活用水，也可饮用雨水、雪水，贮水以备用；第二，居所不论大小，都要保持通风，清扫洁净，如果不得已居住在狭窄人多的地方，也要与人群保持距离，不要任由屋子受潮、暴晒；第三，提倡用药物来净化水源，在供饮用的井水中，入夏之时可以投入些白矾、雄黄，水缸内则可以放一些石菖蒲根、降香。在时人对病因的讨论过程中，一些新的卫生观念被催生出来。

自 19 世纪 20 年代霍乱大流行以来，被这种新的烈性传染病侵袭的国家无不惊慌失措。直到 1883 年，在显微镜和解剖术的佐助下，科赫发现霍乱弧菌是霍乱发生的致病因子，从此揭开了霍乱流行的神秘面纱。随着中外交往的频繁，西医流行病学知识传入中国，中国民众对于霍乱的认知也进一步明朗，认识到某些微生物才是致病的真正原因。在中国，尽管传统医学的认知框架限制了人们对病理的认识，治疗上难有突破性的方法，防疫手段更是多停留在物理阻隔的水平，但随着长时间的不断调整和摸索，面对真真假假的霍乱迷云，传统医家和大众都在不断更新着自我的认知。在人类认识疾病的过程中，无论是对新疫病的认知和探索，还是对由此引发的相关问题的观察和探讨，我们都可以看到传统社会所具有的能动性和社会活力。

（童昊霞）

24. 天堂陷落
——1860—1864 年江南大疫

咸丰十年（1860 年），太平天国将领李秀成率军击溃江南大营后，太平军开始东征，同时曾国藩的湘军加紧围攻皖北重镇安庆。咸丰十一年（1861 年），安庆失守，湘军顺江东下，主战场正式转移到了皖南和江浙地区。翌年春天，湘军兵分十路，对以天京为中心的太平军占领地发动全面攻势。咸丰十一年（1861 年）、同治元年（1862 年）夏天，湘军的军事行动进行得相当顺利，以至于“论者以为廓清有期”。然而夏天过后，一场始料未及的瘟疫尾随而至，并很快在江南交战区蔓延开来。

江南失守

实际上，早在咸丰三年（1853 年），太平军首度到达长江下游地区时，瘟疫已随着战争的出现而不时出现。这一年，太平天国攻克南京，清政府随即在南京周围组织了江南、江北两大营，对南京采取包围之势，双方展开殊死搏斗。由于战争激烈，尸横遍野，造成南京一带瘟疫肆虐，但并没有酿成广泛的传播。直到咸丰十年（1860 年），一场来势汹汹的瘟疫在江南多地暴发，并一直延续到同治三年（1864 年）才随着战争的结束而渐趋平息。

咸丰十年（1860 年）三月，为解天京之围，攻破清军江南大营，太平军取道皖南芜湖奔袭浙江，攻占了江南大营重要的粮饷基地杭州。五月以后，太平军在李秀成的率领下攻占了江南大半，还以苏州为中心，建立起了苏福省。江南大营被太平军彻底粉碎后，清政府的危机空前严重，八月，清政府不得不任命曾国藩为两江总督、钦差大臣，亲自指挥作战。经过数月的围攻，咸丰十一年（1861 年）九月，安庆城沦陷。此时的安庆城中，数万太平军的尸体被随意堆放，第二年夏天，随着高温，瘟疫滋生，湘军中不少士兵染病。驻扎在皖南宁国府宁国县的鲍超军队受瘟疫影响，“除已痊外，现病者六千六百七十人，其已死者数千，尚未查得确数”。驻扎在宁国府太平、旌德两县的张运兰军队“即求一缮禀之书识、送信之夫役亦难其人”。这种情况使得曾国藩“无日不在惊涛骇浪之中”，不得不奏请朝廷速调多隆阿军队渡江驰援。

瘟疫使得湘军的实力大受影响，对于太平军也同样是致命的。自安庆失守，陈玉成败亡，天京门户大开，瘟疫又使得守军大量减员，天京的守卫更加薄弱，于是洪秀全只好从安徽征调官兵拱卫南京。然而，安徽战局已经恶化，太平军都是些散兵游勇，加之大多染病，因而南京“一时难以御敌”，只能“均填老馆守城”。面对这种可怕的局面，洪秀全只好将镇守苏州的忠王李秀成视作救命稻草，连下几道金牌令其带兵回救南京。尽管所统率的江浙各路军队同样遭受着瘟疫的袭击，但碍于天王的强令，李秀成终率 10 万军队进攻曾国荃的雨花台营盘，以解天京之围，双方军队展开激烈的战斗。这场持续 46 天的“极古今之恶战”，以李秀成的撤退告终，瘟疫的到来使得双方的战争不得不进入暂时的相持阶段。

残酷的战争使苏浙皖社会遭到严重的破坏，战争带来的疾病比战争的实际伤亡数量来得更多，危害更大。号称人间天堂的江南地区，经历战火和瘟疫肆虐后，只剩断壁残垣。

太平天国的首都天京长期被围困，在被湘军攻破后又遭到洗劫，加上严重的疫病，“句容遗民死者殆尽”，以至于只剩“一座空城，四围荒田”，“无屋、无人、无钱，管、葛居此，亦当束手”，曾国藩亦称“自五季以来生灵涂炭无逾于今日”。作为主要战场的苏州，在咸丰十年（1860 年）太平军进攻之时，江苏巡抚下令纵火焚毁沿城民房，结果金门、阊门外向来号称万商云集市井繁华之地，顷刻之间化为灰烬。经过 4 年的战争，苏州府人口锐减，从道光十一年（1831 年）的 340 余万减少到 128 万。咸丰十年（1860 年）的秋冬之交，吴县一带也出现了大瘟疫，染病死亡较多，难民饿死、冻死在路上的随处可见，总人口减少了一半左右。同治元年（1862 年），名医王士雄观察到由于霍乱的盛行，上海居民“死者日以千计”。上海的霍乱也传播到周边地区，上海附近的松江，据西人观察，死于霍乱者，占当地全部人数的 1/8。

浙北的嘉兴、湖州两府同样疫情严重。嘉兴人沈梓在《避寇日记》中谈到自己亲眼所睹的瘟疫惨状：七月十七日，湖州乌镇大疫达到高潮时，几乎每十户人家中死去两人左右；九月，嘉兴秀水县濮院镇，每日死去约四五十人，棺材店来不及生产棺材，价格飙升；九月初六以后，天涔涔降雨不停，空气潮湿阴沉，“阴惨之气逼人”，瘟疫再次出现，濮院镇每日死者达五六十人。正常人一旦染病，最初症状都像得了伤寒，时间长的两天左右，短的则一昼夜，最短的仅半日，就不治身亡。浙江省南部的处州府和西部的衢州府同样出现了疫情。在处州府松阳县，“瘟疫陡作，死亡枕藉，有死十之三四者，有死过半者，有全家无一存者，间有未至如是之甚者，折赢补绌，计之十亦去四五矣”，可见瘟疫流行之严重。衢州府龙游县疫情也相当严重，“同治元年自四月至于八月大疫，日死数百人，十家九绝”。

不仅是苏南、浙北地区，皖南也经历了一场非常大的瘟疫。其中宁国府瘟疫最重，“同治元年乱定五月，宁国瘟疫流行，全境死亡枕藉，无人掩埋”。根据当地人的说法，“宁民死于锋镝者十之三，死于瘟疫者十之七，散于四方来归者不及十分之一”，以至人烟稀少，草木繁盛，竟然出现野猪成群结队啃食田禾的情况。无怪乎宁国府人周赟在《梅村千人墓记》中感叹道：“至此后（同治元年），宁国之死皆死于疫，而非死于战。”

群疫并起

如此厉害的瘟疫究竟是哪种疾病呢？一时众说纷纭。

诸多推测中，霍乱说最为惹眼。霍乱是由霍乱弧菌引发的肠道传染病，主要症状为剧烈吐泻、严重脱水，传染死亡速度极快，死亡率极高。同治元年（1862 年），上海流行叫“子午痧”

的疫病，一旦传染便“朝发夕死”。在吴江等地，“吊脚痧”使得每天有数十人死去，并且无药可医，患者常常活不了多久。同年五月间，嘉兴“有吐泻等病，不及一昼夜即死”。在南京的湘军军营中也暴发瘟疫，传染极快，“兄病而弟染，朝笑而夕僵，十幕而五不常爨。一夫暴毙，数人送葬，比其反而半殪于途”。从这些地区疫情发生时间上的基本一致性、传播的速度和死亡人口数上判断，若不是有意夸张的话，应当是霍乱。

在灾荒战乱频发之年暴发的瘟疫，即使在同一时期、同一地区，也往往是多种传染病同时出现。因而，咸同年间的这次江南大疫，除了霍乱之外，可能还夹杂着疟疾、痢疾、天花、鼠疫等多种疾病。

疟疾是由疟原虫引起的寄生虫传染病，俗称“打摆子”，多由蚊虫叮咬传播，主要症状是寒战、高热，军营、难民营等人群聚集之处是疟疾高发区。同治二年，驻扎严州的左宗棠上折奏称，自己感染了疟疾，来与他商讨军务的杭州驻军伊勒东阿有轻微的腹痛，之后伊勒东阿又感染了疟疾，食欲不振，夜里失眠，白日困倦，半个月之后便病逝了。常熟的龚又村在《自怡日记》中记录了儿子和自己患上疟疾的过程：八月十八日，佑儿“感冒”；二十日，“连患寒热，似有疟象”；廿二日，“佑儿痁作旋汗，傍晚已平”。而他本人，八月十六日，“因寒而热，得汗而解”；十八日，“予热又作，饮薄荷汤葛粉，至夕汗出而轻”；二十日，“予仍热”；廿二日，“至午得汗而热解”。

痢疾是清代江南夏秋常见的疫病，在战争年代，势必会更加严重，在这次大疫中，有关的记载不时出现。同治元年（1862

年），松江“自七八月以来，城中时疫之外，兼以痢疾，十死八九。十室之中，仅一二家得免，甚至有一家连丧三四口者”。对咸丰十年（1860 年）至同治三年（1864 年）太平军攻占常熟后的情况有着详细记载的《庚申避难日记》中写道：同治二年（1863 年）六月，常熟某地十九至廿三日，疫情严重“病者只半日不治”，这个不知姓名的作者从十四日起就患上痢疾，至廿四日病情才减轻。

天花这一古老的疾病也有流行。同治三年（1864 年）四月，常熟“自长毛去后，遍处起病……本镇左右近侧，亦多病家，更有出白花亦不少”。上海“同治初，天痘盛行，（黄）镩请于巡道应保时，就邑庙设牛痘局，自任施种，捐备苗药”。上海从同治三年（1864 年）至同治末，未见有疫情发生，因此同治初的天痘盛行应发生在这次大疫期间。

对于是否有鼠疫传播，存在争议。宣州地方史家刘永濂认为：“据《宣城县志》记载的‘鼠白日出洞，不畏人’‘塘坝边，死鼠相枕藉’等资料看，这场大瘟疫很可能是鼠疫”。虽然鼠类的异常活动是判断是否为鼠疫的重要指标，但是长期战争引发的粮食匮乏，同样会引起鼠类成群移动或者死亡。由于浙江的鼠疫全年皆可发病，病型主要为腺鼠疫，亦有肺鼠疫，在缺少明确症状记载的情况下，我们无法排除鼠疫和霍乱同时流行的可能。

战与疫合

这次咸同江南大疫始自咸丰十年（1860 年），同治元年

(1862 年）达到高潮，同治三年（1864 年）随着战争的结束而渐趋平息。疫区主要集中在江宁府、苏州府、松江府、嘉兴府、湖州府和杭州府等太平军和清军反复争夺的府县。常镇地区由于没有出现两军反复激烈争夺的局面，故而前期疫情较少，但在后期清军的收复战中，也有较多的地区出现了疫情。由此可见，这次瘟疫基本随着战场的出现和转移而引发、传播。

瘟疫和战争常常是一对“双生子”，可以说，战争是引发这次瘟疫的主要因素。

频繁的战事、军队的扰动所造成的严重后果之一就是粮食的短缺。从咸丰十年（1860 年）到同治三年（1864 年），战事频繁，人民或死于战火，或为躲避战火而出逃他乡，必然严重影响农事和日常生活。同时，几十万军队的驻扎，更是加剧了当地的粮食压力。同治元年（1862 年），安徽春荒严重，皖南已经出现了大批饥民，然而湘军十多万人布防皖南各重镇，加上清廷的军饷粮食供应时时不继，军队就地筹措，使得皖南饥荒无以复加。曾国藩在这一年的家书中不由惊呼：“口粮极缺，则到处皆然。兵勇尚有米可食，皖南百姓则皆人食人肉矣。”雪上加霜的是，攻城略地之时，军纪败坏的士兵、社会动荡下滋生的匪徒，所到之处故意毁坏地方，入其城则焚其城，过其野则墟其野。无锡金匮县太平军攻占前后变得面目全非：“庚申以前，城乡民稠地密，半里一村，十里一镇，炊烟相接，鸡犬相闻，节肆繁盛。……遇难以后，附郭周围，一望平芜，惟东门外亭子桥存民房百间，西门惠山存祠庙数百间外，其余瓦砾盈途，变成焦土。”在常熟，同治元年（1862 年）四月，支塘、白窑、双风、浚仪等处“被零匪焚掠，水多浮尸，翻掘秧畦寻觅财物，致令农散田荒”。如此一来，环境的恶化自然不可避免，当年夏季，在苏州“遗骸遍道，浮胔满河。时天晴，炎气熏蒸，臭秽难闻，好善者方以芦席裹之，埋以土。过善人桥，见一尸仰卧河滨，一蒙茸肥犬啮其股；一尸横岸草间，覆以败席，上露发蓬松，下露足弓鞋。思之惨绝。贼缘久旱，城河流血，秽臭不堪，欲载行李出城，适廿七日大雨冲而又中止……”

到了战争的后期，难民不断增加，由于生活无着，路途奔波，难民本来体质就差，加之居住条件和环境卫生状况恶劣，特别容易诱发瘟疫。咸丰十年（1860 年）五月，大批常州、无锡、苏州难民涌向常熟。一些收容难民的个人和机构应接不暇，只能把他们安排在一些祠堂的内外。难民所居之处卫生条件恶劣，妇哭儿啼，随地大小便，他们生活困苦，只能“藉占寝地”，睡在地上，从而“酿成温疾”，引起疫病，并在难民中流传开来，一时死亡相继。至七月间，附近难民再次涌来，因无力再接待难民及其生病者，只能限额收容，劝他们投奔别处去。这些难民中的得病者因感到医治无望，甚至有投河而死的人。

原本应当承担救济责任的朝廷，因为更多的精力被投入到战争之中，应付灾荒的能力严重下降，清朝的灾荒救济制度在战争年代无力施行。此时主战区又在江南，很多原本积极投身于慈善的江南士绅，此时也自顾不暇，其救济能力自然大不如前。浙西海塘在咸丰十一年（1861 年）前就已倒塌，却因为战事一直未能修复，致使海水倒灌内河，此后又一再倒塌，导致嘉兴的不少地区河水变咸，致生“霍乱吐泻”之疾。在无锡金匮，情况更是骇人。在湘军复城后，各乡镇立难民局收容难民，但是因为经费不足，这种配置难以为继，冬春之饥寒交迫，夏秋之暑湿熏蒸，使得无数难民病死，甚至无法置办棺材，只能挖个坑把人埋掉，甚至有未气绝的人，负责埋尸的差役也直接带走一并处理。这在平常的年代，是难以想象的。

战争导致了这场灾难，同时瘟疫本身也会对战争造成一定影响。所有传染病都可以借由战争传播并发展成不同程度的流行病。太平天国战争中形成流行病的传染病种类众多，形成了极为严重的瘟疫，而这带给战争的不仅仅是一段插曲，它迫使双方不得不重新审视战争并调整作战计划，从而改变了战争的进程。战争中的大量疾病减员使得“掳丁”现象日益严重，通过这种方式，持续不断地消耗着战区的人口。瘟疫在太平天国战争中的作用还在于它主要集中在战争的后期，瘟疫极强的传播力，极高的发病率和死亡率和给人类社会心理造成的巨大恐惧，对于已经饱受摧残的民众而言，它的流行无疑是一场比战争本身更为残酷的灾难。

在天灾人祸的风刀霜剑严相逼下，江南百姓只能听凭瘟疫肆意横行，摧毁曾经的人间天堂。

（童昊霞）

25. 拿破仑霸业的摧毁者
——19 世纪俄法战争中的斑疹伤寒

2001 年，在立陶宛首都维尔纽斯的一处建筑工地上，建筑工人们惊奇地发现，挖掘机挖出的不是泥土，而是一具具森森白骨。历史上，维尔纽斯作为西欧通往俄国的战略要地，曾屡屡遭受炮火的洗礼，因此这些遗骸的来源也引发了诸多猜测。随着法国硬币和刻有部队番号的皮带扣、制服扣的出土，真相的大幕也随之揭开：这些遗骸既不是第二次世界大战时期希特勒的德军士兵，也不是苏联士兵，而是拿破仑麾下的法国士兵。

谁击败了拿破仑

1812 年的拿破仑·波拿巴（Napoléon Bonaparte，1769—1821 年）可谓是风光无限，在他的武力征服下，法兰西帝国控制了欧洲大陆的大部分土地。但是，与欧陆各国俯首称臣的景象形成鲜明对比的是，俄国对拿破仑的帝国则不太买账，随着两国经济利益和政治利益之间的矛盾逐渐加深，战争已经一触即发。

为了保障征俄战争的顺利进行，拿破仑筹备了庞大的征俄队伍，浩浩荡荡 60 万大军比整个巴黎的人口还多。与此同时，拿破仑还扩大了部队中辎重勤务的规模，并竭力筹措粮食，仅在但泽一地，法军就储备了可供 40 万人和 5 万匹马食用 50 天的粮草。鉴于战地物资缺乏和给养运输不便，法军还在格鲁琼兹和华沙等地设立了大型仓库，以便储存和运送军需物资。从上述数字看来，装备精良、物资充足的拿破仑军队应该在战场上所向披靡，然而，仅在东征刚开始的 1 个月，8 万名法军士兵便命丧征途。等到 9 月中旬的波罗底诺战役（Battle at Borodino Field）之后，到达莫斯科的 9 万名法军士兵早已筋疲力尽。俄国人实行焦土政策，在带走了所有的给养之后，将整个城市付之一炬，只给拿破仑的军队留下处处断壁残垣的废墟。面对几乎一无所有的空城和不知去向的俄军，拿破仑陷入进退两难的困境之中。在极其艰苦的条件下，拿破仑的军队在莫斯科驻扎了 35 天。面对紧缺的物资供应、动荡的国内局势以及即将到来的寒冬，拿破仑被迫于 10 月 18 日率法军撤离了莫斯科。但是，撤离的道路是漫长、寒冷且危险的，等到 12 月中旬，拿破仑的 60 万大军仅剩下 2 万多名幸存的士兵。

很长一段时间里，历史学家都将拿破仑征俄失败的原因归咎于俄国极端的严寒天气，奈伊元帅（Michel Ney，1769—1815 年）在 1812 年 11 月 29 日写给妻子的信中也认为，是“饥饿将军和冬季将军而不是俄国人的子弹征服了大军”。然而，从立陶宛万人坑挖掘出的法军尸骸却在暗示，瓦解帝国基业的也许既不是高大勇猛的哥萨克骑兵，也不是西伯利亚的寒冷风暴，而是由小虱子传播的斑疹伤寒（typhus）。

在维尔纽斯发现的万人坑中，士兵的遗骸几乎都没有遭受炮弹轰炸、子弹射击或刺刀刺伤的外伤痕迹，考古学家们认为，这表示他们并非由于战争创伤而死亡。许多士兵遗骸呈现出紧紧蜷缩的姿态，这可能意味着他们在死去时承受着巨大的痛苦，很可能是因为疾病、饥饿和寒冷而死去的。在进一步的考古发掘中，科学家们在采集的 2 千克含有骸骨和衣物碎片的泥土中，发现了 5 只虱子的遗骸。科学家们还从 35 名士兵的遗骸中取出了 72 枚牙齿进行研究，发现 29％的牙髓呈现被传染病感染的痕迹，其中 3 名士兵的牙髓内含有普氏立克次体（*Rickettsia prowazekii*）的基因片段，这种病原体正是能够引起流行性斑疹伤寒（epidemic typhus）的元凶。科学家们据此推断，不仅在维尔纽斯发现的士兵遗骸中有大量斑疹伤寒的感染者，而且在拿破仑的 60 万大军中至少有 1/3 是由于虱子传播的斑疹伤寒等疾病而折损的。

什么是斑疹伤寒

斑疹伤寒是由立克次体（rickettsia）引起的一种急性传染病，它一般可分为流行性斑疹伤寒和地方性斑疹伤寒（endemic typhus）两种类型。前者又称虱传斑疹伤寒，由普氏立克次体引起，是经人虱（*Pediculus humanus*）传播的急性传染病；后者又称鼠型斑疹伤寒，由莫氏立克次体（*Rickettsia mooseri*）引起，是经鼠蚤传播的急性传染病。相比较而言，前一种类型对人类的威胁最大。流行性斑疹伤寒的主要特点：起病急，寒战、高热、剧烈头痛、肌肉疼痛及压痛、颜面潮红、眼球结膜充血，继而耳鸣、谵妄、狂躁，甚至昏迷，并发中毒性心肌炎。该病在卫生状况恶劣，通风设备闭塞，生活条件贫苦，没有沐浴条件的地区具有极高的发病率。历史上关于斑疹伤寒的最早记载，大概可以追溯到公元前 5 世纪的古希腊，在随后的历史长河中，流行性斑疹伤寒曾屡次暴发，给人类带来了巨大的痛苦和不计其数的死亡。

事实上，斑疹伤寒在法国军队中的肆虐并非偶然，而是天灾人祸的共同作用。一方面，行军过程中恶劣的生存环境和天气条件使士兵们的身体成了虱子的温床；另一方面，拿破仑军队指挥官对瘟疫初起时的忽视，此后的管理不当以及在控制瘟疫扩散方面的无能则加速了士兵们的死亡。

根据幸存法国士兵的回忆，当年的波兰农村是虱子的天堂，而斑疹伤寒在波兰和俄国的农村地区早已流行多时，只是当时的人们并不知道虱子正是传播这种疾病的罪魁祸首。贫苦的波兰农民和俄国农民的住房十分简陋，充满污秽，因此法国士兵们只得露宿在潮湿的地上，这为虱子和斑疹伤寒滋生提供了便利。而俄军的焦土政策又烧毁了许多村庄，造成不少流民，为了躲避流民的偷袭，同时也是为了取暖，士兵们在睡觉时往往靠得很近，使虱子很方便地从一个人身上爬到另一个人身上，斑疹伤寒便这样传播开来。根据幸存士兵的回忆，在当时的法军中，“虱子看起来已经占据了绝对优势。不管是军官还是士兵身上，都有成百上千只虱子。”有的士兵还在自己的回忆录中这样写道：“我睡了一小时后突然醒了，感觉到周身充满难以忍受的刺痛……我吃惊地发现，我的身上爬满了虫子！我跳了起来，像刚出生的婴儿那样脱了个精光，然后把我的衬衫和裤子都扔到了火里。（虱子在火中爆炸）发出的噼噼啪啪的响声，就如同打枪一般。”加速斑疹伤寒传播的不仅是恶劣的生存环境，还有天气。持续不断的雨天使道路泥泞不堪，也使士兵的身上充满污秽，士兵中很少有人能换件干净的衣服，洗澡就更是奢求了。

而拿破仑军队的随军医生们则都是瘴气理论的狂热信奉者，他们都将疾病的传播归因于空气中的瘴气，其缺乏微生物的观念，更不会将瘟疫的传播与虱子联系起来。由于缺乏对疾病的正确认识，随军医生们对迅速扩散的疫情毫无招架之力。在军队行进沿途的临时医院中，病情严重的士兵与那些病情较轻的士兵躺在一起，导致交叉感染，最终无人能够康复，只能在路边默默等死。

尼科尔与斑疹伤寒的防治

为了揭示斑疹伤寒这种流行病的实质，找到防治斑疹伤寒的有效措施，医学家们前仆后继，以无畏的奉献精神投入了研究工作。经过一代又一代医学家们的知识积累，1909 年，法国微生物学家、流行病学家尼科尔（Charles Jules Henry Nicolle，1866—1936 年）通过实验，最终证实了人虱是传播流行性斑疹伤寒的帮凶，将斑疹伤寒的防治工作迈出了坚实的一步。

尼科尔出生于法国里昂，父亲是当地一家医院的著名医生。尼科尔从小受到父亲的影响，对自然科学颇有兴趣，并从父亲那里学习了一部分生物学知识。后来，他考入巴黎大学医学院，毕

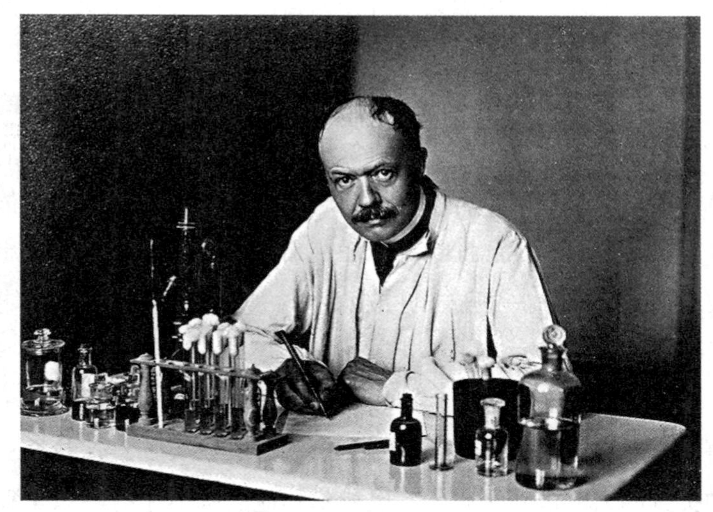

尼科尔

业后进入巴黎巴斯德研究所，跟随法国微生物学家路易·巴斯德(Louis Pasteur，1822—1895 年）做研究。1896 年，30 岁的尼科尔被任命为巴黎巴斯德研究所细菌学实验室主任。1903 年，为了进行医学研究，尼科尔只身前往非洲的法属突尼斯，担任突尼斯巴斯德研究所的所长。经过多年的医学研究，尼科尔对传染病的治疗已经颇有造诣。当他到达突尼斯时，正值斑疹伤寒流行，在他工作的医院门口常常摆着来不及治疗就死去的患者尸体。他往往得跨过这些尸体才能进入医院工作，这极大地震动了尼科尔。

当时的人们仍旧不清楚斑疹伤寒的传播方式，因此只能被动地等待它的暴发和流行。面对日益严重的疫情，找出斑疹伤寒的传播途径与传播媒介，已经刻不容缓。尼科尔自然也感受到了这种紧迫性，他以突尼斯国家医院作为自己的主要研究场所，很快便发现了一些蛛丝马迹。经过观察，尼科尔发现，在进入医院之前，斑疹伤寒患者的身边往往会出现多个感染者，包括他们的家属、医院里接待患者的护士、收集患者衣服的护理人员以及清洗衣物的女工。但是当患者住进病房后，便不会再将斑疹伤寒传染给其他人。尼科尔据此推断，传播疾病的媒介一定是附着在患者的皮肤或衣物上，并且能够被清水冲洗掉，这种东西可能是虱子。

为了验证自己的猜测，1909 年春夏间，尼科尔和两位助手深入斑疹伤寒患者家中，仔细检查了患者的衣物与卧具，并把从衣物中捉到的人虱带回研究所。尼科尔和他的同事还给一只黑猩猩注射了斑疹伤寒患者的血液，黑猩猩很快便有了发热的症状。随后，他又抽取了这只黑猩猩的血液，将其注射给一只帽猴，帽猴的发热证明了此病的传染性。在接下来的实验中，尼科尔让人虱在这只发热帽猴身上吸过血后，又使另一只健康的猴子接受这只人虱的叮咬，一段时间后，这只本来健康的猴子显得十分沮丧，有了发热的症状，并且显出不能自制的样子。根据一系列实验，尼科尔得出结论：受染帽猴的斑疹伤寒可能是经由人虱传染给别的猴子的。借助显微镜观察、微生物学培养、动物实验等多方面的反复查验，尼科尔发现人虱血液、粪便和培养基上都有相同的杆状微生物，其形态特征与流行性斑疹伤寒患者血液里的杆状微生物基本相同。

尼科尔的发现奠定了斑疹伤寒治疗的基础。在尼科尔的建议下，突尼斯大力推行以灭虱为重点的公共卫生与个人卫生运动，两年之后，原先每年冬春季暴发的流行性斑疹伤寒基本上被消除了。在后续的实验中，尼科尔又区别出由人虱传播的流行性斑疹伤寒，以及由鼠、蚤传播的地方性斑疹伤寒，他的研究成果很快便惠及了全世界，拯救了成千上万人的生命。在第二次世界大战中，各个参战国都加强了灭虱灭蚤的力度，没有造成斑疹伤寒的大范围流行。尼科尔对人虱传播流行性斑疹伤寒的确证及灭虱的重要作用，也得到了学者与权威专家的认同，1928 年，尼科尔获得了该年度的诺贝尔生理学或医学奖。

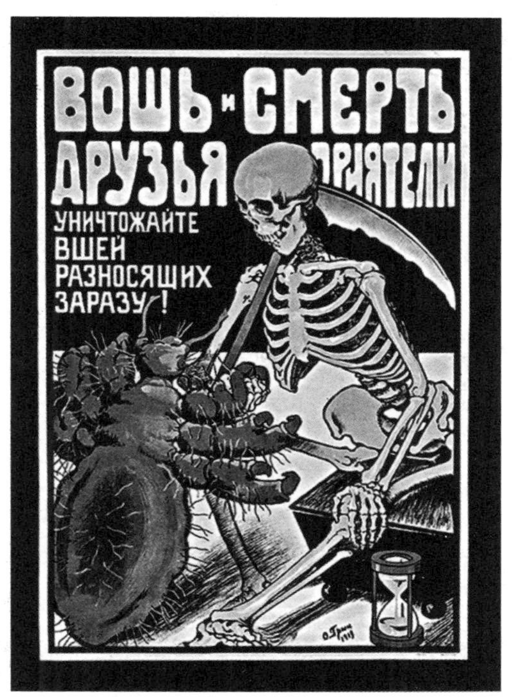

格林（O. Grin）作于 1919 年的彩色石版画，画中的虱子正在和死亡握手

正如著名的免疫学家汉斯·津泽（Hans Zinsser）所说："对一个国家民族命运的影响力，长矛、刀剑、弓箭、机关枪，加上更具破坏力的爆炸性武器，可能都比不上小小的虱子、蚊子和苍蝇。"恰恰是这些微小的昆虫击碎了拿破仑的野心，改变了历史的进程。

（王雯）

26. 维多利亚的幽灵
——19 世纪英国霍乱

“高热令你整夜手脚失灵……腿部和躯体的剧痛已经让你忘记眼睛和头部的疼痛。寒战过后，你这会儿已经持续高热了十分钟，准备最后纵身滑向滚滚乌云和黑暗的深渊，挣脱到另一个世界。在那里，你将彻底孤独地徘徊于一望无际的月色之沙中。”

——吉卜林（Joseph Rudyard Kipling）

霍乱的起源十分古老，无论古代中国和印度的医学文献还是希波克拉底的描述，都对这种疾病有所记载。由于霍乱的主要症状为腹泻与呕吐，因此早期医生常常将其与胃病相混淆。1629 年荷兰医师首次用急性肠胃病（cholera morbus）来描述印度尼西亚雅加达的瘟疫。1669 年，英国医师托马斯·西德纳姆（Thomas Sydenham）对伦敦疫情的描述也与霍乱的症状十分相似。

事实上，19 世纪以前，除印度以外地区霍乱的流行率、致死率并不是很高。印度的霍乱虽较为常见，但是也集中于某些朝圣者大量聚集的区域。1817 年，霍乱第一次大暴发是在加尔各答腹地，此后霍乱通过受污染的饮用水、灌溉系统迅速在印度其他地方传播开来。1817—1818 年发生的英印战争加剧了霍乱的暴发，仅在一天的时间里，就有 6000 多名士兵死于霍乱。地区之间频繁的交流使得疫病随着船只到达更多的角落，这只是 19 世纪 30 年代霍乱真正成为全球性大流行病的前兆。1826 年，一场新的霍乱在孟加拉出现，沿着与上次相同的路线很快传播到俄国南部，随着俄国对波斯的战争、对土耳其的战争等一系列军事行动又很快传播到黑海和亚细亚地区，并由船只传到欧洲。1831 年，英国《桑德兰先驱报》就警告一种新型的传染病已经快要到来："胃部极为不适……脸部瘦削，眼球深陷……整个身体表面都变成蓝色、紫色或黑色。"当年初秋，英国第一例霍乱病例出现在英格兰东北部的港口城市桑德兰，从汉堡返回的船只靠岸后，船上几名船员腹泻不止。之后的几个月里，这个城市一直遭受霍乱的侵袭。霍乱紧接着在 10 月底到 11 月初依次侵袭了哈丁顿郡、东洛锡安郡和纽卡斯尔。接着霍乱兵分两路，一条沿着泰恩河北上由诺森伯兰郡进入苏格兰，一条从纽卡斯尔出发向南传播到英格兰东部的新兴工业城镇，其中利兹死亡 702 人。1832 年 6 月英格兰中部也出现霍乱病例，到 11 月底共 2000 人死亡。1832 年冬季，瘟疫蔓延了整个不列颠群岛。1833 年底，大部分欧洲被侵袭，随后又由船只经魁北克和纽约传入北美。

19世纪30年代的英国霍乱

在1831年到1866年之间，共有4次霍乱侵袭了英国。1817年，在英国第一次霍乱流行之前，有一次规模较小的霍乱在欧洲传播，但没有越过英吉利海峡。1831年第一次霍乱在英国所到之处造成了恐慌和高死亡率。1848年的第二次霍乱流行是全球性的，在英国死亡率依然很高。到19世纪50年代中期，当霍乱再次侵袭时，虽然英国已经做好了充分的准备，但是死亡率仍然很高。最后一次侵袭是1866年。

1831年第一次霍乱在英国大暴发时其传播速度之快是令人始料不及的。英国内科医生詹姆斯·约翰逊（James Johnson）认为霍乱传播“比蒸汽机车还要快，就像一条鬼鬼祟祟的鬣狗，不断从一条肮脏的小巷窜到另一条”。对于英国人来讲，霍乱是一种不为人知的外来疾病，当时的医学对其知之甚少，因此几乎无法治愈。此外，这个时期英国虽处于工业革命和快速城市化时期，但公共卫生发展滞后，而且大量工薪阶层营养不良、卫生习惯差、居住环境拥挤，造成英国在霍乱面前不堪一击。霍乱的传播方式，其巨大的杀伤力和难以治愈性，引起了人们极大的不安，这总让人想起14世纪席卷欧洲的黑死病。伍尔弗汉普顿的一位医生描写了霍乱之后整个城市的面貌：“所有的街区到处是患者、垂死之人和已死之人……整个城市寂静无声，只有葬礼的钟声飘荡在空中。”1831年10月11日清晨，12岁的伊萨贝拉·哈泽德得了严重的腹泻，肌肉也出现萎缩，她的妈妈忍不住问医生：

“孩子怎么变黑了?”医生却回答不上来。霍乱冲击了医学的信心，伯克郡（Berkshire）的外科医生兼药剂师托马斯·斯马特（Thomas Smart）在目睹了霍乱的巨大杀伤力后绝望地认为霍乱“有毁灭我们国家的危险”。以医生为笑料成为这段时间新闻界的消遣。格拉斯哥的一名内科医生确诊一个少妇感染了霍乱，实际少妇刚刚怀孕。这种笑话相当泛滥，但并没有缓解恐慌，对医生能力的猜疑反而使人们对于霍乱更加恐惧。

19世纪上半叶人们对霍乱的认知及应对

19世纪30至50年代的人们并不知道引起这种疾病的真正原因，护理人员甚至不知道在护理患者之后要洗手。在一个大多数家庭没有自来水的时代，许多人生活在狭小的空间里，霍乱很容易传播。在19世纪早期的工业城市中，人口迅速增长，没有下水道系统，大多数人把垃圾扔在粪坑或街道上。之后这些垃圾和污秽都流入跟饮用水相关的河流，而扩大了其污染范围。霍乱患者因持续、无法控制的腹泻而严重脱水，身体很快就变得十分虚弱，随着病情的发展，患者先是因肌肉痉挛而抽搐，然后精疲力竭地躺在床上，迅速死去。这种虚弱和崩溃阶段的病例死亡率高达50%。

19世纪50年代以前，医生们为了治疗霍乱尝试了各种疗法，但始终无能为力。总体上来讲，当时英国医学界存在以下几种对霍乱病因的解释。

首先是传统的体液说。持这种观点的医生普遍认为霍乱是由于体液不平衡导致的。他们认为霍乱是一种热带疾病，与胆汁体液（choleric humour）相关。由于热带地区的人属于胆汁质加上野蛮的生活习惯从而滋生了这种疾病，而霍乱逐渐克服各种气候限制，从而造成其在温带地区流行。

一些英国医生，如乔治·格雷戈里（George Gregory），甚至认为霍乱的暴发是天意，是对“酒鬼、放荡者和流浪汉”的惩罚。还有些医生认为这与过度食用辛辣油腻、难以消化的食物，刺激性饮料，以及远航时的孤独、怒气有关。

Giovane Viennese di 23 Anni
La med. un'ora appresso l'invasione
del Cholera e quattr'ore prima della morte

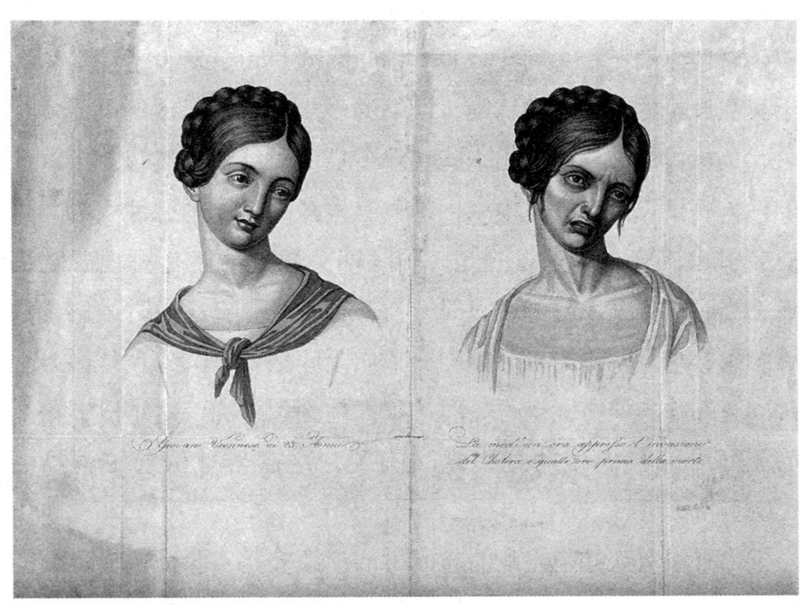

原本面光红润的人在得了霍乱之后变得十分吓人，他们看起来皮肤干瘪、眼窝塌陷，脸色因缺氧而发蓝

当时最流行的还莫过于瘴气说。根据瘴气说，人们认为霍乱来自脏水的恶臭。由于霍乱病菌的生存有赖于水生浮游植物的大量存在，这些浮游植物茂盛之时便会产生恶臭和阵阵蓝色的、难以散去的烟雾，这些雾气成为英国霍乱暴发时的标志景观。

与瘴气说相关的还有臭氧不足说。1845 年，巴塞尔大学化学教授舍恩·拜因（C. F. Schönbein）发现闪电可以释放一种不稳定的气体（臭氧），这一发现促使医学界探究流行病可能和空气中电流量有关，这个理论看起来很有道理，因为当时人们认为人的神经系统也是由类似的电流提供能量。这个理论在英属北美受到了异常的重视，1845 年《英属北美医学和自然科学杂志》编辑阿奇博尔德·霍尔博士（Dr Archibald Hall）发表了一系列关于臭氧理论的论述，他认为，臭氧的多少与大气释放的电流量相关，臭氧可以被用来评估一些疾病传播的可能性。臭氧如果太少的话，将使霍乱在瘴气中滋生，臭氧太多的话，刺激性太强，可能会引起流感。有意思的是，同时期英属北美还盛行地磁缺失说，当时气象学家注意到 1849 年多伦多霍乱流行的时候，无法检测到一个金属棒的磁力。因此，由于印度处于低纬度地区，地磁固有的缺失使霍乱横行，而加拿大地区位于高纬度地区，霍乱的流行可能和偶尔的地磁缺失有关，这在当时引起了不小的反响。

由于没有人知道霍乱的起因，治疗大多是实验性的。传统的药方如牛肉汤、牛奶和白兰地都被认为能够缓解病症。例如，当时部分医生认为霍乱患者胃酸过多，白兰地可以有效地减少胃酸。随着对霍乱患者进行疗效测试，某些混合物变得更受欢迎，如氯化亚汞与水混合被患者当作泻药使用。此外，生理盐水也比较有效而沿用至今。

针对霍乱，英国政府采取了很多措施以限制和应对。一方面，政府加大公共卫生的建设进度。霍乱暴发之前，英国已经有检疫和集中管制公共卫生的传统。1804 年在受到黄热病威胁时，英国建立了卫生委员会，这个委员会在两年后危机消失后被解散，后来政府主要根据 1825 年的隔离法组织检疫。在意识到霍乱暴发无可避免后，英国决定通过一些由教区官员和治安法官组成的机构施加影响，主要是在枢密院名义控制下执行济贫法。1831 年 6 月 21 日政府建立了中央卫生委员会（Central Board of Health)，归枢密院监管。从这时开始到 11 月 11 日，委员会几乎天天开会，准备“他们认为可能是对付霍乱方法中最有效的条规”。6 月 29 日，枢密院采纳了委员会提出的第一批建议，将欧陆和英国应对传染病最常用的方法——隔离作为对付霍乱的措施。但是很明显，这种办法无法停止霍乱传播的脚步。由医生、教士和有名望的市民组成的地方卫生委员会在中央卫生委员会的建议下成立，并与伦敦的总会保持联系。10 月 20 日，枢密院以借口太忙解除了医生委员的职务，新的中央卫生委员会由两名实地考察过病情的医生、一名海关关员和一名检疫官员构成。中央卫生委员会鼓励各地建立地方卫生委员会，强制要求地方卫生委员会确立一种前所未有的隔离体系，成立防疫站并定期组织检查，对疑似霍乱患者进行隔离，对已经确诊的霍乱患者提供医疗。除此之外，地方卫生委员会在社区中积极报道霍乱病例，管理街道清理。1832 年 2 月，议会批准了《霍乱防止法案》(Cholera Prevention Bill)，从济贫税中支出费用，用以提供护理和药品，清扫患者住房和秽物。

另一方面，政府推进公共卫生立法。埃德温·查德威克（Edwin Chadwick）在这里起到了关键作用，他于1831年霍乱暴发时，就意识到这种疾病与卫生情况可能存在联系。1832年，政府成立了一个皇家委员会来调查济贫法的执行情况，委员会请求查德威克给予帮助。1839年，借助地方当局和地主关于清扫秽物的争执，查德威克在三位医生的协助下展开了一次全面卫生情况调查，调查结果是1842年出版的《大不列颠劳动人民卫生状况的调查报告》，报告一共8章，提出政府和社会有义务改善卫生状况并提议建立专门的机构管理公共卫生。1848年8月31日，《公共卫生法案》正式成为法律。

The scent lies strong here, do you see any thing?
Positively we must find something; it wont do to lose our Twenty guineas a day
CHOLERA MORBUS
Oh! if I can but find a smell
Looseness of the bowels is the beginning of the Cholera

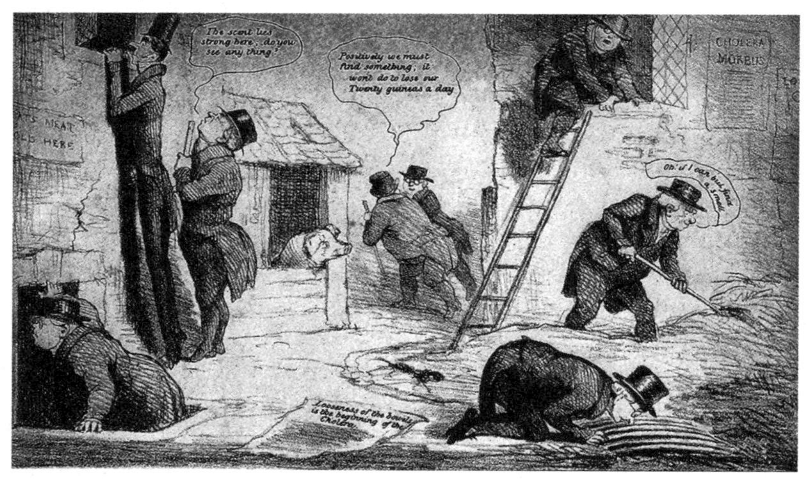

伦敦卫生局在霍乱流行期间对该市进行调查

斯诺医生的霍乱病因新观点及 1854 年伦敦宽街霍乱

1849 年，英国医生约翰·斯诺（John Snow）经过仔细实验观测对当时流行的瘴气说表示怀疑。斯诺广泛研究气体，率先使用氯仿作为麻醉药。他在解剖和检查霍乱死者的肺部时并没有发现霍乱的迹象，而如果瘴气说成立的话，瘴气是会被患者吸入肺部的，因此他假设霍乱的传染源并不在瘴气之中。

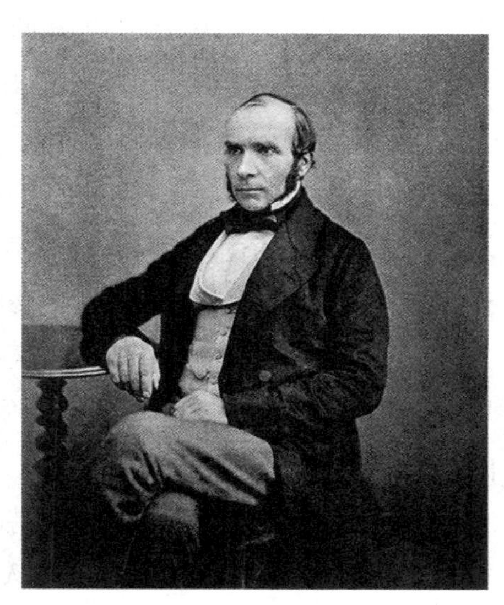

在微生物学家和公共卫生学家眼里，约翰·斯诺是一个里程碑式的人物

早在 1831 年霍乱暴发之际，时任基林沃思矿井医生的约翰·斯诺就发现矿井工人饭前不洗手的习惯，这或许使矿工成为霍乱的感染者。1838 年，斯诺搬到伦敦人口最密集的区域开诊所，其间不断进行化学、物理学和解剖学的实验和观察。1848 年，伦敦泰晤士河南岸暴发霍乱，斯诺仔细观察了霍乱的发展过程并和之前的观察进行比较，于 1849 发表《论霍乱传播方式》（*On the Mode of Communication of Cholera*）。在文中，斯诺详细探讨了伦敦萨瑟克区和旺兹沃思市的病例，发现感染仅局限于消化道，因此推断霍乱是由污水引起的。1849 年 10 月 13 日，斯诺在《论霍乱的病理和传播方式》（*On the Pathology and Mode of Communication of Cholera*）一文中彻底否定了瘴气说，除了上述解剖学实验以外，在他看来如果瘴气说是合理的，那么传染面应该更广。在这篇文章中斯诺提供了更为详尽的证据来证实自己的结论——霍乱是通过污水传播的。在 19 世纪 40 至 50 年代，斯诺写了大量关于氯仿的使用、霍乱防治与卫生的论文，他还和志同道合的医生建立了伦敦流行病协会（Epidemiological Society of London）以促进流行病学的研究。从 1851 年开始，斯诺开始重视统计数据的重要性并呼吁采用更好的卫生设施来防治霍乱。1852 年，《大都会水法案》（Metropolis Water Act）要求伦敦的水务公司必须从泰晤士河上游取水，特丁顿船闸（Teddington Lock）以下禁止取水。此后，斯诺通过对比特丁顿船闸上下游的居民死亡人数的统计数据，发现两个供水区域所受的影响明显不同。

1854 年 8 月 31 日，伦敦索霍区霍乱暴发。在接下来的 3 天里，位于索霍区宽街（Broadway）附近有 127 人死亡。在接下来的 1 周里，3/4 的居民逃离了该地区。截至 9 月 10 日，该地区已有 500 人死亡。宽街位于威斯敏斯特的圣詹姆斯教区。根据 1851 年的人口普查，该区人口为 36 406 人。该教区在此前几次霍乱中受到的影响并不大，但是从 1853 年开始情况有所不同。据记载，1853 年 7 月一艘从波罗的海驶来的载有患霍乱水手的轮船曾在泰晤士河停留。时值伦敦夏季，霍乱迅速蔓延。虽然 1853 年冬季因天气原因，死亡人数开始大幅下降，但是 1854 年 7 月起，死亡人数再次增加，在 9 月 1 日至 3 日达到高峰。到 9 月第一周结束时，伦敦已有 2000 多名患者死于霍乱，10 月发病率有所下降。在伦敦 250 多万人口中，1853—1854 年的霍乱夺去了大约 17 000 人的生命。

这期间，约翰·斯诺对伦敦各个区域的死亡病例不断进行对比和分析。借助索霍区神父怀特黑德（Reverend Henry Whitehead）挨家挨户的走访调查以及自己对该区域的了解，斯诺断定所有患者都住在距离宽街水泵很近的区域内。面对可能来自瘴气说学者的强烈反对，斯诺提供了更多证据来巩固他的理论，即霍乱没有通过空气传播。他指出，尽管波兰街的济贫院离抽水机很近，但其 535 名居民中只有 5 人死于霍乱，原因是他们有自己的供水设备。此外，斯诺还从其他医生口中不断了解到居民饮用宽街水泵的水而死亡的案例。9 月 3 日斯诺仔细检测了该水泵及其水质，他看不出有任何迹象表明水受到了污染。但在接下来的几天里，他意识到水的质量每天各不相同，在他看来，这是导致暴发的原因。此后在他的强烈建议下，圣詹姆斯教区的监护委员会替换了原来的水泵。

1854 年 12 月 4 日的一次流行病学会会议上，斯诺提供了一些材料来说明他对霍乱病因的假设。会上斯诺使用了由伦敦下水道委员会（Metropolitan Commission of Sewers）工程师埃德蒙·库珀（Edmund Cooper）绘制的疫情地图来详细阐述自己的发现和理论。斯诺还为圣詹姆斯霍乱调查委员会（St James's Cholera Inquiry Committee）编写了一份完整的报告，报告中斯诺详细描述了 48 个个案，每个个案都是在直接饮用了宽街水泵的水后死于霍乱的。

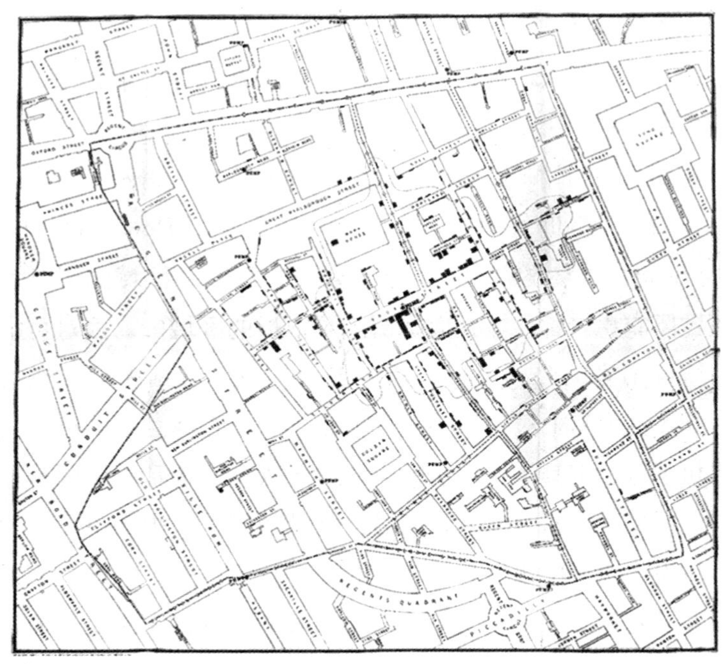

1854 年圣詹姆斯教区的霍乱疫情图直观地展现了水泵和死者的位置关系，这幅地图在证实斯诺的霍乱水传播理论方面起到了至关重要的作用

1858 年 6 月约翰 · 斯诺去世，由于瘴气说根深蒂固，他的水传播并没有被广泛接受，但是他的工作是开创性的，是卫生研究的一座里程碑。他关于伦敦宽街霍乱暴发的研究被很多人认为是流行病学、医疗地理学和公共卫生领域的一个基础性范例。他的理论当时虽未被广泛接纳，但是也影响了当局对伦敦污水防治的改革，促进了英国公共卫生和城市供水系统的现代化。

（翟芸、翟志成）

27. 疫情如火出云南

——19 世纪云南鼠疫及其扩散

在世界鼠疫史上，一般认为有 3 次鼠疫的大流行。第一次是查士丁尼瘟疫，在 541 年袭击了拜占庭帝国和周边地区，一直持续到 8 世纪中叶。第二次被称为黑死病，1347—1352 年大瘟疫导致至少 1/3 的欧洲人口死亡，之后断断续续地出现并且持续了数个世纪。第三次通常认为可能起源于 19 世纪中叶的云南鼠疫，随后蔓延到全世界，最终导致中国和印度超过 1200 万人死亡，直到 1960 年，鼠疫仍十分活跃。

在第三次鼠疫大流行中，疫区往往分布在沿海城市和周边人口稠密地区，因而人们往往关注到 1894 年暴发瘟疫的香港。但将时间线往前推移，一些学者认为，香港的鼠疫很可能来自地处内陆的云南——随着人口流动，瘟疫扩散出滇省，可谓“疫情如火”。比如，公共卫生学家伍连德的《中国之鼠疫病史》中提到清代云南鼠疫可能被军队带到华南，撰写《瘟疫与人》的历史学家威廉·麦克尼尔（William H. McNeill）也提到了相似的说法。西方对中国疾病史研究学者费克光（Carney T. Fisher）的《中国历史上的鼠疫》、班凯乐（Carol Benedict）的《十九世纪中国的鼠疫》等著作中，都谈到大瘟疫的源头或许要追溯到清代云南。

云南何以暴发鼠疫?

鼠疫之所以在云南暴发，跟其自然和社会条件密切相关。民国《新纂云南通志》便提道："南部地临热带，瘴病时易流行，清代以来，生齿日繁，交通渐便，传染瘟疫，播区尤广。"

云南位于青藏高原东南侧，受季风影响，有明显的雨季。其地形崎岖，以山地高原、丘陵为主，为鼠类动物提供了良好的生态栖息地。云南水旱灾害频繁，地震多发，经常出现饥荒现象，使得社会整体缺乏对鼠疫的抵抗力。

现代研究表明，云南历史上人间鼠疫多发，而且常在一种名为黄胸鼠的家鼠鼠疫疫源地发生。清代大理诗人师道南写过一首《鼠死行》，记录下鼠疫暴发的场景："东死鼠，西死鼠，人见死鼠如见虎！鼠死不几日，人死如圻堵。"

清政府上台后，对云南社会经济进行了调整，特别是改土归流政策、矿产开采，使得大量移民涌入，交通运输业也逐步得到发展。到了19世纪中叶，云南人口激增到700多万，为瘟疫暴发埋下了伏笔。

云南有食生肉、烹制野味的民俗，这可能导致了鼠疫的传播。道光《云南通志·南蛮志·种人》记载："捕虫、豸及鼠而食……蜂、蛇、鼠、蛤无所不啖。"这些喜欢食用老鼠肉的人群多居于云南鼠疫自然疫源地，如剑川、蒙自、大理等地，食用者极可能感染鼠疫。

瘟疫的暴发还跟云南的战乱关系密切。1845 年，云南保山爆发回汉械斗，清政府派著名销烟大吏林则徐查办。林则徐迅速镇压，将汉人主犯治罪，强迫回民迁往荒地，回民在乱局中被杀害的 8000 条人命和损失的良田美地都没有得到妥善答复，这在回汉之间埋下了斗争的伏笔。后来，在楚雄府南安州，一批汉人赌徒来夺取回民开采的石羊银矿，引发斗杀。当局执行了错误的清政府民族政策，大肆搜杀城内外回民，犯下滔天罪行。1856 年 9 月，回民领袖杜文秀，在大理起义，誓要推翻倒行逆施的清王朝。而此时的中国东部，正陷入太平天国起义的困局中，清军力量支绌，难以平息云南纷乱，鼠疫也随着军队和流民迅速传播开来。

时人对鼠疫缺乏认识，并不了解其来源。有人认为是从缅甸或印度传入云南西南部的。1839 年，回教领袖马德新前往麦加朝圣，经过缅甸仰光、阿拉伯、埃及和君士坦丁堡，又回到云南。而此时腺鼠疫正在印度暴发，19 世纪医学权威便认为鼠疫是从外传入云南的。

当时在云南的外国官员记录下了瘟疫的典型症状：腋下、腹股沟和颈部出现坚硬的深红色肿块。他认为此病以前就存在于云南西部，但不是流行病。从现代的眼光来看，他的判断符合鼠疫来自自然疫源地，而不是外来传入的情况。还有人记录下了老鼠的反应：流行病的暴发伴随着大量老鼠的死亡，它们离开洞穴，到处乱跑，不自主地旋转一两下，吐血而死。云南人当时并不懂鼠疫，称其为“痒子病”，早在 1814 年，云南官员便记录下当地疾病的症状：滇南疫气流行已十余年，染疾者会呕血，身上出现肿块，染上后两三天内就会丧命。这些都是腺鼠疫的重要表现。

腺鼠疫是鼠疫中最常见的类型，起病快，传染性强，人感染鼠疫后一般 3～5 天发病，甚至更快。淋巴结肿大是腺鼠疫的典型特征，常出现在患者的腹股沟、腋下、颈部等部位，有时皮肤及黏膜出现瘀点瘀斑。患者同时伴有寒战、高热、头痛等症状，很快进入极度虚弱或昏迷状态，部分患者会发展成更危重的败血症型鼠疫和肺鼠疫。若不对腺鼠疫患者进行治疗，一般 1 周左右便会死亡。

云南鼠疫的惨状

19 世纪中叶暴发的云南瘟疫，大概持续了半个世纪。由于云南战乱频繁，瘟疫从巍山传入大理、保山、楚雄、思茅、昆明等地。以昆明为例，被记录下来的有 3 次大流行：1866 年、1871—1873 年、1888—1889 年，其间不断有小流行。城中有俚语说："城中死一千，城外死八百，不够就到大小板桥拿。"

民国《大理县志稿》记载道："时饿殍、死尸山积，榛意久疫方息，虑将复染，躬率乡民收埋四千有余。"现代学者还借助口述史资料得以了解当时的惨状，大理的老人曾回忆说瘟疫暴发时死者众多，稻谷成熟时竟无人收割；楚雄的老人说，村村都有，几乎无一幸免。坝区流行的情况较为严重，人们往往逃到山区避疫，由于地理环境限制，山区流行则不太普遍。

处于非战区的蒙自也死亡众多，"平原之五分之一，竟成坟地"。1893 年暴发的最严重的一次瘟疫，使得大量贫民暴尸街头或城墙脚下，甚至被猪狗吞食。而人们并未采取有效的防治措施，邻近城市露天坟场外经常聚满饿狗和牛群，卫生条件可想而知，导致疾病常常降临。

据现代学者统计，发生在咸同年间的云南鼠疫，席卷云南、澄江、武定、楚雄、蒙化、大理、普洱七府、厅，死亡人数约150万，而加上战乱死亡人口，损失人口达到约240万人，鼠疫病死者甚至多于战乱中牺牲人数。

由于缺乏现代医学对鼠疫的理性认识，人们面对鼠疫十分无助和恐惧。清报纸《益闻录》记载："今（1894年）届自四月以来，业已死亡甚多。自构疾以至气绝，总不逾两昼夜之久，人民大为愁惨……故民有染疫，即舁置门外，备棺以待，病者露宿风餐，尤易伤命。"

除了将患者严格限制在家门之外，还出现了许多独特的习俗。由于"痒子病"是鼠疫的俗称，民众惧怕"痒"，便对这一概念进行了发散。比如崇拜"洋阿爷""洋阿奶""痒大爹"等发音相同的神，认为其与"痒子病"相关；妇女赤裸为病死者抬棺材，这样"痒大爹"不好意思跟来，就会少一些死人；还有对死者说"家中无人了，叫阴兵不再来拿人"。人们还进行了打醮、做法会、建盖庙宇、塑造神像等祭祀仪式，在这个过程中，士绅阶层发挥了很大作用，重建了传统社会秩序，强化了孝道观念。

地方政府也在瘟疫的围攻下采取积极措施来改善公共卫生。针对死尸遍地、老鼠猖獗、牲畜乱跑、排水不畅等糟糕的卫生状况，官府制定了系列防治瘟疫的政策，包括疏通沟渠水道、禁放牲畜、打扫街道、处理粪草、修建疗养病房、安排官医等措施。蒙自在实行后，1897年到清廷覆亡都没有再出现瘟疫大流行的记录。同时，官方还会将疫病应对纳入赈济体系中，通过发放赈灾款的方式，为民众生计提供补贴。

虽然从民间到官方有各式各样的防控，但是云南瘟疫并没有停止下来，除了人口锐减以外，鼠疫杆菌在云南的传染源还扩大了——从黄胸鼠扩散到玉龙雪山、滇西谷地和西南山区等十几种鼠类和 150 多种跳蚤身上，使得这一区域成为鼠疫演化的温床。直到 21 世纪初，云南依然有偶发的鼠疫病例，或许跟地处自然疫源地不无关系。

鼠疫在世界范围内流行

有学者认为，随着军队和人口流动，鼠疫冲出了云南，尤其需要关注在中国华南的传播。在 1867 年前，鼠疫已传播到广东港口城市北海（现属于广西）。当时人描述这种病的症状为“腹股沟淋巴结肿大”，人们认为这是由平定云南回民起义的军队带来的。由于北海是云、桂、粤三省和中南半岛间的贸易中心，活动频繁的商人极有可能携带病毒到各处传播。1873 年时，鼠疫出现在广东合浦县（现属于广西），1882 年登陆海南儋州，其后在广西百色、南宁等地出现鼠疫病例报告。1892 年，广州出现第一次鼠疫流行，广东省已被瘟疫传遍，离当时的国际港口香港，只有一水之隔。

1894 年 5 月，香港出现鼠疫疫情，而广东从 2 月开始就不断有鼠疫发生，有可能是刚过清明节返乡的人口带来的疫病。人们认为，香港瘟疫源自广东，而广东瘟疫则源自云南。香港城区过分拥挤的住房和不卫生的环境导致疫病迅速蔓延。由于香港此时已分为传统的华人社区和英人社区，只有少数接受西方教育的华人能享受科学卫生的医疗条件。在最密集的华人社区的 1 英亩（4047 平方米）土地上，要住 1000 多人，糟糕的环境为老鼠繁殖提供了理想空间，导致华人社区疫情十分严重。《申报》报道称："香港华人近得一病，时时身上发肿，不日即毙。其病初起于粤省，近始蔓延而至，每日病者约三十人，死至十七八人。"

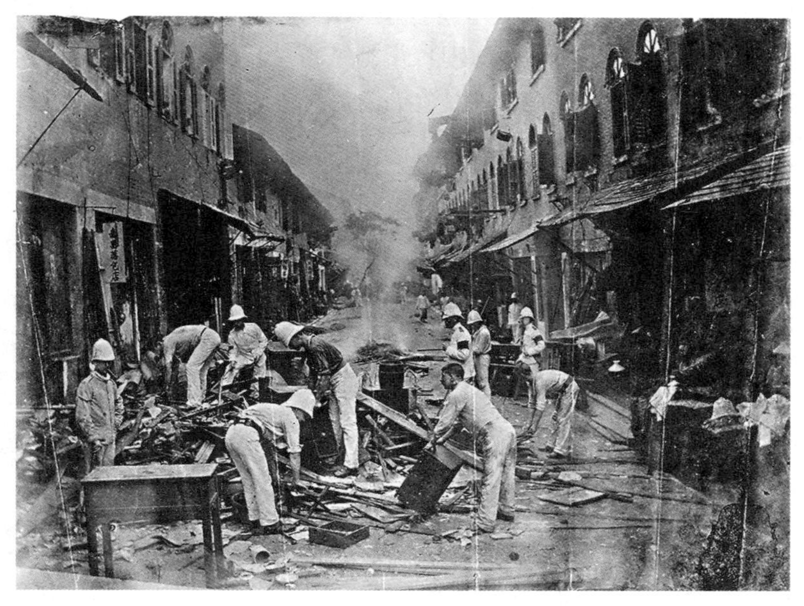

1894 年香港瘟疫期间，强制消毒、拆毁疫病住所

中国医生难以治疗这种疾病，他们认为鼠疫由吸入的瘴气导致，治疗原则包括凉血、排毒和解热，具体方法是刮痧。到了 6 月，法国派遣了一位名叫耶尔森（Alexandre Yersin）的科学家前往香港去调查鼠疫，以防止其在东京湾的可能蔓延，他曾在巴斯德研究所工作，1888 年发现了白喉毒素。日本也派遣了著名的微生物学家北里柴三郎到香港，他师从科赫，在破伤风和白喉研究领域取得突出成就。这两人几乎在同一时间宣称分离到了鼠疫杆菌，耶尔森接着制备出抗鼠疫血清，这在抗生素没有问世的时代是个重大成就。耶尔森为了表示对巴斯德的敬意，将致病菌命名为鼠疫巴斯德菌（*Pasteurella pestis*），但后人将这一功绩归于耶尔森，因此称鼠疫杆菌为鼠疫耶尔森菌（*Yersinia pestis*）。但当时人们只着眼于老鼠，尚未认识到跳蚤是重要传播媒介，这一结论在 1903 年被李斯顿（W. Glen Liston）在印度发现。

值得注意的是，在现代医学的冲击和传统医学的坚持下，香港居民需要选择一种医疗体系进行信仰。当时一些报道反映，华人社区卫生情况恶劣，医疗方法落后，以及华人社区对于西医治疗方法排斥。港英政府则强调公共卫生和患者隔离，宣布香港成为疫埠、安排埋葬鼠疫死者、强行消毒和清理民居、拆迁华人聚居地、重新分配住房。在这一过程中，谣言四起，华人害怕香港当局的防疫禁令使得自己客死他乡，引发了逃离香港的风潮。一些带有殖民主义色彩的评论称："他们（华人）依然迷信，依

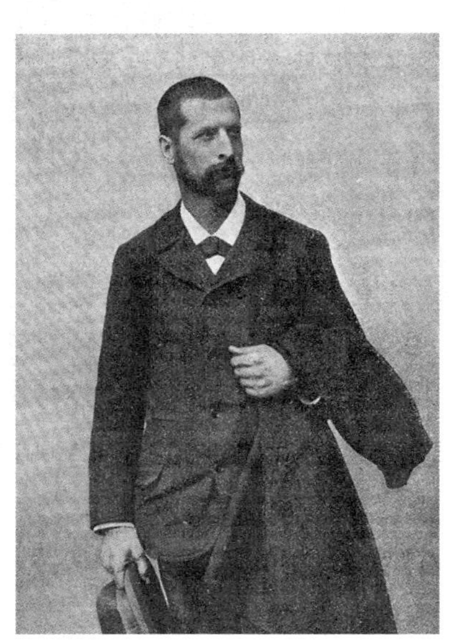

耶尔森：鼠疫杆菌的发现者

然拒绝欧洲文明和科学……华人居民努力颠覆政府处理鼠疫危机的安排。”这些情况显示，在近代医疗观念转型过程里中西文化的博弈，以及华人群体在香港生存的艰难窘境。1894 年 9 月入秋之后，鼠疫突然消失，此后一度成为香港的本地病一直到 20 世纪 20 年代。

英国人借助香港的优良条件，将贸易扩展至全世界，也让云南鼠疫的余波继续扩展。瘟疫先后到达南亚、中东、非洲、北美、中美洲等地，鼠疫第三波世界性大流行形成。其中，鼠疫在印度带走了 1000 多万人的生命。在印度参与救援工作的俄裔微生物学家瓦尔德马·哈夫金（Waldemar Haffkine）研制出鼠疫疫苗，取得抗疫的重大突破。而印度也对英国殖民者专横的隔离、

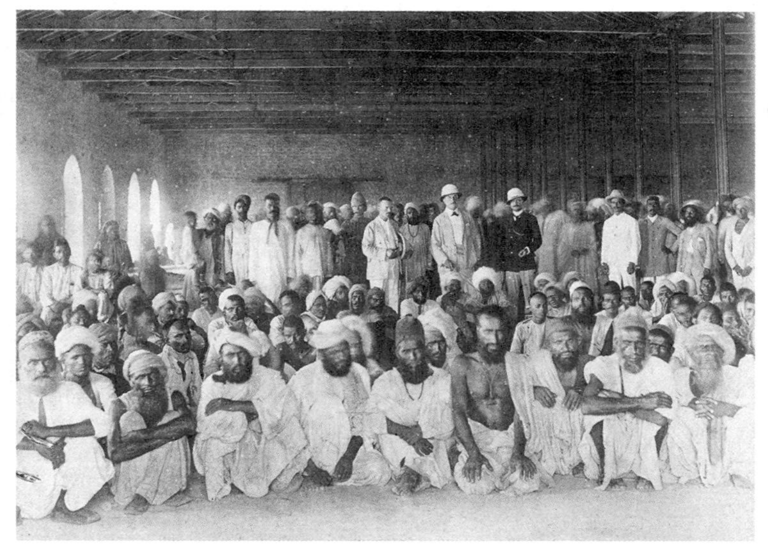

1897 年印度鼠疫暴发期间的隔离区

管制等措施心存不满，一些民族主义者点燃了革命的火种，在疫情、谣言和民族仇恨的背景下，激起了印度民族独立运动。

对于中国而言，在 1949 年以前，由于战乱和民国政府的管控乏力，鼠疫所到之处肆虐无已。中华人民共和国成立之后，察北专区暴发鼠疫，国家立马成立决策机构、建立卫生防疫队、配备疫苗和抗生素、实行交通封锁、全民灭鼠、开展消毒工作，1 个月就消灭了鼠疫。在此之后我国对鼠疫实行监测，控制人间鼠疫，继续进行灭鼠拔源运动等，将鼠疫严密防控起来。20 世纪 90 年代之后，中国全境每年感染鼠疫和死于鼠疫的人数都保持在个位数。

由于鼠疫自然疫源地的存在，人类还没有完全消灭鼠疫，因此鼠疫监测和防控不可松懈。维持和平的环境、重视公共卫生、与野生动物保持安全距离、养成科学的防治观念，这些都是人类面对鼠疫危机的根本武器。

（唐梓泰）

28. 未穿鞋引发的危机
——19 世纪下半叶美洲钩虫病

波多黎各是以单一农产品生产和出口的地区，特别是随着 19 世纪下半叶咖啡业的繁荣发展，咖啡种植庄园大规模兴起。波多黎各人少地狭，这里的种植园劳工除了采摘咖啡和砍伐甘蔗，几乎没有任何休闲娱乐时间。人们工作的时候，卫生意识不足，劳工随地大小便，且不对粪便做任何处理。况且波多黎各气候常常表现为大雨绵绵，雨水浸湿土地，劳工赤脚踏在土里，艰辛工作。而后波多黎各暴发了严重的钩虫病。患者贫血、体力不支、意识不清。

然而，19 世纪下半叶以来，不只是波多黎各，在美洲很多地方，钩虫病肆虐异常。

钩虫病的发现及早期疗法

19 世纪下半叶，世界各地很多地方都出现了钩虫病。印度一度被认为是疫源地，因为当时很多地区从印度引进的劳工都患有这种疾病，而恰恰又集中暴发在热带地区，钩虫病一度被称为热带病。但是，美国南部、欧洲温带地区、大英帝国许多殖民地、拉丁美洲很多国家也是钩虫病肆虐地区，热带病的说法逐渐不攻自破。

钩虫最早是由米兰医生安杰洛·杜比尼（Angelo Dubini）在1838—1843 年的一系列尸检中发现的。他在解剖一名农村妇女尸体时，发现死者十二指肠中有钩虫，并将这种钩虫命名为十二指肠钩虫，相应的钩虫病也称为十二指肠钩虫病，这名农村妇女也被认为是第一例钩虫病患者。与此同时，杜比尼在许多其他患者身上发现身体虚弱消瘦、贫血等症状。此后，在德国、意大利、埃及也相继发现钩虫病。作为新大陆的美洲，在巴西和圣多明加(San Domingue）咖啡种植园的非洲黑人奴隶中，也发现了钩虫在人体中寄生。而后，美洲各地钩虫病较为肆虐，美洲钩虫被称为“新世界钩虫”。虽然现有研究将钩虫分为美洲钩虫和十二指肠钩虫，但在 19 世纪两者区分并不是十分明显，只是十二指肠钩虫感染率较低，主要肆虐于欧洲和地中海地区的温带地区。这些钩虫拥有锋利的牙齿，体长通常都在 7～10 毫米，基本寿命为5～7年，雌性钩虫每天可以产 5000 枚以上的虫卵。

钩虫病的发生是与当时的历史背景密切相关的。两次工业革命造成了时代巨变：土地私有化进程加快，大量农民丧失土地，纷纷涌入城市沦为雇佣工人，大部分雇佣工人都集中在矿山、隧道、铁路等工作环境中，即使是留在农村的农民也成为资本主义生产方式下雇佣的农业工人。他们所处的地方是适合钩虫活动的理想场所。1880 年圣哥达山口（San Gottardo）钩虫病的大暴发就是一个典型案例。19 世纪 80 年代此山口开始修建隧道，并进一步连接瑞士和意大利。在修建隧道时，工人每天工作 16 小时，在气温 30 ℃左右下，他们的下肢浸在粪便和泥浆的混合物中，空气中也弥漫着大量粉尘，最后导致了钩虫病的大暴发。尽管在 19 世纪 70 年代末，医生就掌握了通过显微镜观察粪便样本来确诊的方法，但当时人们未能找到治疗方法。基于这场大暴发带来的巨大影响，人们试图寻找到治疗钩虫病的方法。

19 世纪 80 年代初，意大利医学家胡安·鲍蒂斯塔·阿格诺里（Juan Bautista Agnoli）当时在大学里进行医疗培训，他也提出通过检查粪便的方法进行钩虫病诊断，并采用百里香酚（thymol）进行治疗，这些在之后被证明是有效的，但是后续研究表明百里香酚具有一定的不良反应。尽管如此，百里香酚在很多场合被制成了驱虫剂来处理恶劣工作环境下可能存在的钩虫。

哥斯达黎加医生卡洛斯·杜兰（Carlos Duran）是一位富有的咖啡种植商和在英国受过良好教育且有影响力的医生，他和实习生杰拉尔多·希门尼斯（Gerardo Jimenez）对一些死者进行尸检，检测到了大量钩虫。他们也开始在医院用百里香酚来治疗患者，并成功缓解症状，同时不断记录钩虫感染相关信息。杜兰和他的学生根据患者来源绘制了疾病图表，并总结出在太平洋海岸的丘陵地带和低洼地带钩虫病较为肆虐。在他们看来，该地区农民生活贫困，工作时间比较长，工作环境也非常恶劣，从而导致疾病的滋生。在咖啡收割期间，作为雇佣工人，他们并不穿鞋而是赤脚走在泥泞的山坡上，成群结队地在布满种植园的山谷来回穿梭，这样就加大了钩虫病感染的概率。

医学科学家的新发现和现代疗法

自19世纪80年代医学上全面发现钩虫病后，医学科学家在拉丁美洲、美国中西部及南部等地区获得了更多关于钩虫病的发现。主要代表人物是波萨达·阿朗戈（Posada Arango）和赫尔曼·普罗韦（Herman Prowe）。

波萨达·阿朗戈早在19世纪60年代就注意到钩虫病的流行，他在欧洲攻读医学研究生期间，开始注意到钩虫病和奴隶制种植园之间的联系。1872年回到哥伦比亚后，他开始对钩虫病死者进行尸体解剖，他发现患者来自农村地区，不分种族、年龄、性别，不过他强调成年男性发生的概率更大，这可能是由于性别劳动分工造成的。

1889年，萨尔瓦多的瑞士裔医生赫尔曼·普罗韦发表了他对一名苏格兰矿工的病例记录，他在矿工的粪便中发现了钩虫卵后，这位矿工接受了相关的治疗。普罗韦在1893年再次发现了这种寄生虫，在危地马拉南部海岸的一个经济繁荣的农业产品出口地区，德国裔咖啡种植园主所雇佣的土著劳工出现钩虫病感染。从19世纪70年代开始，危地马拉的咖啡种植园成为该国新的经济增长点，在此之前无人问津这个行业。在内外交困之下，该国政府迫使生活在高地的土著居民每年都要在特定时间段到太平洋山麓的咖啡种植园收割咖啡和在棉花种植园中劳动。在这些种植园中，环境拥挤不堪、劳动设备极其落后，劳动者得不到基本的防护。1893—1894年，普罗韦在危地马拉雷塔卢莱乌的医院对患者进行了检查，进行了80多例尸检，并对附近的一个咖啡种植园进行了两个多月的监控，他观察了1000多名患病的土著居民，确认其中大约一半土著患有严重的钩虫病。普罗韦在美洲第一个推广了提高防治钩虫的计划。他不仅给农场的劳动者治病，还向一些管理人员展示如何检测和治疗钩虫病。后来，他在萨尔瓦多对当地新兵进行了大规模诊治。

1894—1901年，德国寄生虫学家阿图尔·洛斯（Arthur Looss）从事研究美洲钩虫的生命周期。他发现，钩虫一般在温暖的气候条件下繁殖，虫卵需要一个潮湿、温暖和荫蔽的环境孵化。虫卵生存的土壤需要保持一定的湿度，并且土壤颗粒的大小要适中以保持土壤通透性。在这种情况下，虫卵才有可能浮出泥土表面接触人体皮肤从而进入人体。钩虫一开始是土壤中一颗未孵化的卵，大概在一两天后，在适宜的条件下，开始其孵化历程。孵出的幼虫经历发育及蜕皮成为感染期幼虫，其能够穿透人体皮肤，通过血液循环穿过血管和心脏到达肺部。其后，它进入肺泡并沿气管向上移动，在那里被吞咽并被带到小肠。接着，它会附着在肠壁绒毛上，成为成虫后开始繁殖。成虫生活在肠壁的腔内吸血，导致感染者慢性失血。成虫产的卵经粪便排出体外后，最终沉积在土壤上。一般而言，在户外排便或将人类粪便用作肥料会加大钩虫病的感染。

钩虫病会导致缺铁性贫血或失血，患者感到晕眩和心神不宁，并可能更容易患上其他疾病，而且钩虫病引起的贫血还会导致儿童智力发育迟缓和身体发育不全。孕妇感染钩虫病后还会传染给腹中的胎儿。此外，多数患者会出现腹痛、腹泻、腹胀和恶心等症状。

现代研究表明，钩虫病感染的状况与钩虫在体内的数量密切相关，一般成正比。目前，钩虫病的治疗方法主要是驱虫治疗，其中阿苯达唑（albendazole）和甲苯达唑（mebendazole）是最广泛使用的两种药物。在钩虫病感染率高的地区，提倡劳作时习惯性穿鞋，改善卫生条件如重视粪便处理，特别是修建公共厕所，这些措施对防治钩虫病能够起到极为重要的预防作用。

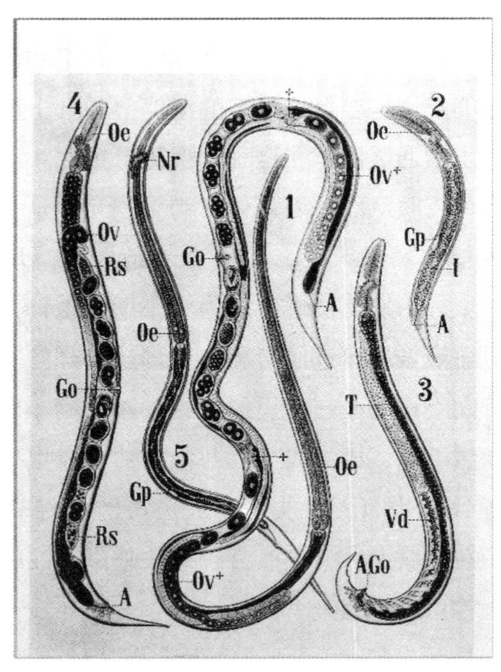

阿图尔·洛斯（Arthur Looss）1914 年公布的钩虫图像

钩虫病治疗对公共卫生运动的影响

19世纪后几十年中，人们已经了解了钩虫病的病因，找到微生物学上的诊断，并通过基本医疗护理进行有意义的治疗。在这方面，钩虫病的治疗无疑是成功的。钩虫病的治疗方法是解剖学和微生物学方法相结合产生的结果，这些方法是这个时代的医生和科学家矢志不渝合作创造的。过去，劳动者常常遭到钩虫病的侵害，其生命健康和物质精神财富遭受了巨大损失，并且给劳动者造成了严重的心理压力。现如今它的有效治疗有望增加国家的综合实力，同时有利于促进国家公共卫生运动的开展和国际间卫生事业的合作。

1907年，拉丁美洲国家哥斯达黎加实施了世界上第一个由政府主导的钩虫病治疗计划。紧接着，巴西、哥伦比亚和危地马拉也在开展相关治疗计划。1913年，洛克菲勒基金会（Rockefeller Foundation）在美国成立了钩虫病国际卫生委员会（International Health Commission for the Hookworm），著名学者威克利夫·罗斯（Wickliffe Rose）担任委员会的主任，该委员会旨在解决美国南部的钩虫病。整个公共卫生工作开始后，政府也给予了一定的关注，着力提高卫生机构的效率。罗斯根据以往经验，强调治疗钩虫病要考虑钩虫感染的程度、地理与经济状况等多个因素，以便确定科学合理的治疗方案；主张科学研究与公共卫生运动同步进行，在医疗实践的过程中发现新的问题，并且及时把科研成果转换到实际的治疗工作当中；他还在巴尔的摩、波士顿、伦敦等地运用洛克菲勒基金会的大量资金创建了一大批卫生学校，培养专门从事公共卫生工作的人员。除此之外，罗斯不断号召人们修建公共厕所、合理穿鞋，并着力提高人们的防护意识。罗斯在这些方面所做的工作取得一些成果。尽管该委员会在 20 世纪 20 年代未能根除钩虫病，但是却为后来的国际医疗卫生协作打下了坚实的基础。

（陈腾宇）

29. 产科医生“引发”的瘟疫
——19 世纪产褥热的流行

1797 年 8 月 20 日，时年 38 岁的西方女权主义先驱、英国著名女性政论家、作家玛丽·沃斯通克拉夫特（Mary Wollstonecraft，1759—1797 年），在伦敦威斯敏斯特妇产医院顺产一健康女婴。该女婴长大后，嫁给了著名诗人雪莱，并留世有著名小说《弗兰肯斯坦》。但不幸的是，玛丽在产后因胎盘无法正常娩出，不得不接受医院医生的帮助。这致使她感染产褥热，先是出现寒战症状，随后又出现高热和剧烈腹痛，最终在 9 月 10 日撒手人寰。玛丽的悲剧，在当时不算个案，是 18 世纪及 19 世纪许多产妇随时可能面临的命运。夺走玛丽年轻生命的这种疾病，是被称为产妇“杀手”的产褥热。

产科医生“带给”产妇的疾病

尽管古希腊著名医生希波克拉底曾记载此种疾病，并指出产妇一旦患上此病，必死无疑，“产妇患上子宫丹毒，则为死症”。

但直到 1879 年，人们才认识到它的真面目。产褥热（产褥感染）是由β-溶血性链球菌等微生物感染所引发的一种在产妇间流行的传染疾病。随着 19 世纪末细菌致病学说的确立，以及青霉素和磺胺类药物在 20 世纪初的出现，它的损害在西方工业发达国家才得到有效控制。

在此之前的几个世纪中，产褥热一直是产妇产后死亡的常见原因，并在 19 世纪欧美产科医院中达到流行病的程度。

在到医院生产成为潮流之前，产褥热发病率相对较低。因为产妇都是在家中生产，受感染的概率较小。但随着产科医院的出现，产褥热迅速成为一种在产妇中流行的医院瘟疫。1646 年，法国巴黎的天父旅馆医院的产科病房暴发了第一场产褥热瘟疫。很多健康孕妇在进入医院产下健康的婴儿后，会在几小时后出现心跳加速、高热不退、乳汁状恶臭分泌物自阴道流出、肚子肿胀、胡说呓语等症状。一旦出现以上症状，产妇往往会在几天内快速死亡。在 19 世纪早期欧洲的大多数大医院中，产褥热造成了 5％～20％健康产妇的死亡。一些小型医院在某些时段内，死于产褥热的产妇比例占到总住院产妇的 70％～100％。很多产科医院因产妇产后高死亡率而恶名在外，被产妇视为鬼门关和地狱，产妇总是想方设法地逃避到医院生产。有的产妇为逃避到产科医院生产，想方设法地拖延，宁愿将孩子生在大街上。产妇们这种消极对抗竟然是有效的，因为那些在大街上生产的妇女很少会患产褥热。

大量产妇在产后因产褥热而惨死，让许多医生一再遭受心理上的折磨，甚至有医生为之自杀而死。例如，德国产科学教授古斯塔夫·阿道夫·米夏埃利斯（Gustav Adolph Michaelis，1798—1848年）一直内疚在为自己侄女接生时致其感染产褥热而亡，特别是当他意识到只需用简单的洗手法就能预防产褥热时，更是自责不已，认为是自己害死了他的侄女。最终，他不堪心理上的重负，卧轨自杀。

尽管产褥热导致众多产妇死亡，但这种状况在19世纪中期之前却被认为是“常态”。当时医学界主流观点认为所有的疾病皆起因于不洁的空气，即所谓的瘴气学说，而不是接触感染。产褥热的发病是产房内过度拥挤、糟糕的室内通风、乳汁分泌、宗教信仰、瘴气等因素引发的。

塞麦尔维斯医生的努力

这一状况的改变，始自行医于19世纪中叶的匈牙利医生伊格纳茨·菲利普·塞麦尔维斯（Ignaz Philipp Semmelweis，1818—1865年）。1818年7月1日，塞麦尔维斯出生于匈牙利布达佩斯的一个富裕的犹太杂货商人家庭。1846年7月1日，获得医学博士学位的他进入维也纳总医院产科第一分部，担任总住院医师，成为一名产科医生。其职责是每天早上检查患者，协助其指导教授的查房；指导处理难产患者；教授学生产科学和负责病例的撰写。

当时，维也纳总医院有两个产科分部。到医院来生产的产妇通常是被随机分派到这两个分部，接受生育帮助。但相较第二分部，1841—1843年，在第一分部生产的产妇死亡率（为16%）

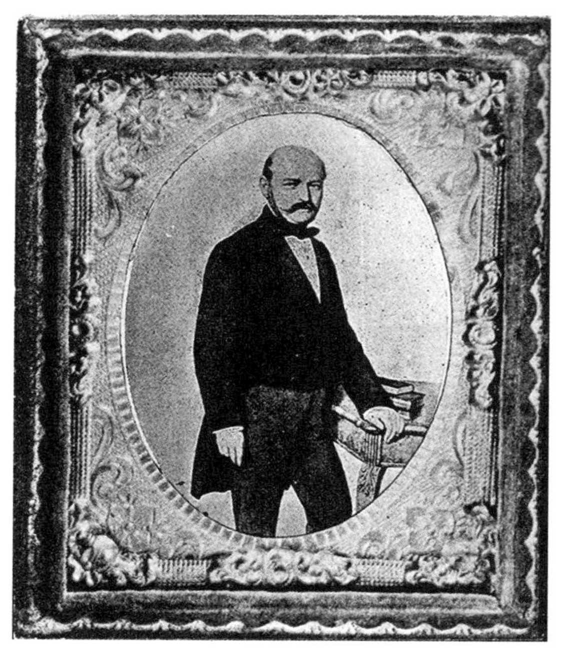

塞麦尔维斯医生

大大高于第二分部（约2%）。产科第一分部的高死亡率与孕妇们在不得已进入第一分部生产时所表现出的那种恐惧与绝望之情，以及大量初为人母者的惨死，使塞麦尔维斯感到极大的不安，“它让我为生命的无谓牺牲感到痛苦”。他决定以此作为研究课题，寻找出解决这一问题的办法。

在经过对相关产褥热研究论文的阅读，以及对大量死亡产妇、婴儿尸体进行解剖后，塞麦尔维斯首先发现，死于产褥热的产妇其死亡婴儿身上也表现出与死亡母亲同样的病症，即他们死于同一种病因。而且，在逐一排查所有可能导致第一分部死亡率高于第二分部的可能因素后，他得出的结论是，过度拥挤、糟糕的室内通风、乳汁分泌、宗教信仰、瘴气等因素，都不是导致产科两分部间死亡率差异的原因，两分部间唯一的不同是工作人员组成上的不同——第一分部是男性医生和医科学生，第二分部自1841年起则完全由女助产士组成。

最终，塞麦尔维斯的好友加同事且同为解剖专家的雅各布·科莱奇卡（Jacob Kolletschka）教授的暴毙为他揭开了背后的秘密。验尸报告显示，科莱奇卡教授死于与大量产妇死亡一样的病因。在了解到其好友系因在解剖过程中不慎被手术刀伤到手指引起的伤口恶化而快速死亡后，塞麦尔维斯做出一个大胆推测，即被解剖的尸体中藏有的某种未知的“死尸微粒”（cadaverous particles）随手术刀侵入了其好友体内，导致其迅速死亡。由此，他进一步推论，在完成尸体解剖后，解剖者的手上会附着大量“死尸微粒”。在不进行及时与彻底清洗的情况下，这些“死尸微粒”会被解剖者带到其他地方，并在合适的条件下侵入其他人体，导致被侵入者发病并死亡。联系到产科第一分部的死亡率明显高于第二分部，塞麦尔维斯一下子意识到：第一分部的男性医生除接生外，每天还在接生前例行尸体解剖的工作。在完成尸体解剖后，这些男性医生并不对自己的双手进行清洗与必要消毒，而是直接去为产妇接生或进行产后检查。这样，“死尸微粒”就趁机侵入产妇与新生儿体内，导致他们发病与死亡。而在第二分部，女助产士们的日常工作中并不包含尸体解剖工作，不会接触到“尸体微粒”，因此在她们那里生产的产妇与新生儿感染机会少，从而有很高的存活率。产褥热的谜底就此揭开了，是“医生使用受污染的双手和器械，把死亡带给了产妇”。

了解到接触尸体后不进行有效洗手会导致大量产妇产后死亡后，塞麦尔维斯认为洗手可有效地预防这种疾病，并开始在接触与解剖尸体后用含氯溶液清洁双手，进行杀菌消毒。1847 年 5 月，塞麦尔维斯利用自己身为总住院医师的权威地位，要求他所管辖的医生和医学生严格遵守“碰触死尸后必须用含氯溶液洗手”的规定。结果取得了良好的效果，维也纳总医院产科第一分部的产妇死亡率从之前 4 月的 18.3%，骤降到 6 月的 2.2%，7 月的 1.2%，8 月 1.9%，此后甚至有 2 个月是零死亡率。

1847 年，塞麦尔维斯又发现，产褥热并不仅仅起因于“死尸微粒”，存在于患者血液与分泌物中的“活性有机体”也是一大元凶。医生在接触患者的血液与体内分泌物时，这种“活性有机体”也会随医生之手传给其他患者，并导致后者发病。鉴于此，塞麦尔维斯补充规定，检查每个患者前都必须重新洗手；不仅如此，患者用过的床单、导管、器械等，也都要进行彻底的清洁。因为“活性有机体”会附着于这些器物之上，并导致其他产妇感染。而这种“活性有机体”，即是后来人们所认识到的“细菌”。

自 1847 年末开始，塞麦尔维斯的发现与工作开始在欧洲范围传播。塞麦尔维斯和他的学生写信给多家著名产科医院的院长，描述他们的新发现。著名奥地利医学杂志主编费迪南·冯·希伯拉（Ferdinand von Hebra）先后在其杂志的 1847 年 12 月和 1848 年 4 月刊上介绍了塞麦尔维斯的发现，并盛赞塞麦尔维斯的工作具有同爱德华·詹纳（Edward Jenner）引入牛痘预防天花同等重要的实践意义。随着法国微生物学家、化学家路易·巴斯德（Louis

Pasteur，1822—1895 年），奥地利医生卡尔·迈尔霍费尔（Carl Mayrhofer，1837—1882 年）和苏格兰医生约瑟夫·李斯特（Joseph Lister，1827—1912 年）等人工作的展开及细菌理论的发现，塞麦尔维斯的观察与发现获得理论上的科学解释，在其死后得到广泛的接受与实践。现在，所有医护人员在检查患者与进行手术之前，都会被要求进行严格的洗手消毒。

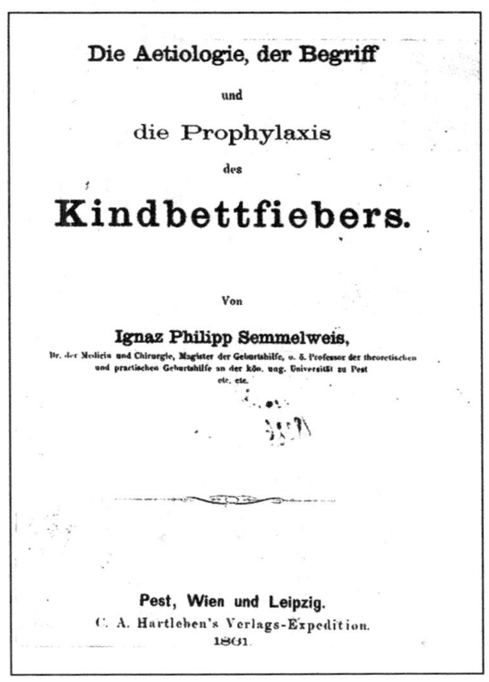

Die Aetiologie, der Begriff

und

die Prophylaxis

des

Kindbettfiebers.

Von

Ignaz Philipp Semmelweis,

Dr. der Medicin und Chirurgie, Magister der Geburtshilfe, o. ö. Professor der theoretischen und practischen Geburtshilfe an der kön. ung. Universität zu Pest

etc. etc.

Pest, Wien und Leipzig.

C. A. Hartleben's Verlags-Expedition.

1861.

塞麦尔维斯的著作《产褥热的病原、实质和预防》，1861 年出版，在书中，塞麦尔维斯医生详细说明了他的产褥热研究发现

母亲救星

塞麦尔维斯的发现及其洗手法“消除了产妇对医院分娩的恐惧，为丈夫保留了妻子，为孩子保留了母亲”，无数产妇得以逃离鬼门关，能够安享为人母的欢愉。此外，对产科医学来说，发现产褥热的接触传染本质及其控制方法，从公共卫生角度来看也标志着一个难以估量的进步。这一发现不仅迅速降低了分娩死亡率，也将接生工作从助产士手中转移到训练有素的外科和产科医生手中。产科医学的发展，由此进入一个新纪元。

塞麦尔维斯，是医疗史上第一位意识到不卫生的手术环境容易在外科手术中造成患者感染的医生，他找到医院感染成因，将不卫生的手术行为和产后发热联系在一起，证明产褥热具有传染性，医护人员在工作过程中进行规范的常规性洗手，可以大幅度降低其发病率。他所提倡的产科消毒法，所建立的用漂白粉溶液冲洗双手与医疗器械的手术制度，对降低当时产褥热导致的惊人高死亡率有着极其重要的影响，是人类医学走向有效的感染控制的第一步。“医生使用受污染的双手和器械，把死亡带给了产妇”“洗手可以降低产妇死亡率”等观念逐渐传播至英国、法国等其他欧洲国家。

塞麦尔维斯的发现，确定了医院感染的成因，揭开了感染所引发的高死亡率的神秘面纱，使人们认识到只要通过适当的消毒灭菌（保持手术器械、外科手术医生与护士双手的清洁、伤口及其包扎绷带的干净），即可有效地阻止术后感染，降低术后死亡率，避免“手术成功，死于感染”。这是人类医学进入细菌医学时代的开端。后来在巴斯德、李斯特、罗伯特·科赫（Robert Koch，1843—1910 年）、威廉·霍尔斯特德（William S. Halsted，1852—1922 年）等人的努力下，手术过程中的卫生问题越来越得到重视，无菌化程度越来越高，死于术后感染的患者越来越少。对手术环境及其过程中卫生的重视与强调，有效地解决了侵入式外科手术患者因术后伤口感染所引起的败血症而致高死亡率问题。

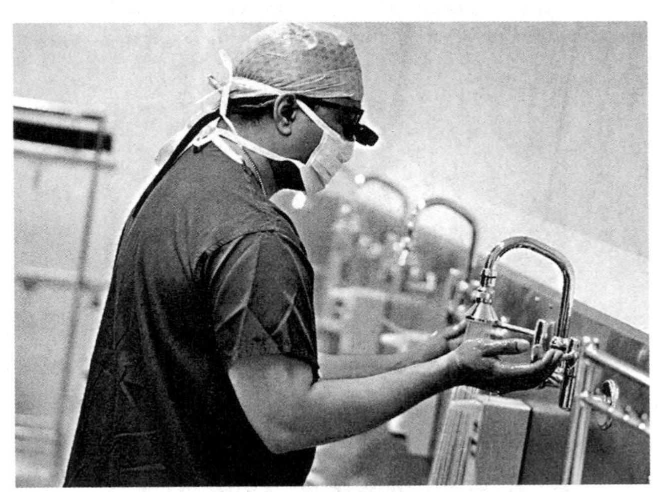

准备手术的外科医生

围绕产褥热而进行的一系列医疗发现与技术改进，以及相关医学观念的传播，对整个外科医学的发展也做出了巨大的贡献。自 20 世纪初开始，医生与历史学家即开始给予塞麦尔维斯的工作以高度评价。塞麦尔维斯被认为是人类医学早期抗菌先锋、感染控制之父和母亲救星；匈牙利布达佩斯的一所医科大学被命名为塞麦尔维斯大学；其故居被建成塞麦尔维斯医学史博物馆；奥地利维也纳的一家妇女医院也以塞麦尔维斯的名字命名；匈牙利的米什科尔茨市建有一座塞麦尔维斯医院；2008 年，塞麦尔维斯的肖像被铸在奥地利发行的一种纪念币上。此外，人们还以塞麦尔维斯的故事为题材，拍摄了 8 部电影，创作了 9 部文学作品。

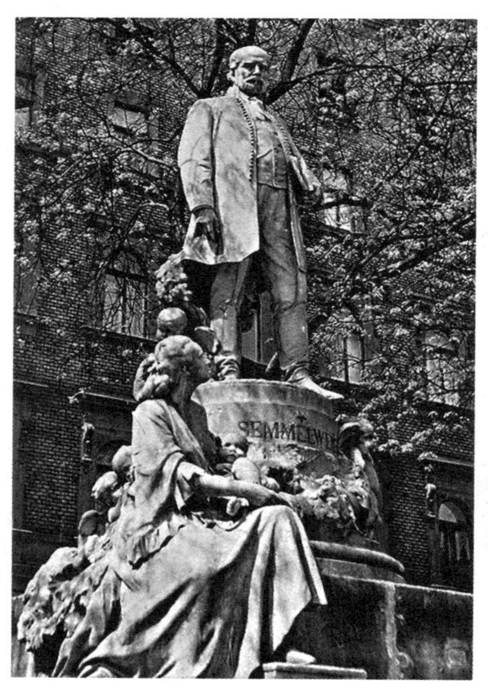

匈牙利布达佩斯圣福克斯（Szent Rókus）医院前的塞麦尔维斯医生雕像（1904 年建造）

（闵凡祥）

30. 舌蝇带来的死神

——19 至 21 世纪非洲锥虫病

地理大发现之后，欧洲人不断涌入非洲进行探险及贸易活动，为了攫取高额的利润，他们将目光转向奴隶贸易。与这一罪恶的贸易行为互相呼应的是当时盛行的种族优劣论，尤其是当殖民者发现这些非洲黑奴存在“懒惰”“十分嗜睡”的劣性时，更是助长了这一思潮的流行，因此强制他们劳动似乎反而成了一种“美德”。殊不知，这些奴隶之所以会出现被称为黑人昏睡（negro lethargy）的症状并非天生如此，完全是因为一种当时尚未被世人了解的疾病——非洲锥虫病。

非洲锥虫病又称非洲昏睡病，是一种由布氏锥虫经舌蝇（俗称采采蝇）叮咬而传播的人兽共患寄生虫病。由于病患会在锥虫病晚期出现严重头痛、反应迟钝、肌肉震颤、昏睡甚至昏迷死亡的症状，故得名昏睡病。非洲锥虫病肆虐于非洲撒哈拉南部，其中有些流行区患病率可高达八成。不同于美洲锥虫病的病原体只有克氏锥虫一种，非洲锥虫病的致病原虫有布氏冈比亚锥虫和布氏罗得西亚锥虫两种。其中，布氏冈比亚锥虫多见于非洲西部和中部，此类型目前占非洲锥虫病报告病例的98%以上并造成慢性感染，患者可感染数月甚至数年，没有患病的明显症状或体征，但一旦出现症状，患者往往已到疾病晚期，其中枢神经系统受到影响。布氏罗得西亚锥虫多见于非洲东部和南部，这种类型占报告病例的2%并造成急性感染，患者在感染之后数月或数周可观察到最初的症状和体征，疾病会迅速发展并侵入中枢神经系统。

最初的受害者

由于非洲锥虫病的致病原虫也可以在野生和家养动物中引起动物锥虫病，所以在非洲人民被舌蝇中所潜伏的死神大量夺走生命之前，最初的牺牲品是牛、马等牲畜——在牛群中，该病被称为那加那病（意为消耗病），在马群中则被称为种马病（由于病马身躯周围往往环绕蝇虫，故又称飞蝇病）。

在欧洲人尚未大规模殖民非洲以前，罹患非洲锥虫病的当地居民只是少数，探险家更多地记载了在动物中所见到的类似疾病。苏格兰探险家、传教士、医生大卫·利文斯通（David Livingstone，1813—1873年）发现当马患上这种病之后，它很难再用于运输，为了解决这种状况，他尝试使用砷剂治疗病马。经过诊断，利文斯通认为人类并不会因舌蝇叮咬而患上同种病，只有动物才会。

在欧洲人开始殖民非洲后，劳动人口大量流动，大量原始地带被开发，这间接助长了非洲锥虫病的传播。与此同时，有关动物患病的报告越来越多。譬如在祖鲁兰地区，那加那病杀死了土著众多的牧群，这让依靠牲畜所产的肉奶维持生活的当地牧民损失惨重——家畜（特别是牛）所患的锥虫病是当地受影响的农村地区经济发展的最主要障碍，因为它会让牲畜终身无法产奶。

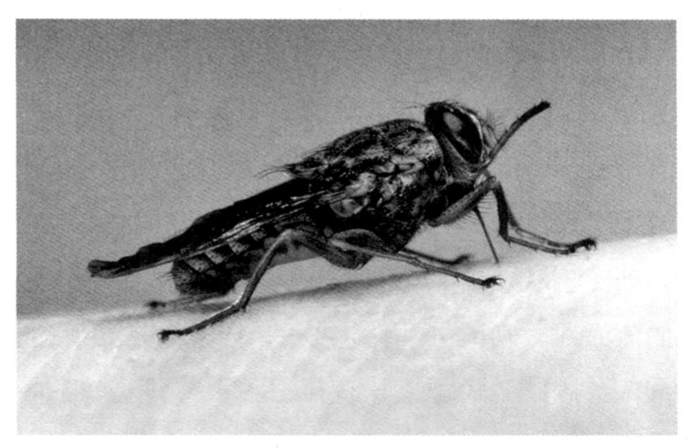

正在吸食血液的舌蝇

缉拿“凶手”的追踪接力

那么，夺走非洲这些牛、马甚至人生命的死神究竟是谁呢？为了抓住这一“凶手”，大量细菌学家和寄生虫学家来到非洲，前赴后继地进行探索和研究。

“缉凶”的第一步是要确认直接“凶手”——致病寄生虫。为此，从 19 世纪 40 至 80 年代，以医生为首的“侦探”一直在做这个工作。1843 年，法国医生大卫 · 格鲁比（David Gruby，1801—1898 年）首先在青蛙的血液中发现了锥虫；1881 年，格里菲思 · 埃文斯（Griffiths Evans，1835—1935 年）又在印度的马和骆驼的血液中发现了锥虫；1891 年，古斯塔夫·内普弗乌（Gustave Nepveu，1841—1903 年）在阿尔及利亚的疟疾患者的血涂片中发现了“带有鞭毛的寄生虫”。但当时的医生没有把这种从青蛙、马、骆驼、人体内取出的寄生虫与牛群所患的那加那病联系在一起，好在他们已经收集了锥虫留下的蛛丝马迹，只待下一位更加缜密的“侦探”去揭开最终谜底。

1894 年，受到南非祖鲁兰总督的委派，苏格兰细菌学家、军医大卫·布鲁斯（David Bruce，1855—1931 年）携带夫人在南非进行了一系列实验以寻找牛群患那加那病的原因。1895 年，他在观察病牛的血液涂片后确认病因就是锥虫，但锥虫是如何让动物患病的尚不得而知。因此，除了确认直接“凶手”，还需要进一步追查间接“凶手”。考虑到牛群时常被舌蝇叮咬，他隐约觉得这其中有什么关联。为了证实他的猜想，他将牛、狗等动物送往舌蝇繁多之处，发现这些动物被送回后血液中存在锥虫，于是他收集了数百只舌蝇并让它们叮咬马，结果这些马不久便病发而死，因此布鲁斯推断舌蝇的叮咬是该疾病在动物间传播的主要因素。1899 年，布鲁斯在患那加那病的牛身上发现的锥虫被命名为布氏锥虫，以此来纪念他所做出的贡献。至此，该病的直接“凶手”和间接“凶手”皆被神通广大

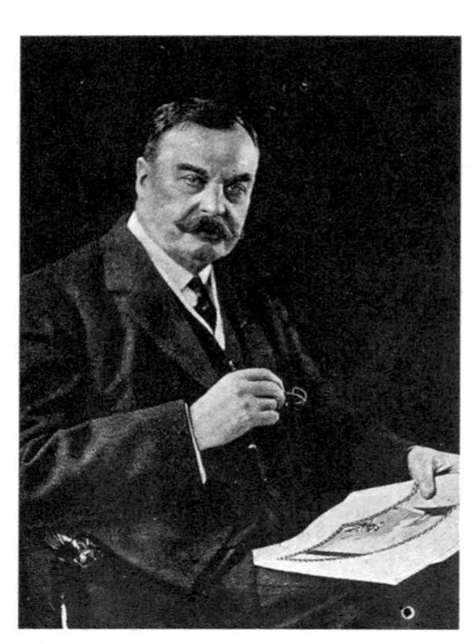

大卫·布鲁斯医生

的“侦探”所缉捕，但这些“凶手”是如何“制造命案”的呢？锥虫与人类之间的联系又是怎样的？

1901年，在冈比亚一名非洲锥虫病患者的血液里发现了锥虫。1902年，大卫·布鲁斯提出证据，认为非洲锥虫病是由携带锥虫的舌蝇传播。1903年，锥虫被证明是导致牛群那加那病和人非洲锥虫病的病因。同年，乌干达舌蝇（中非舌蝇）被确认为一种致病虫媒。1909年，德国军医弗里德里希·克莱恩（Friedrich Karl Kleine）发现布氏锥虫的传染循环。1912年，在罗得西亚北部发现的东非舌蝇也被确认为虫媒。除此之外，致病锥虫也被发现存在两种：布氏冈比亚锥虫和布氏罗得西亚锥虫。医生和相关研究人员发现，舌蝇叮咬患者时，锥虫便随着血液到达舌蝇胃中并在此繁殖发育，然后移动至唾液腺发育成感染性锥虫，通过叮咬正常人传播疾病。至于其发病机制则是：锥虫在侵入人体后，先在血液和淋巴系统寄生繁殖，再播散至全身组织器官，后期进入中枢神经系统。至此，有关非洲锥虫病的谜团完全被揭开。

为了不再让这些“凶手”制造新一批的受害者，当地的殖民政府开始采取措施以控制非洲锥虫病的流行。虽然英国、法国、德国、葡萄牙和比利时政府采取的方法各有差异，但核心思想是一样的——远离病媒、隔离患者、药物治疗。为了避免舌蝇的叮咬，政府往往采取安排当地居民从舌蝇栖息地的附近搬走，以及清除灌木丛的做法；而一旦有人感染非洲锥虫病，则对其进行隔离，同时重点监测他身边的人是否也有被舌蝇叮咬的经历；至于药物治疗则往往使用砷剂衍生物氨基苯胂酸钠，但它却存在着诸如致盲的严重不良反应。

非洲锥虫病大流行及国际应对

在 19 世纪末到 20 世纪初，非洲锥虫病在非洲的流行情况十分严重。1896—1906 年，在乌干达和刚果，非洲锥虫病就夺去了近 75 万人的生命。20 世纪 20 年代，非洲锥虫病大流行，一直持续了将近 30 年，至 20 世纪 50 年代才逐渐偃旗息鼓。然而，令世人没有想到的是，在仅仅沉寂了 10 年之后，非洲锥虫病于 20 世纪 60 年代再次大流行——刚果盆地出现上百万名患者。好在这时候由于科技的进步和医疗卫生体系的完善，非洲锥虫病不再让人类那么束手无策。进入 20 世纪 70 年代，人类感染锥虫病的病例数已经降到较低水平。但是，20 世纪 90 年代之后，由于许多非洲国家出现内战、经济状况恶化以及医疗卫生体系不健全的情况，锥虫病的危害再次提升。2000 年，为了减少锥虫宿主和传播

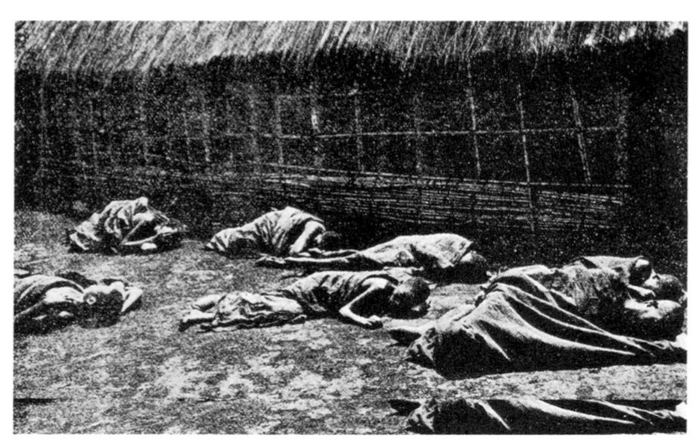

躺在地上的非洲锥虫病患者

媒介舌蝇的数量，泛非洲舌蝇和锥虫消除活动开始。不久，为了帮助非洲人民解决这一难题，世界卫生组织也开始重视锥虫病的防控。

2009 年，世界卫生组织建立了一个供研究人员使用的生物样本库，以促进开发方便价廉的新诊疗工具，样本库里收藏着染病患者的血液、脑脊液、唾液和尿液样本以及从疾病流行地区未受感染者身上采集的样本。2014 年，在世界卫生组织的领导下建立了非洲人类锥虫病协调网络，以确保加强和持续努力来消除这一疾病。由于防控措施实施有效，新的非洲锥虫病病例报告数明显减少，2016 年，全球仅报道 2184 例。鉴于这种良好形势，世界卫生组织计划于 2020 年消除非洲锥虫病。

谁该为此负责?

当回顾非洲锥虫病的这段历史时，包括医生、细菌学家、寄生虫学家、历史学家和人类学家在内的诸多学者一直在反思这样一个问题：欧洲殖民者的到来，究竟是减轻了非洲锥虫病给非洲人民造成的伤亡，还是助长并加剧了这一病情的传播?

支撑前一个观点的学者往往会强调热带医学的建立。所谓热带医学是研究发生于热带、亚热带地区各种疾病的诊断、治疗、预防，以及如何控制和消灭这些疾病的科学。从 19 世纪中叶至 20 世纪末，热带医学往往是西方人的专利，他们通过殖民强权在热带地区取得了十分庞大的殖民地——非洲、亚洲、太平洋岛屿和美洲的热带地区几乎被他们瓜分。热带医学整合了新出现的病菌理论和寄生虫学，由锥虫感染造成的非洲锥虫病自然属于热带医学研究的领域。一些学者认为以大卫·布鲁斯为代表的一批优秀细菌学家来到非洲，最终确认了致病原虫并发现了舌蝇作为虫媒的传播作用，其意义重大，如果没有这些医生、感染病学家前赴后继的努力，非洲锥虫病的奥秘不会这么快就被揭开，非洲人民还要承受更久、更大的苦难。在谈到殖民地政府的作用时，他们也强调这些政府兴建医疗设施，提供药物，给予当地人一定程度上的治疗。但是，需要指出的是，欧洲所投资的医疗项目主要针对的还是热带地区的欧洲军队和平民，当地的黑人土著仍然受到歧视、剥削，相比锥虫这些无法用肉眼看到的微型杀手，手持火枪和皮鞭的殖民者才是他们心中最大的死神。

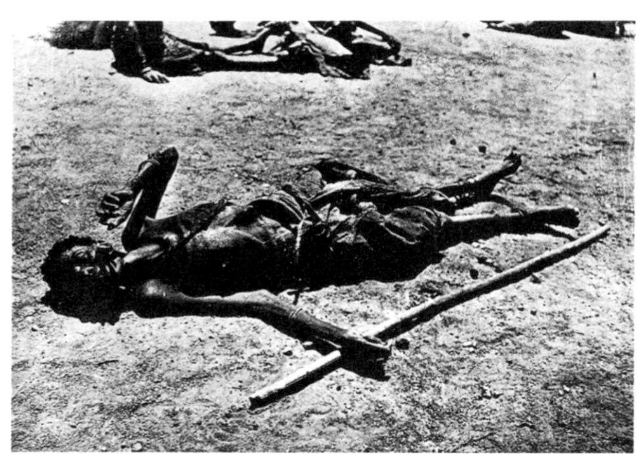

乌干达的一名非洲锥虫病患者，摄于 1902 年

另一批学者则强调欧洲殖民者给非洲带来的负面影响。以当时占据刚果的比利时为例，国王利奥波德二世虽然美其名曰白人肩负“文明教化使命”让非洲人进入文明时代，但在刚果的种植园里，比利时的殖民者往往在采集橡胶时使用暴力剥削的方法，让劳工暴露于非洲锥虫病的感染威胁之下。白人种植园主为了攫取高额利润，施加给当地黑人劳工的压力越来越大，有时甚至会挟持当地妇女儿童作为人质，逼迫成年男子前往密林深处采集橡胶，一旦无法完成固定份额，甚至会将人质的手脚砍断。为了带走自己的亲人，黑人劳工只能被迫远离家园在森林中待上数天以寻觅野生的橡胶树，而这会让人暴露在非洲锥虫病虫媒舌蝇的叮咬之下。同时，繁重的赋税和劳动力剥削使得劳工大规模移动，在当时的技术条件下，这种人口流动是不受管制且无法追踪的，这又加速了非洲锥虫病的传播。据此，他们认为，欧洲殖民者在非洲砍伐森林、采矿、建立种植园、迫使劳工大规模流动，极大地改变了当地生态与经济之间的关系，这对非洲锥虫病等热带疾病病媒的滋生提供了便利的条件。

人与自然究竟如何相处是个古老的哲学命题，现在，人类已经知道和谐相处是唯一的也是最佳的答案。非洲的公共卫生系统、医疗设施、居民健康需要得到当地政府和国际社会的重视，当地的自然环境、物种多样性也需要当地人的维持和保护，只有这样，死神才不会在看不见的角落里再次挥动血淋淋的镰刀。

（华梦凯）

31. 暗藏杀机的“亲吻”
——19 至 21 世纪恰加斯病

1834 年，后来以进化论蜚声海内外的查尔斯·罗伯特·达尔文（Charles Robert Darwin，1809—1882 年）正随着小猎犬号（the Beagle）航行。当他朝着安第斯山脉东部靠近门多萨（Mendoza，阿根廷西部城市）的地方航行时，他被一只小虫子咬了一口。现在的人可能会认为这是一件无足轻重的小事，但达尔文却在其 1835 年 3 月 25 日的航海日志中郑重其事地把这件事记录了下来：“（我）体验了一次被这种潘帕斯草原上名叫 benchuca 的黑虫子咬一口的感觉。这种 1 英寸（2.54 厘米）长的软虫子爬在身上的感觉真是令人作呕！在吸血之前它还很瘦小，吸完血后马上变得又圆又胖，很容易就被压扁了。”被达尔文叫作 benchuca 的这种小虫子实际是侵扰锥猎蝽，学名 *Triatoma infestans*，在阿根廷语中念 vinchuca（意为“掉在地上的东西”）。它身上可携带一种寄生虫，当人被携带此寄生虫的侵扰锥猎蝽叮咬时，很可能造成感染而患上一种可怕的疾病——从最开始的消化道不适、心律不齐到后来严重的消化道和心脏病变，这种病就是恰加斯病。

揭开“刺客虫”的面具

恰加斯病是一种寄生虫病，得名于它的发现者卡洛·恰加斯(Carlos Chagas，1879—1934年)——一名年轻的巴西医生。致病的寄生虫名为克氏锥虫（*Trypanosoma cruzi*，又译枯氏锥虫)，其主要分布于南美和中美，故恰加斯病又称美洲锥虫病(American trypanosomiasis)。克氏锥虫往往寄生在锥蝽的消化道内，当锥蝽吸食血液时，克氏锥虫通过这一媒介转而进入人或哺乳动物的血液和多种细胞组织内，从而引发疾病。当锥蝽吸完血后，它会很快排便，若它们的粪便不小心进入人眼、黏膜或伤口中时，同样会造成克氏锥虫进入人体而致病。恰加斯病患者在急性期会出现发热、颜面水肿、淋巴结肿大等症状，在慢性期则常

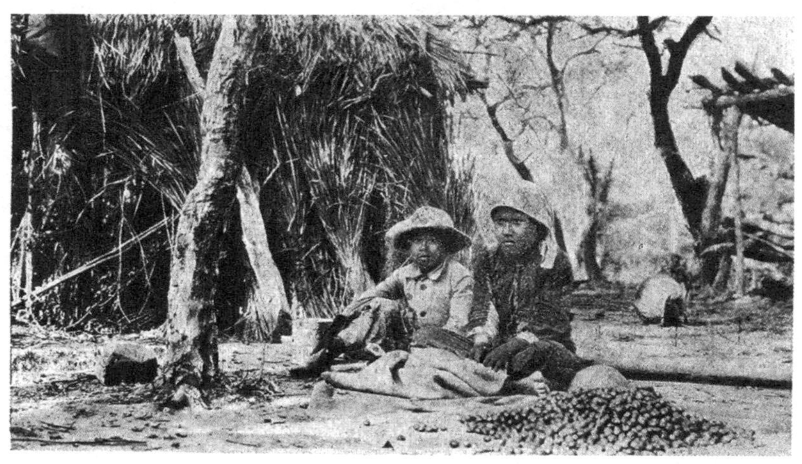

美洲的印第安人通常住在草棚中，而草棚是锥蝽最佳的繁衍之所

有心肌炎、心力衰竭、巨食管、巨结肠、肺脑栓塞、猝死等症状。因为这种疾病导致的症状多种多样，在不同地区的临床结果也不尽相同，所以它被世人发现乃至充分认知经历了一段相当长的时间。

尽管这种病被冠以“恰加斯”之名，但早在卡洛·恰加斯于1909年确认其致病寄生虫和传播媒介之前，16—18世纪远赴拉丁美洲的西班牙和葡萄牙探险家就已经描述了其传播媒介锥蝽的行为习惯，但缺乏专业医学知识背景的他们并没有深入研究下去。此外，由于锥蝽喜欢叮咬人们的面部，其吸血的行为又像亲吻，所以被当地人戏称为“理发虫”（barbeiro）、“刺客虫”或“接吻虫”。虫子的“亲吻”行为自然没有引起当地人的警惕，他们对这种虫子的认知仅停留在“生活在人们的住所里”“夜间行动”“会吸血”等简单的表面印象，然而医生出身的卡洛·恰加斯却敏锐地发现了这种虫子与一些尚未查明病因的疾病之间的联系。

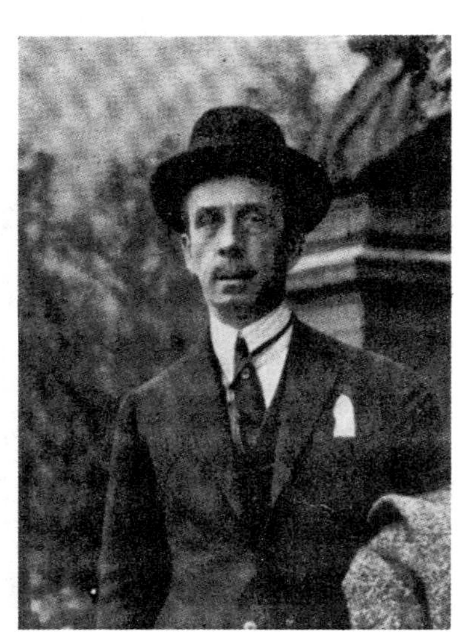

卡洛·恰加斯医生

卡洛·恰加斯于1902年被任命为里约热内卢一家名为奥斯瓦尔多·克鲁兹（Oswaldo Cruz）医学研究所的工作人员，他在工作满5年后被派驻巴西腹地实地调查当地猖獗的疟疾，但他却对一种小虫子兴趣盎然，这种小虫子就是锥蝽。从1908年底到1909年春天，他一直在研究这种被以往欧洲探险者和本地印第安居民所忽视的虫子。功夫不负有心人，1909年4月，他终于在锥蝽的消化道中发现了致病的寄生虫，并用导师克鲁兹的名字将其命名为克氏锥虫。至此，从1908年开始调查一种叫作“刺客虫”的神奇小虫子，到1909年发现其消化道内部的致病寄生虫，卡洛·恰加斯为世人揭开了这一疾病的神秘面纱。面具被揭开之后，“刺客虫”还能昼伏夜出，杀人于无形吗？

被“亲吻”的代价

虽然恰加斯病于20世纪初就被发现，但由于它所造成的临床症状多种多样、不尽相同，所以它的病症一直到20世纪50至60年代才逐渐明确。一开始，卡洛·恰加斯认为该病会导致神经、心脏、内分泌（主要是甲状腺）问题，他的依据是当时巴西的地方流行性甲状腺肿与克氏锥虫活动区域基本重合，因此他把这两者联系到了一起。不久，通过数据采集、实验分析，恰加斯又发现该病还会导致心脏问题（尤其是青年人）和消化系统问题。

进入20世纪中叶，虽然恰加斯医生已经去世，但后来的医学家根据他的理论和工作进一步发现，恰加斯病在急性期会让患者发热、淋巴结肿胀，而绝大多数患者在此期间就会死亡，尤其是那些抵抗力低下的儿童患者。同时，被携带寄生虫的锥蝽叮咬的部位会出现肿胀（称为恰加斯肿），在被叮咬部位可见到针眼

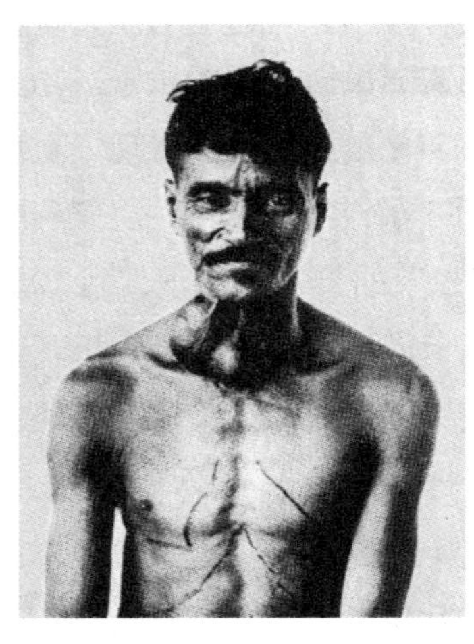

罹患恰加斯病的患者——淋巴结肿胀、胸腹处的叮咬部位发炎甚至出现疙瘩

大小的红色丘疹，若丘疹向周围扩大还会在皮下水肿形成团块隆起并在中央伴以虫咬痕迹，患者在此过程中能感受到灼热和痒痛感。若被叮咬部位发生继发感染，甚至会出现疼痛感强烈的溃疡。另外，在一些病例中，患者并没有出现急性症状，反而在被感染后的 10～12 年才出现慢性症状，如心律不齐、心力衰竭、心脏扩大、食管或结肠肿大等。由于这时候已经进入疾病的晚期，其过长的潜伏期会让该病的诊断和治疗十分困难，很多患者因不可抗的心脏骤停或心力衰竭猝然离世。

需要强调的是，虽然锥蝽是感染恰加斯病十分重要的媒介，但并非所有锥蝽都携带寄生虫从而让人染病，该病也可通过输血、器官移植、胎盘、母乳喂养等方式传播，还可以通过进食被锥蝽粪便污染的食物而传播。

如何让“刺客虫”“嘴”下留情?

纵然恰加斯病的临床症状变化多样，其传播途径又十分广泛，我们面对这些小虫子却并非束手无策，疫苗防治和药物治疗是应对传染病最主要的两种手段。但可惜的是，由于克氏锥虫的抗原变异和免疫抑制现象利于其发生免疫逃避，并且能够快速侵袭宿主细胞，因此机体的免疫应答效果不显著，至今尚无可用于临床的锥虫病疫苗。好在相关医务和研究人员已经认识到研究有效的锥虫病疫苗是恰加斯病防治工作以及世界免疫学的一个十分重要的目标，我们或许会在不久的将来见到疫苗的问世。至于药物治疗，则可以使用苄硝唑（benznidazole）和硝呋莫司(nifurtimox)，但这只适用于恰加斯病的急性症状。需要注意的是，这两种药物对于近四成人存在不良反应，可能会引起皮肤相关症状以及消化系统的不适。

即使目前尚未有针对恰加斯病的疫苗，其用药也仅针对急性症状，但也可以采取预防措施，通过防止叮咬来降低感染的风险。居家时，安装纱门纱窗以防锥蝽入侵，同时使用蚊帐和驱虫剂。外出时，最好穿上长袖衬衫和长裤，以给裸露在外的肌肤足够多的保护。由于锥蝽通常在晚上行动进食，因此在恰加斯病高发地区晚上卧室里尽量少开灯以避免吸引锥蝽。此外，改善居住条件和房屋结构，如在建筑物的墙面涂敷石灰等涂料、修复和更换屋顶等，也可以防止锥蝽在室内滋生或栖息。最重要的是，任何血液或器官捐献都需要筛查以防止传播。

除此之外，考虑到锥蝽在恰加斯病的感染过程中扮演着十分重要的媒介作用，所以控制该病的另一种重要措施就是在中间环节便消灭锥蝽，为此，医护人员及相关工作人员采用杀虫剂来对付锥蝽。1948 年，两名巴西的研究者伊曼钮尔·迪亚斯(Emmanuel Dias）和何塞·佩莱格里诺（José Pellegrino）通过实验证明六氯环已烷（六六六，BHC）杀虫的有效性。1950 年，第一场“灭蝽运动”开始，它在 20 世纪 60 年代进入高潮。经过 30 多年的卫生运动，到 20 世纪 90 年代，美洲的南部锥形地区倡议、安第斯山脉国家倡议和中美洲国家倡议相继启动，旨在使用杀虫剂消灭锥蝽。2000 年，包括巴西、智利和乌拉圭在内的部分拉丁美洲国家宣布已经消灭了恰加斯病，但据 2006 年的一项统计，拉丁美洲其余国家尚存在近 800 万病例。2005 年，科学家宣布导致恰加斯病的寄生虫基因测序已经完成，这对美洲乃至全球防治恰加斯病提供了更有利的条件。

全球化时代的国际应对

自 20 世纪 90 年代以来，美洲的南部锥形地区、安第斯山脉国家以及中美洲国家在寄生虫和虫媒控制方面有不少成功经验。这些多国举措导致恰加斯病的传播大幅减少，病患获得诊断和治疗的机会也显著增加。然而，仅仅是拉丁美洲的关注和协作还不够——尽管恰加斯病从 1909 年发现病因到 2005 年完成其寄生虫的基因测序已经过去了将近 100 年，但它仍然是一种“被忽视的疾病”。一方面是这一疾病没有受到国际社会足够多的关注，另一方面则是没有获得足够多的经费和研究支持，所以说，超越拉丁美洲的国际协作刻不容缓。

2005 年，世界卫生组织开始重视恰加斯病，这有助于在国际舞台上增进对该病的认识，消除错误信息，以及解决在预防、检测和综合护理上的问题——譬如政府承诺软弱无力、药物分配不均、资金投入不足等。2007 年，面对一些国家和地区良好的治疗形势，世界卫生组织曾乐观地认为通过国际间的通力合作最迟能在 2010 年完全消除恰加斯病。但是，随着全球化流动的日益频繁，这种疾病已经从原来的中、南美洲向北美延伸，甚至逐渐从美洲向欧洲、非洲等地区蔓延，其全球性的危害日益严重。2012 年 7 月 6 日，美国疾病控制和预防中心就发布报告，宣布美国目前约有 30 万人罹患慢性恰加斯病，其中绝大多数为来自拉丁美洲的移民。因此，为了提高恰加斯病患者以及各界对预防、控制和消除这一被忽视的疾病所需工作的认识和重视，恰加斯病患者协会国际联合会倡议并最终由世界卫生组织批准通过，从 2020 年开始，每年的 4 月 14 日为世界防治恰加斯病日。之所以选在这一天，是因为卡洛·恰加斯医生在 1909 年的这一天诊断出了该疾病的第一例患者。

另外，世界卫生组织对该疾病的关注，不仅从预防、诊断、治疗等医学临床角度进行实践，还应从该疾病最根源的因素——贫穷上入手。由于恰加斯病的慢性症状很难发现，故它也有“沉默的疾病”之称，这不仅是因为其临床过程发展缓慢且经常无症状，还因为它主要影响没有政治发言权或无法获得医护的穷人——在拉丁美洲的贫困人口中，这一“沉默的疾病”就影响了 600 万～700 万人，他们大都家境贫寒且不知道自己已经患病，既没钱看病也无法立即医治的后果只有一个，那就是悲惨地死去。由于锥蝽的栖息环境是一些低矮的茅草屋以及墙面开裂、阴暗潮湿的房子，因此改善当地居民生活环境、为他们提供更安全的住宅乃至提供免费医疗也是十分重要的应对手段，不然患者在治疗完疾病后重回原来的住处，仍然有再次感染的风险。同时，因为这种疾病往往与条件恶劣、贫穷落后的居住环境有关，所以社会上的一部分群体往往对这些病患报以冷眼和歧视——直接将他们与“贫穷”“肮脏”打等号，甚至在日常生活中对其实行边缘化。因此，摆脱这种加诸于病患的污名，对其进行心理辅导以使他们能在康复后融入社会，也是一项需要注意的工作。

（华梦凯）

32. 人类与蚊子的战争
——19 至 21 世纪疟疾

在 19 世纪英国浪漫主义文坛上，乔治 · 戈登 · 拜伦（George Gordon Byron，1788—1824 年）的名字如同茫茫黑夜中的一颗明珠，熠熠生辉。拜伦一生热爱自由，追求自由，作为一名诗人，他写下了许多歌咏自由的诗篇，鼓舞受压迫的人民争取自由，进行革命；作为一位革命家，他以实际行动投入到希腊人民争取民族解放的革命中，为希腊革命慷慨解囊，奔走呼号。然而，1824 年 4 月，正当革命进行得如火如荼之时，拜伦却突然病倒了。

事实上，拜伦的身体早就已经亮起了红灯。早在 2 月 15 日，拜伦就感到全身痉挛，但他本人和他的朋友们并没有把这件事放在心上。4 月 9 日，拜伦在出游时遭遇暴雨，全身被淋湿的他自此一病不起。面对高热不退、头痛眩晕的拜伦，医生告诉他这只是轻度关节炎的症状，只需实行放血疗法即可痊愈。然而，一次次的放血后，拜伦的病情仍未见好转，等到 4 月 17 日，拜伦开始出现谵妄状态，不断说胡话。病情恶化的速度十分迅猛，仅仅在两天后，也就是 4 月 19 日，拜伦就永远离开了人世。

后世的医学专家和历史学家在研究了拜伦的通信、医生的报告以及尸体解剖结果等材料后，全面考察了与拜伦之死有关的病理状况，最后得出结论：夺走拜伦生命的并不是关节炎，而是疟疾（malaria）。

跨越千年的伤痛

疟疾，在我国又俗称“打摆子”“打皮寒”，是由一种肉眼看不见的疟原虫寄生在人体的血液里引起的一种传染病。由于蚊子是传播疟原虫的媒介，因此疟疾多发生在夏秋季节蚊子大量繁殖的时候。使人致病的疟原虫共有四种：间日疟原虫、三日疟原虫、恶性疟原虫和卵形疟原虫。疟原虫进入人体后，要经过发育繁殖，只有疟原虫增殖到一定的数量，才会使人出现症状。疟疾发病时，患者起初会浑身发冷、寒战，随后则会发热，体温可高达 40℃以上。经过 3～4 小时后，等患者出一身大汗，方可感到轻松一些。但是如不对疟疾进行根治，很快就会反复发作。这种发冷、发热、出汗、退热的过程，间日疟每隔 1 日发作一次，所以叫间日疟。原因是间日疟原虫在人体血液中的红细胞内每 48 小时繁殖成熟一代，繁殖成熟后，就胀破红细胞，然后疟原虫的代谢物进入血液，引起一次疟疾发作。三日疟每隔 2 日发作一次，原因是三日疟原虫在人体血液中的红细胞内每 72 小时繁殖成熟一代。恶性疟原虫在人体血液中的红细胞繁殖成熟一代需要 36～48 小时，因时间长短不一，所以发作也不规则。无论是哪种疟疾，每发作一次，血液里的红细胞就被破坏一次，发作次数越多，破坏的红细胞越多，使患者脸色苍白，严重贫血，直至死亡。

疟疾是人类历史上最早有文字记录的疾病之一，戕害人类已有千年之久，众多古老文明都对这种疾病有所记载。远在 3000 多年前，我国的殷墟甲骨文中就已有“疟”字出现。传说作于公元前 11 世纪西周初期的《周礼》，书中也有“秋时有疟寒疾”的记载。直到今天，疟疾仍然是严重危害人类健康的重要传染病，根据世界卫生组织 2019 年的统计，2018 年，全世界估计发生 2.28亿例疟疾病例，造成约 40.5 万人死亡。疟疾的历史，正是一部人类跨越千年的伤痛史。

罗纳德·罗斯与疟疾的防治

今天，疟疾与蚊子之间的关系已不再是秘密，然而，在漫长的历史长河中，人们曾错误地将疟疾的病因归咎于瘴气、鬼怪等因素，例如英文“疟疾”一词就是由“坏的”（mala）和“空气”（aria）两个词根组成，这种认知严重阻碍了疟疾的防治工作。

1880 年，外科医生阿方斯·拉韦兰（Charles Louis Alphonse Laveran，1845—1922 年）在阿尔及利亚用显微镜观察到疟疾患者血液中的疟原虫。17 年后，经过大量的田野调查与医学实验，来自英国的军医罗纳德·罗斯（Ronald Ross，1857—1932 年）最终揭开了疟疾传播的神秘面纱，指出蚊子才是传播疟疾的罪魁祸首，人类与蚊子之间长达百年的战争就此拉开序幕。

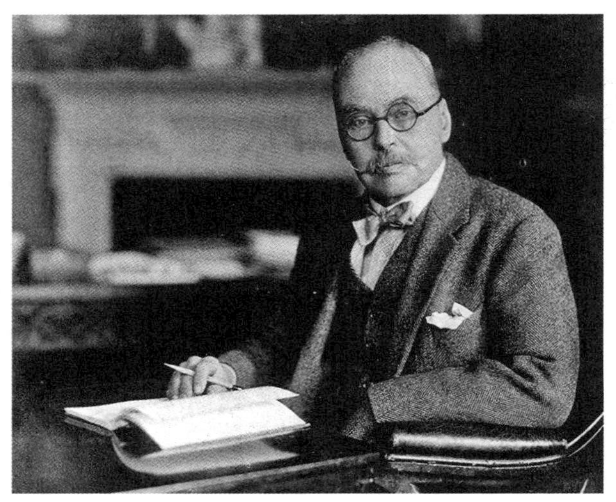

罗纳德·罗斯

罗纳德·罗斯 1857 年出生于印度乌塔朗查尔邦的阿尔莫拉，8 岁时离开印度，进入英国南安普敦的一所寄宿学校学习。1875 年，罗斯进入英国伦敦的圣巴塞洛医学院学医，并于 1881 年通过了药剂师学会的考试，以陆军外科军医的身份进入印度军队进行医疗服务。19 世纪时疟疾流行，印度每年死于疟疾者达百万人，生长在印度的罗斯自然对疟疾并不陌生。重回印度后，罗斯开始致力于疟疾的研究。在印度马德拉斯任职时，罗斯曾多次深入疟疾流行的地区进行调查研究，经过观察，罗斯发现在疟疾肆虐的地区，蚊子的数量也多得出奇，二者之间是否存在什么联系呢？

1894 年，罗斯在英国休假时遇见了热带病专家帕特里克·曼森爵士（Patrick Manson，1844—1922 年），两人对疟疾的传播途径进行了深入的探讨。曼森一直质疑瘴气引起疟疾的说法，提出了“疟疾由蚊子传播”假说。在谈话中，曼森还向罗斯演示了如何在血样涂片中发现疟原虫。在曼森的指导与建议下，罗斯返回印度后便立刻着手进行实验，验证蚊子与疟疾之间的关系。

实验的实际过程困难重重。罗斯必须亲自前往疟疾疫区捕捉蚊子，然后回到简陋的实验室对蚊子逐个解剖检查，但是蚊子的种类有上百种之多，数量也十分庞大，对罗斯而言，这无疑是一项巨大的挑战。尽管存在着种种困难，罗斯还是以坚定的意志坚持了下来。1897 年 8 月 20 日，罗斯终于在一只吸过疟疾患者血的蚊子身上，发现了伸出胃壁的“色素囊”，这正是疟疾寄生虫的证据。欣喜的罗斯为了纪念这一重大发现，将这一天命名为“蚊子日”，并有感而发地写下了下面这首诗：

今天，仁慈的上帝降临了，

请讴歌上帝吧。

在他的指挥之下，我饱含着热泪，呼吸急促地探寻他的秘密。

我找到了狡猾的种子，

啊！杀戮无数的死神啊！

我知道这个小东西，这将会挽救无数的人。

啊！死神，你咬的是哪儿呢？

胜利，还是死亡？

1898 年，罗斯又前往西非探察疟疾的病因。最终，他在北非疫区探明了蚊体内疟原虫的生活史，从而确认传播疟疾的罪魁祸首正是蚊子。1902 年，罗斯由于“有关疟疾和疟原虫的发育过程的研究为成功地研究和防治疟疾奠定了基础”而荣获诺贝尔生理学或医学奖。

抗疟战场的中国身影

人类一直致力与疟疾斗争，在抗击疟疾的战场上，从来不乏中国的医学力量，青蒿素（artemisinin）便是中国献给世界的一份礼物。

19 世纪时，从南美洲金鸡纳树皮中得到的奎宁（quinine）曾是最有效的抗疟药物；第二次世界大战后，医学专家模仿奎宁的基本结构合成的氯喹（chloroquine）、伯氨喹（primaquine）等新药也拯救过无数患者的生命。但是 20 世纪 60 年代，抗药性疟原虫的出现使得以往常用的抗疟药的效果大打折扣，在东南亚、非洲等地甚至出现了无药可医的局面。抗药性恶性疟疾还在当时的越南战场上肆意横行，成了美越两方共同的敌人。根据资料记载，仅在 1967—1970 年的 4 年间，美军就因疟疾减员 80 万人，是战斗伤亡的 4～5 倍。而越南军队的情况也不容乐观，为此，当时的越共总书记胡志明亲自到北京，向毛泽东提出请中国支援抗疟疾药物和方法。

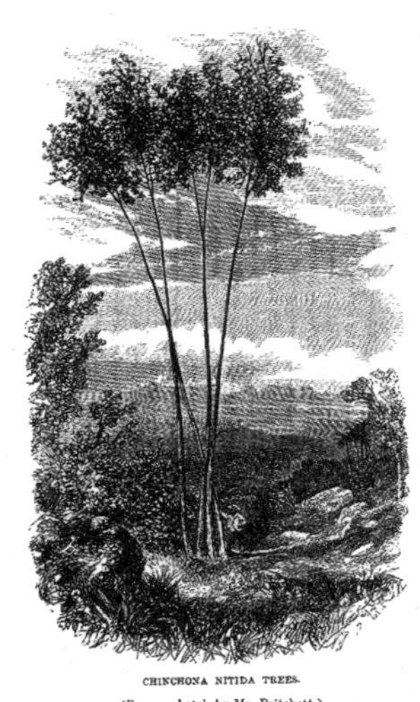
CHINCHONA NITIDA TREES.
(From a sketch by Mr. Pritchett.)

金鸡纳树

鉴于此形势，1967 年 5 月 23 日，国务院召集了由解放军总后勤部、国家科委、卫生部、化工部、国防科委和科学院领导参加的“全国疟疾防治研究协作会议”，成立了全国疟疾防治药物研究领导小组。作为一个秘密的军事科研任务，“523”自此成为当时研究防治疟疾新药项目的代号。“523”项目共有两个寻求无抗药性防治恶性疟疾药物的研究方向，一是合成新的化合物，寻找新的化学抗疟药；二是从我国的中医药宝库入手，从中药中寻求突破。围绕这两个方向，全国“523”办公室成立了化学合成药协作组和中医药协作组，我们所熟知的诺贝尔生理学或医学奖获得者屠呦呦便是中医药协作组的一员。

此前，化学合成药协作组虽然在短时间内取得了众多的科研成果，相继开发出防疟1号片、防疟2号片、防疟3号片等药物，并及时将药品供给越南前线，但是这些药物的药效远未达到规划要求。直到1971年10月屠呦呦发现青蒿素，才使“523”项目迎来了真正的曙光。

中医药协作组面临的首要问题，仍是如何找到有效的中药。为此，他们一边进行民间调查，走访各地的老中医，一边查阅古代医疗典籍、地方药志。随后他们再在植物化学和药理研究的配合下，对得到的中草药材提取筛选。根据各单位的粗略统计，筛选的药材有数百种之多。在这浩如烟海的医药宝库中，经过反复的试验，屠呦呦领导的研究小组最终将目光锁定青蒿。

青蒿作为药物的历史十分悠久。公元340年，东晋的葛洪在其撰写的中医方剂《肘后备急方》一书中，就记述了青蒿的退热功能。“药圣”李时珍在其传世名作《本草纲目》中，也记载了青蒿“治疟疾寒热”的功效。然而在试验初期，青蒿对疟疾的抑制率并不稳定，虽然效果较好时能达到 68%，但在之后的重复试验中，抑制率反而降低了。“我们祖先早有用青蒿治疗疟疾的经验，我们为什么就做不出来呢?”在翻阅葛洪《肘后备急方·治寒热诸疟方》时，屠呦呦找到了答案，书中记载：“青蒿一握，以水二升渍，绞取汁，尽服之。”绞汁和中药常用的煎熬法不同，这是不是为了避免青蒿的有效成分在高温下被破坏呢？屠呦呦受到启发，改用低沸点乙醚提取青蒿，经过 190 多次失败后，第 191 号样品对鼠疟的抑制率达到了 100%，北京中药所对青蒿乙醚提取物中性部分进行动物试验，也未发现明显毒副作用。

1972 年 3 月，在南京召开的“523”项目工作会议上，屠呦呦报告了实验结果，青蒿结晶的抗疟功效随后也在其他地区得到了证实。“523”项目办公室将青蒿结晶物命名为青蒿素，作为新药进行研发，并于 1984 年实现了青蒿素的人工合成。青蒿素的研制成功是中国近代药物研发史上的典范之一，同时也是世界抗疟史的一个里程碑。2016 年，《世界疟疾报告》指出，自 2000 年至 2015 年，由于青蒿素联合疗法等抗疟综合措施的应用，全球疟疾发病率和死亡率持续下降，发病率下降了 37%，死亡率下降了 60%。直到今天，以青蒿素为基础的联合疗法仍是世界卫生组织推荐的疟疾治疗的最佳疗法，青蒿素在抗击疟疾的战场上发挥着重要作用，挽救了全球数百万人的生命。

疟疾是一个强大的敌人，但也是一种能够有效预防和治疗的疾病。我们相信，通过世界各国的多方努力，人类终将赢得这场与疟疾的战争。

（王雯）

33. 厨房里的美杜莎

——20 世纪初“伤寒玛丽”的制造

1884 年，年仅 15 岁的爱尔兰女孩玛丽·马伦（Mary Mallon）乘船来投靠生活在美国的姑母。成年以后，玛丽在长岛（Long Island）和公园大道（Park Avenue）等地的纽约精英家庭做饭。在雇主和朋友眼里，玛丽是一个出色的厨师。然而，1907 年 4 月，玛丽在公园大道的家中被捕，当局声称她为病菌携带者而将其隔离观察。1910 年，她被释放，但是在 1915 年，卫生当局又以同样的罪名将其逮捕送至一个与世隔离的小岛上，直至 1938 年，她去世。玛丽·马伦的案件震撼了美国各个阶层，以细菌学家为主的科学工作者纷纷以玛丽·马伦为样本进行进一步的病菌研究；城市卫生当局因玛丽·马伦而改变工作重心和完善公共政策；大众的偏见和媒体对玛丽的病菌携带和传播者形象的建构和渲染，于是一个如噩梦般的世纪病毒传染者——“伤寒玛丽”横空出世。但是令当时的人困惑的是为什么玛丽自己一直没有表现出任何伤寒患者应有的症状呢？

追踪隐形的凶手

1906 年夏，租住在纽约长岛牡蛎湾的一栋别墅中的查尔斯·沃伦一家惨遭伤寒侵袭。为了不影响日后的经济效益，别墅的主人乔治·汤普森夫妇聘请了乔治·索珀（George Soper）来调查疫情来源。索珀是一名土木工程师，但其也对伤寒流行病学颇有研究。经过研究已知线索和进行一系列调查后，他排除了饮食受污染、直接接触病患等伤寒暴发的常见原因，并发现这家人在前几周更换了厨师，而这个厨师便是玛丽·马伦。尽管这家人不断保证玛丽毫无得病的症状，但是当索珀得知这位厨师经常为沃伦一家人准备配有新鲜桃子片的冰激凌甜点时，精通细菌学的他还是将注意力转向玛丽。而后，索珀对她进行了跟踪，并收集了 1897 年到 1907 年玛丽的工作经历及雇主健康状况，发现 8 个之前雇佣过玛丽的家庭里，其中有 7 户患上伤寒，此前伤寒研究专家将原因归结于水质的污染。但是索珀经过仔细观察和研究发现了这 7 户感染人家的共性——每次都有至少一例伤寒病例发生在玛丽到来之后的一段时间内。

1907 年 4 月 3 日，在华盛顿生物学会上，与会专家强调伤寒感染的阶级属性，即仆人的伤寒易感性。一些人认为，仆人生病主要是因为他们的个人卫生有问题，而索珀认为是因为厨师经手了食品的处理，因此有更大机会传染给其他仆人。此后他坚持认为是厨师玛丽造成了众人传染的危险，并期望获得玛丽的尿液和粪便样本以支持他的假设。在多次向玛丽索要样本未果后（在玛

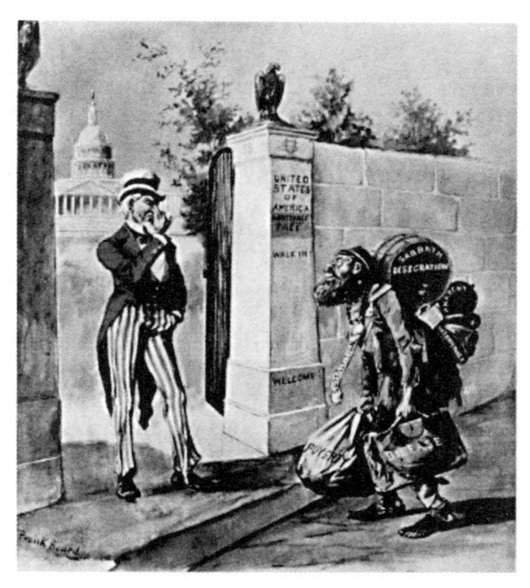

1896 年，讽刺漫画《在我们大门口的陌生人》描述了在自诩为“欢迎一切渴望自由的人”的美国人眼里，外国移民代表着疾病、贫穷、迷信、异教徒

丽看来，这是既荒谬又无理的要求)，他继而向纽约市卫生局官员赫尔曼·比格斯（Hermann Biggs）求助。出于公共安全的考虑和对索珀流行病学研究新发现（玛丽虽然身体健康，但还是可以病菌携带者的身份传染其他人）的信服，卫生局决定进行干预。在遇到与索珀同样的遭遇后，卫生局官员叫来警察帮忙，将玛丽送到专门接收传染病的威拉德帕克医院（Willard Parker Hospital)。随后，他们对玛丽的排泄物进行了实验室分析，发现其含有高浓度的伤寒杆菌，这正好符合索珀的假设，于是卫生局便将玛丽隔离在纽约北部小岛的一个小屋中。1909 年，玛丽指控纽约卫生局非法拘禁，她的律师声称她从未患病，怎么可能对社会构成威胁呢？但是，法官还是站在卫生局一边，继续维持玛丽的隔离状态。1910 年，玛丽在向新上任的卫生局专员保证以后不再从事厨师职业之后，被当局释放。1915 年，卫生局在伤寒严重侵袭的斯隆妇产医院（Sloane Maternity Hospital）发现玛丽仍然在做饭，这一次卫生局将玛丽永久隔离在之前的小岛中。1938 年 11 月 11 日，玛丽・马伦在小岛中去世。这是一个以玛丽为中心的历史插曲，对于玛丽来讲可能其中充满了个人悲剧色彩，失去人身自由，个人名誉遭到毁灭性打击，但这不是故事的全部，微生物学专家、卫生局、法院、媒体都充当了不可或缺的角色。

日渐权威化的细菌学

在 19 世纪很长一段时间内，医生们普遍认为未被处理的腐烂物体和气体（瘴气）是造成各种瘟疫的主要原因，当时盛行的公共卫生运动和城市规划也是基于这种理念。当时，城市环境虽然得到了很大的改善，但是像伤寒这类疾病依然有很高的患病率和死亡率，这令当时的医生和公共卫生官员十分困惑。

19 世纪的最后几十年里，法国细菌学家路易・巴斯德（Louis Pasteur）和德国细菌学家罗伯特・科赫（Robert Koch）的细菌理论，彻底改变了流行病的病理理论，微生物取代了未被处理的腐烂物质成为罪魁祸首。与现在人们认知不同的是，在 19 世纪末细菌学家、医学工作者会把环境和人体细菌看作是分离的存在。一些细菌学家逐渐抛弃旧式宏观环境病因（瘴气、腐烂的有机物、被污染的河水等），将病因微观化，坚信细菌是疾病的单一原因，只要能将病菌加以识别和消灭就可以达到改善公共卫生的目标。例如，美国公共卫生先驱查尔斯·蔡平（Charles V. Chapin）提倡对细菌进行实验室研究，但由于当时他并没有认识到恶劣的卫生条件和细菌传播之间的关系，蔡平在 1902 年声称清扫街道和收集垃圾等旧式卫生改革是解决不了什么问题的。虽然这在后来证明是荒谬的，但是也代表了当时新式卫生理念对旧式卫生理念的看法——反对和清理污秽更多是出于审美而不是基于科学。为此，蔡平呼吁关注细菌携带者，鼓励公民培养良好的卫生习惯和保持社会距离，而不是在全市范围内进行卫生消杀。他向公众强调了一个细菌学新发现的担忧：表面健康的人也可能是疾病病菌携带者，也具有传染其他人的危险。在 20 世纪最初几十年里，美国细菌学家逐渐认识到病菌携带者病状可以是轻微的，甚至是亚临床或急性症状；在恢复的病例中，大约有 3%的病例带菌持续了 6 周以上；女性似乎比男性更容易受到慢性感染，尤其是那些在中年感染的女性。伤寒杆菌（*Salmonella typhi*）可以从血液、尿液或粪便中分

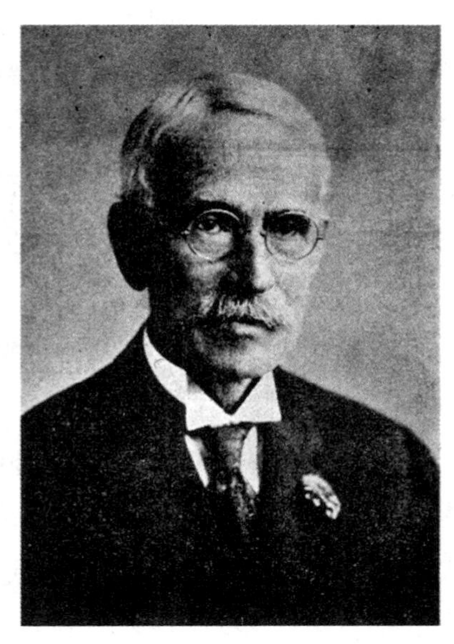

查尔斯·蔡平长期从事改善公众健康的工作，对细菌学说在美国的普及和新公共卫生运动有着不可忽视的影响

离出来，由于伤寒杆菌常滞留在胆囊里，因此伤寒杆菌携带者可通过粪便间接传染他人。

在蔡平及其同僚的影响下，20 世纪初，以往强调城市整体环境卫生逐渐转变为强调个体监察和培养良好的个体卫生习惯。这无疑需要公民承担越来越多的责任：饭前洗手，厕后洗手；与他人（尤其是打喷嚏者）保持一定社会距离；摄入干净食物和饮品；不要把手指放在嘴里或鼻子里等。由于受到原有生活方式、法律规范和卫生观念的影响，玛丽·马伦的反应也是可以理解的，但是玛丽的案例却在很多细菌学家看来是绝佳的正名机会。

作为美国公共卫生界的权威和细菌学新发现的拥趸，赫尔曼·比格斯坚持将玛丽·马伦的排泄物标本带入实验室。从玛丽被送进隔离医院的第二天起，实验室便对其排泄物进行了严格的检查。从 1907 年 4 月到 1909 年 6 月，卫生局共从玛丽身上获取了 165 个粪便标本。这些标本都被送到了实验室进行了检测和分析，得出的结论是玛丽·马伦是间歇性伤寒杆菌携带者。即使这样，卫生部门为了使玛丽的案例合法化，略带歪曲强调了玛丽的阳性解释结果，这样玛丽在法官看来是一个对公众造成危险的人物而有必要被隔离。

卫生局还针对玛丽进行了消除传染的实验，包括服用各种药物如乌洛托品（urotropin）、酵母片等；他们还敦促玛丽做胆囊切除手术，玛丽对此严词拒绝，这无疑是一个在医学界也非常有争议的行为。这些方法表明卫生局新的工作重心，即对伤寒杆菌进行细致入微的研究旨在有效地提高工作效率和改善公众健康。卫生局是如此倚重和刻意强化细菌学的权威，以至于最后针对玛丽的指控就是出于玛丽对于微生物科学的蔑视。

当玛丽于 1915 年再次被捕后，卫生局一直都在检测她的粪便，直到 1938 年玛丽去世。这是实验的另一个环节，虽然已经无须重复检测来证明玛丽是否有伤寒，但是他们希望通过玛丽·马伦的例子了解“健康”型病菌携带者的传染模式如何随着时间而发生变化，这对于科学研究来讲是十分必要的，对于维护科学权威和增强人们的科学理念来讲也是不可或缺的。玛丽之后，在各地发现了不少“健康”型伤寒杆菌携带者，他们的样本不断证明和补充了玛丽样本的实验证据。玛丽·马伦无疑是细菌科学的牺牲品，但不得不说她间接推动了美国当时的新公共卫生运动。

“伤寒玛丽”的诞生

自由，历来是美国精神的一部分，美国宪法和法律也反映出了这一价值理念在美国人生命中的重要地位。可是美国人在多大程度上愿意牺牲个人自由和权利去保护公众健康呢？玛丽·马伦的案例无疑证明了在矛盾的历史进程中美国公共政策的取舍。这些公共政策制定者们以公众健康的名义对玛丽进行多次逮捕和隔离，正如他们过去所做的和未来将要做的一样，任何威胁到美国公众健康的可能都要扼杀在摇篮之中。对于赫尔曼·比格斯来讲，对玛丽的措施是为了保护公众而侵犯个人权利的鲜明案例。此外，通过隔离和检测玛丽，卫生官员从她身上学到很多必要的科学知识，并制定了新的政策与制度来控制其他具有类似情况的个体，因此为了更大的利益和政策的权威性，玛丽是可以牺牲的。

可是，就算如此，我们也有理由相信，玛丽假如是一名中产或上层阶级女性，其命运可能会大为不同。在 1909 年的法庭上，纽约州卫生官员在描述玛丽·马伦和她的潜在危险时，并没有局限在细菌计数和实验室分析上，而是强调了玛丽作为一名单身女性、家庭佣人、爱尔兰裔等社会身份。这些社会身份在日常生活中每时每刻都会牵动中上层公众的紧张神经。首先，女性伤寒携带者比男性更加危险，因为烹饪是女性的传统职业，也是传播病菌的重要路径。此外，种族与阶级也是造成玛丽被隔离和差别对待的主要原因，玛丽爱尔兰移民与单身女性的身份造成她在职业选择中的机会寥寥无几，几乎都是通过职业介绍所获得的，这无疑增加了她被追踪和隔离的概率。“很少有体面的妇女在外打工的!”这是那个时代的认知，这也是写在索珀调查报告里的内容。在报告中，索珀对玛丽有着详细的叙述，在他眼里，玛丽是一个强壮且肥胖的女人，一个经常出没于酒馆和肮脏场所的女人，一个不讲个人卫生的女人，一个无知、粗鲁且易怒的女人，这样的女人是危险的且有待改造的。我们有理由相信索珀这种歪曲且夸张的描述有急功近利的成分，但是这似乎也是一个爱尔兰下层移民女性在美国社会地位的镜像。

1908 年，美国细菌学家威廉·帕克（William Hallock Park）首次使用“伤寒玛丽”（Typhoid Mary）一词。同年，医生乔治·惠普尔（George Whipple）出版的一本有关伤寒的教科书中，提到“健康”型伤寒杆菌携带者的新现象，“其中最有名的携带者是‘伤寒玛丽’，她是纽约的一名厨师”，这个时候“伤寒玛丽”只是作为科学术语出现，并未有任何贬义。

在媒体界，记者们对新型病菌携带者也是颇为关心的。当他们得知玛丽被捕的消息后，他们使用的是玛丽·伊弗森（Mary Ilverson）这个假名（直到1909年玛丽·马伦人身保护听证会，大家才知道玛丽的真名）。其中约瑟夫·普利策（Joseph Pulitzer）创办的《纽约世界》（*New York World*）称其为“行走的伤寒制造厂”（walking typhoid fever factory），此后，“玛丽·伊弗森”在记者的相关报道中逐渐去人格化，成为“细菌”“制造厂”“培养试管”等。他们同时报道了玛丽作为一名厨师，感染了地位显赫的家庭成员，这似乎表明玛丽不仅是公众健康的威胁，也是社会阶层的威胁，但是由于当时官方控制消息，对玛丽的恶魔化还十分有限。

1909年，玛丽因人身保护法听证会而家喻户晓。1909年6月20日，《纽约美国人》（*New York American*）杂志首次向美国公众确认了玛丽·马伦的身份，并刻意设计出玛丽的邪恶形象。杂志配图中的玛丽乍一看貌似是一个普通的女厨师，但是通过仔细观察你会发现，她嘴巴紧闭且双下巴，她胳膊上的阴影貌似是男性化的体毛。《纽约美国人》的编辑貌似是想传达玛丽·马伦是一名杀手“伤寒玛丽”。此后，这个报刊又不断使用抓人眼球的标题，如“‘伤寒玛丽’是美国最无害却最危险的女人”这是“伤寒玛丽”在媒体界的首次亮相，它代表了两个对立又相互关联的形象——恶魔的玛丽和天使的新公共卫生。此时，玛丽·马伦本人已经在公众的记忆中逐渐消失，“伤寒玛丽”正式诞生。

（翟志成）

34.“比波兰军队的机枪还要厉害”
——20 世纪初俄罗斯斑疹伤寒

“人的一生应当这样度过：当一个人回首往事时，不因虚度年华而悔恨，也不因碌碌无为而羞愧；这样，在他临死的时候，他能够说，我把整个生命和全部精力都献给了人生最宝贵的事业——为人类的解放而奋斗。”

——奥斯特洛夫斯基《钢铁是怎样炼成的》

相信中国的读者对这一句话都不陌生，其正出自我们从小便听闻的苏联作家奥斯特洛夫斯基所写的小说《钢铁是怎样炼成的》。这本名作以十月革命前后为背景，我们可以借此管窥当时俄国社会的历史面貌，而书中的战斗英雄——保尔·柯察金就与本文所探讨的斑疹伤寒疾病有关。

书中描写到，保尔于 1920 年感染斑疹伤寒，在苏波战争中，许多红军罹患该病，军队大量减员，这种疾病“比波兰军队的机枪还要厉害”。这一段描写基本符合历史事实，实际上，从第一次世界大战开始，斑疹伤寒就在欧洲战场东线暴发，十月革命后更造成了俄国巨大的人口伤亡。

斑疹伤寒如何到达东欧

美国医学家汉斯·津泽（Hans Zinsser）在其《老鼠、虱子和历史》（*Rats, Lice and History*）一书中，用了相当大篇幅来描述斑疹伤寒在欧洲的传播史，可见其困扰欧洲人甚久。但直到近代，人们才得以弄明白斑疹伤寒的发病原因。斑疹伤寒由立克次体（rickettsia）引发，一般分为两种类型——流行性斑疹伤寒（epidemic typhus）和地方性斑疹伤寒（endemic typhus）。流行性斑疹伤寒较严重，由普氏立克次体（*Rickettsia prowazekii*）引起，没有治疗的情况下死亡率极高。疾病通过人—人虱—人进行传播，以体虱为主，头虱次之。人虱在叮咬人体时释放引起瘙痒的物质，迫使宿主大力抓挠，从而造成皮肤损伤，人虱排泄物中的普氏立克次体得以进入人体。地方性斑疹伤寒由莫氏立克次体（*Rickettsia mooseri*）引起，以鼠蚤为传播媒介传播给人。

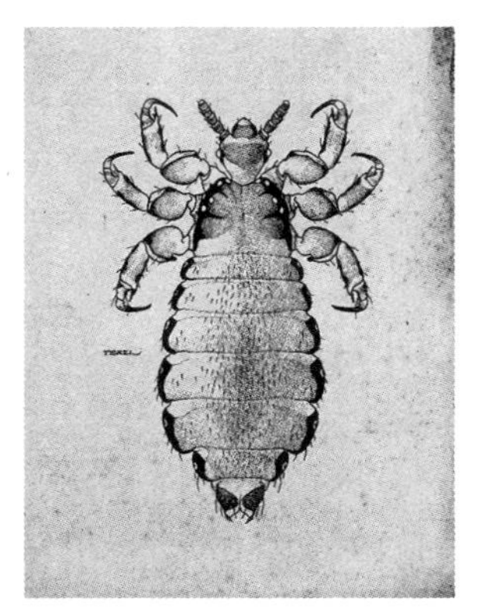

绘制的雌性体虱

流行性斑疹伤寒最典型的特征是病后 4～6 天出现的黑色、暗红色的斑疹。在致死性病例中，患者虚弱更为严重且伴有耳聋、谵妄和昏迷。地方性斑疹伤寒症状与之类似，但症状较轻，几乎不致死。欧洲人使用 typhus 一词来形容这种疾病，源自古希腊时期希波克拉底所用的希腊语 typhos，其原意为烟雾弥漫的、朦胧的，用来形容染病后出现的谵妄状态。

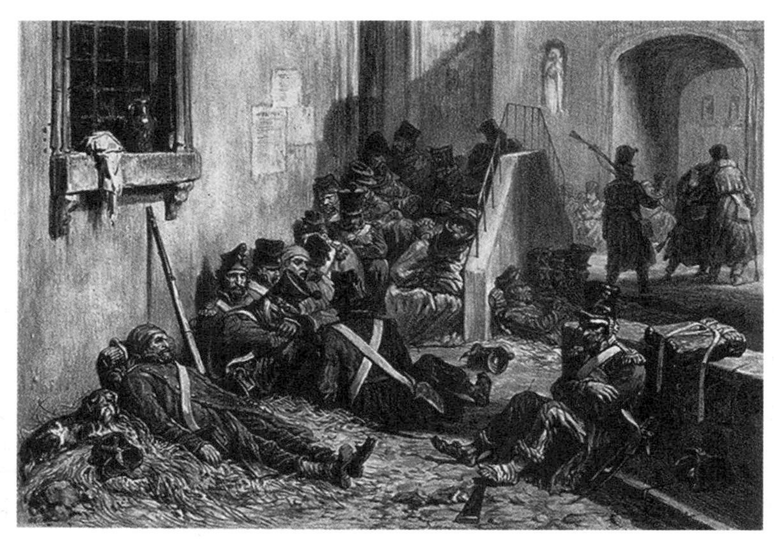

历史上斑疹伤寒流行场景

当我们考察斑疹伤寒在俄国的流行前史，会看到疾病从南向北的移动轨迹。斑疹伤寒在人类历史上流行已久，而且往往出现在战乱之中，可以说，它见证了痛苦的历史。人们怀疑，被修昔底德描述的公元前 5 世纪袭击雅典的那场大瘟疫可能是斑疹伤寒大暴发。但直到 1489 年，西班牙军队围攻格拉纳达期间才有了对该疾病的确切描述：高热、皮疹覆盖全身、说胡话等。据说格拉纳达战役中可能有 1.7 万士兵死于斑疹伤寒，而战死沙场者为 3000 人。从西班牙到意大利、法国，斑疹伤寒向北几乎连续不断地小规模暴发。意大利医生兼诗人弗拉卡斯托罗（Girolamo Fracastoro）在1546年将其与鼠疫区分开来。17世纪，斑疹伤寒在欧洲蔓延开来，加上三十年战争的伤害，德国损失了50%～75%的人口。当时人们认为伤寒和斑疹伤寒是同一种疾病，英国医生约翰·赫克萨姆（John Huxham）于1739年首次区分了它们，而法国医生布瓦西耶·德·索瓦勒斯（François Boissier de Sauvages）则在18世纪证明了赫克萨姆的观点。斑疹伤寒最著名的历史，是其很可能阻碍了拿破仑大军的东进，在维尔纽斯发现的军队遗骸中，科学家们检测出了普氏立克次体的基因片段。19世纪40年代爱尔兰发生大饥荒，饥饿迫使穷人寻找食物，将被感染的虱子四处传播。之后的克里米亚战争和俄土战争使得这一流行病扩展到俄国欧洲部分，到了19世纪60年代，莫斯科和圣彼得堡已经成为瘟疫的焦点。

在第一次世界大战中，斑疹伤寒显现出了它的凶残。1914年，随着斐迪南大公被塞尔维亚民族主义者刺杀，一场世界大战一触即发，斑疹伤寒也挥舞起死神之镰。在欧洲战场的东线，贝尔格莱德受到轰炸，邻近地区的塞尔维亚人成了难民，他们还带走了数千名奥地利战俘。许多医护人员被调往军队，医疗资源极度匮乏，加之营养不良、过度拥挤和卫生环境糟糕，斑疹伤寒由地方性疾病演变为大流行。1914年11月，在难民和囚犯中出现病例，一年之后已造成15万人死亡，塞尔维亚400～500名医生中也有近1/3罹难，整体死亡率达到高峰，为60%～70%。尽管塞尔维亚处于中东欧的十字路口，但由于害怕感染斑疹伤寒，德、奥、俄都停止了入侵此处的脚步。

斑疹伤寒可能改变了第一次世界大战的走向，尤其是当我们考虑俄国的状况。1917—1918 年，俄国正遭受着伤寒、霍乱、痢疾、饥荒的考验，雪上加霜的是，东线部队又遭遇了斑疹伤寒的袭击。从南到北，从罗马尼亚到圣彼得堡，布尔什维克党人必须面对俄国境内的瘟疫惨状——可能有 250 万人死于斑疹伤寒，死亡率从和平时期的 0.13‰上升到 1915 年的 2.33‰。斑疹伤寒从大城市开始流行，最终到达乌拉尔、西伯利亚和中亚地区。以莫斯科为例，斑疹伤寒病例数在 1914 年为 245 例，1915 年为 251 例，到 1918 年迅速升为 6988 例。俄国军队的溃散使得德军得以将兵力转移到西线，延长了战争的时间。

十月革命后的严冬，赤贫的苏俄政府不仅要面对棘手的内战，还要对付历史上最严重的斑疹伤寒瘟疫。为了寻求安全而躲避红军、白军、波兰入侵者、无政府主义叛乱者和各类民间武装，大量的难民、军人、逃兵涌入了交通要道，社会变得一片混乱。紧急的战时政策、掌权者的掠夺和普遍的经济衰退击垮了农业生产，城市也必须面对食物和燃料短缺的问题，这使得大量人口外逃。随着贫民的拥挤和流动、医疗系统的崩溃，斑疹伤寒继续滋生，还跟着撤退的波兰军队引起大流行。一位英国军官这样描述 1919 年冬天，俄国西南部城市罗斯托夫的情景："没有燃料来融化冰或加热水让人洗澡、洗衣服，水管已经被冻裂了，几乎没有人有多的衬衫和内衣……每走一步都有感染上斑疹伤寒的风险，火车站内和列车上是最危险的陷阱，成群的乘客和士兵在那里扎营，恶劣的天气使其关着窗户，污秽、拥挤和臭气使虱子滋生。"

在苏俄内战期间，没有军队因病死亡率的确切报告，但有苏联人口学家估计，1918—1920 年，红军至少有 57.3 万人感染斑疹伤寒，造成约 10 万人死亡，白军的损失未知。1920 年的官方报告显示，斑疹伤寒的发病率提升到了 315‰。根据后人的研究，基本将截至 1922 年苏俄因斑疹伤寒死亡的人数估计为 300 万人，斑疹伤寒是造成苏俄人口急剧减少的原因之一。

КРАСНАЯ АРМИЯ РАЗДАВИЛА
БЕЛОГВАРДЕЙСКИХ ПАРАЗИТОВ-
ЮДЕНИЧА, ДЕНИКИНА, КОЛЧАКА.
НОВАЯ БЕДА НАДВИНУЛАСЬ НА НЕЕ-
ТИФОЗНАЯ ВОШЬ
ТОВАРИЩИ! БОРИТЕСЬ С ЗАРАЗОЙ!
УНИЧТОЖАЙТЕ ВОШЬ!
№67

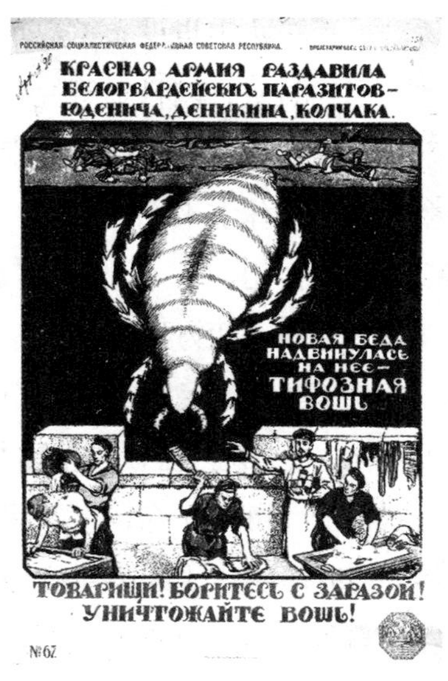

苏俄红军战士为对抗“新白军”——虱子而拼命洗衣服

保卫社会主义：俄罗斯对抗斑疹伤寒

面对这样的处境，1919 年，革命领袖列宁在一次卫生工作会议上说道：“不是虱子征服社会主义，就是社会主义征服虱子。”苏俄政府制定了一系列政策来应对瘟疫危机。第一项工作便是增加卫生保健服务，苏俄当时已经完成了医疗国有化，可以将短缺的药品通过中央调控分配到各地，建立了新的药品工厂，还收缴了投机商大量药品。同时，政府建立了消毒组织，每天在莫斯科火车站就要协助治疗 4 万～5 万名乘客。政府还为斑疹伤寒患者设立了 25 万张床位，并在铁路和水路沿线建设了约 300 个隔离和消毒站。在军队中也设立了数百个消毒分队，以祛除虱子。政府还建立了实验室，以科学研究、推广防治有效措施。对于工人阶级来说，亟待改善的是住房和学校问题，这也花了苏联共产党人许多精力。总体上来说，除虱、隔离和加强对民众的教育都对遏制疫情起了作用。

另一方面，西方国家也给了俄国一些援助，但并不是给苏共，而主要是给平民和其政敌白军的。美国威尔逊政府依靠美国红十字会，企图通过医疗支援的手段削弱苏共的统治基础，一大举措就是治疗斑疹伤寒，以及另一种症状相似的虱传疾病——回归热。当时医生由于缺少对病因的认识，常将这两者视作同一种疾病。当美国的志愿者刚踏上俄国的土地时，糟糕的疫情令他们惊呆了，他们说道："人们挤在肮脏的车厢里，就像一堆沙丁鱼，他们的脸看上去如此可怜，那种等待和驯顺的表情就跟无辜的婴儿一样。"无论走到哪里，美国的志愿者都会看到条件简陋的军队医院和斑疹伤寒患者。1918 年 9 月，美国医生鲁道夫（Rudolph B. Teusler）在符拉迪沃斯托克设立了美国红十字会分遣队的总部。同年冬天，美国驻西伯利亚红十字会的成员们和其他战时盟国代表们共同成立了一个火车上的流动治疗所，被称为"大白火车"（The Great White Train），车厢里装满了药品和干净的衣服，包括一节洗浴车厢、一节带水槽和锅炉的车厢，以及为衣服消毒、患者换衣理发的车厢。他们在西伯利亚铁路上进行医疗工作，为平民洗澡和理发，消毒衣物，分发物资，对患者给予药物治疗，最高纪录一天便救治了 990 个患者。同时，他们还为当地居民提供教育和疾病预防知识。火车一直开到了 1920 年，行驶了 1.1 万英里（1.77 万千米），治疗了超过 100 万名士兵和平民，对斑疹伤寒的控制有所帮助。

使斑疹伤寒真正减少的原因被归结为苏俄内战和苏波战争的结束。和平意味着贫困、难民和流动的士兵的减少。在 1922 年之后，斑疹伤寒的感染者数量显著下降。到 20 世纪 30 年代初，感染人数又突然上升，有数据显示，1932 年为 20 万例，1933 年则超过 80 万例，这也许跟斯大林的统治有关——斑疹伤寒的发病数侧面反映出密集的工业化进程和农村集体化运动导致的卫生条件下降。古拉格劳改营也为疾病提供了温床，那里关押着数百万感染者，尽管名义上有消毒站，但仍不能消灭随处可见的虱子。

人类如何攻克斑疹伤寒

在科学地认识斑疹伤寒之前，人们往往将这一疾病和其他瘟疫混淆。因为斑疹伤寒几乎总是和战争、贫穷、饥荒、拥挤的环境联系起来，所以它在历史上有很多别名，比如监狱热（jail fever）、商船热（ship fever）、军营热（camp fever）、战争热（war fever）等；这一疾病在欧洲不同国家的传播也留下了许多名称，英国称其为斑点热（spotted fever），德国称其为皮疹性斑疹伤寒（fleckfieber），法国称其为体外斑疹伤寒（typhus exanthématique），西班牙将地方性斑疹伤寒称为 tabardillo，意为“红色斗篷”。这也许给疾病的辨认增加了难度。

现代医学是如何对抗斑疹伤寒的呢？让我们将时间回溯。20 世纪初，法国的微生物学家尼科尔（Charles Jules Henry Nicolle）

便发现，在患者洗完热水澡和洗干净衣服后，斑疹伤寒便无法传染。1909 年，他证明了虱子是人与人之间传播的媒介。他的发现为第一次世界大战西线战场提供了巨大帮助，当时在那里建立了除虱站，有效遏制了斑疹伤寒的流行，而俄国当时或许未能利用这一研究成果。

对病原体——立克次体的研究为疾病防治贡献很大。20 世纪初，美国病理学家霍华德·泰勒·立克次（Howard Taylor Ricketts）在研究落基山斑点热时发现了立克次体，但他不幸在 1910 年因感染斑疹伤寒去世，这种病原体也以其名字命名。1914 年，捷克科学家普罗瓦泽克（Von Prowazek）证实了前者的实验，他亦不幸死于斑疹伤寒，1916 年人们将这种病原体命名为普氏立克次体（*Rickettsia prowazekii*）。地方性斑疹伤寒的病原体则由瑞士病理学家赫尔曼·莫泽尔（Herman Mooser）与普氏立克次体做出了区分，被命名为莫氏立克次体（*Rickettsia mooseri*）。此外，布里尔-津泽病（Brill - Zinsser disease）也指流行性斑疹伤寒，但专指复发的流行性斑疹伤寒。20 世纪 50 年代前，人们难以区分斑疹伤寒和具有同样症状的其他疾病。20 世纪初，美国医生布里尔（Nathan Brill）将所有带斑疹伤寒

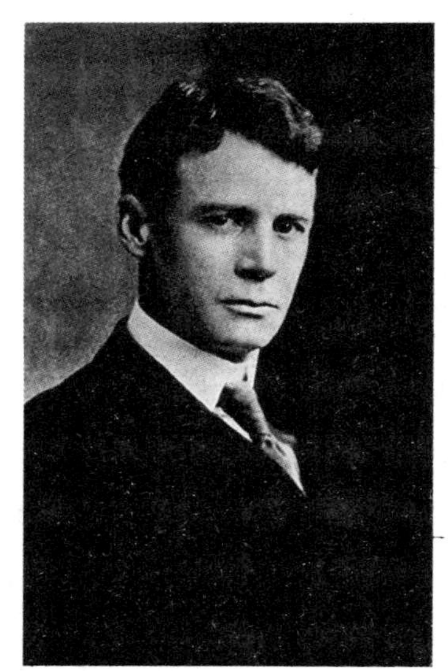

美国病理学家霍华德·泰勒·立克次，立克次体因他命名

症状的疾病纳入布里尔病中，到了 1934 年，美国医生津泽(Hans Zinsser)，也就是上文提到过的医学家，推测布里尔病是流行性斑疹伤寒的复发，他认为普氏立克次体可在患者身上长期存在，一旦机体抵抗力减退即可造成复发，后来其假说被证实，便保留下布里尔-津泽病这个名字。对这一疾病的科学认知，为防控提供了可靠道路。

第二次世界大战期间，波兰生物学家鲁道夫·魏格尔(Rudolf Weigl) 开始用虱子进行试验，独创性地制造出疫苗。他先培养一批虱子，然后将普氏立克次体注射给虱子使其感染，再取出其内脏，磨成糊状来制作疫苗。纳粹党很重视魏格尔的工作，将其生产的疫苗送往东线的德国部队里。为了挽救更多人的生命，魏格尔还私下雇用了一些犹太人、波兰抵抗者和知识分子，将疫苗带给华沙等地的犹太社区。在美国，研究人员考克斯(Herald R. Cox) 简化了疫苗的生产，使其在商业上具有可行性。新疫苗被注射到全体盟军身上，虽然不能预防斑疹伤寒，但的确可以缩短病程。

双对氯苯基三氯乙烷（DDT）的出现对控制虱子作用很明显。DDT 的粉末可以喷在衣服上，方便快速，在 1943—1944 年意大利那不勒斯斑疹伤寒流行中，DDT 控制住了病情。这两种方法的配合使得盟军应付住了斑疹伤寒，美国军队没有斑疹伤寒死亡病例，而在北非、中欧、东亚都出现了严重的疫情。20 世纪 40 年代以来，四环素和氯霉素作为广谱抗生素，被发现其对立克次体治疗非常有效。

20 世纪 80 年代，考克斯的疫苗由于作用有限和不良反应停产，因此当下并没有商用的斑疹伤寒疫苗。但由于卫生环境的改善和杀虫剂的使用，虱子被赶出了文明社会，斑疹伤寒的威胁也越来越小，比如俄罗斯的病例从 1980 年的 1100 例下降到了 1989 年的 300 例。但我们应该记住，这种和战争如影随形的疾病并没有彻底消失，只有保持和平，防止饥荒和灾害的发生，才能使斑疹伤寒远离人类。

（唐梓泰）

35. 中国现代化防疫的先声
——1910—1911 年东北鼠疫

1910 年秋末的《东方杂志》记叙了这样一件事情：1910 年的 10 月，在人来人往的满洲里火车站，有一位以猎獭皮为生的男子突然倒地，他在转醒后站立不一会再次倒地不醒。同行的人用木车转移这名晕厥的男子，并发现他身体灼热、脉搏跳动急促、呼吸迟慢、咳嗽而出的痰液中带血。

这位男子所患的疾病，正是在 1910—1911 年在我国东北持续了 8 个月之久的鼠疫。这场鼠疫流行以满洲里为起点，波及东北、北京、天津、河北、山东等地区，流行距离达 1700 千米，死亡人数达 6 万余人，是中国近代历史上规模最大的一次瘟疫。

在人类与疫病长期抗争的历史上，鼠疫并不陌生。从公元 6 世纪流行于地中海沿岸的查士丁尼鼠疫，到始于 14 世纪并在几百年时间内在亚、欧、非三洲间断性暴发的黑死病，再到 19 世纪末 20 世纪初鼠疫在中国的流行，鼠疫以其高传播速度和高死亡率掠夺了无数生命，同时给社会带来了冲击和深刻的变化。

鼠疫是由鼠疫杆菌引发的烈性传染病，主要在家鼠、旱獭等啮齿动物间流行，这种疾病在地球上形成已久且分布广泛。在与患病鼠类接触的过程中，鼠蚤通过叮咬皮肤的方式将鼠疫杆菌传给人类。除了鼠蚤叮咬传播，鼠疫杆菌还可以通过其他方式进行传播：经飞沫传播，患者携带大量鼠疫杆菌的呼吸道分泌物通过飞沫形成人际间传播；也可经皮肤传播，健康人破损的皮肤黏膜与患者的血液、痰液或患病啮齿动物的血液、皮肉接触导致感染。

根据临床表现和发病特点，鼠疫可分为轻型鼠疫、腺鼠疫、肺鼠疫、败血症型鼠疫。其中，最为常见的是腺鼠疫，常发生于流行初期，临床表现为寒战、高热、身体疼痛、恶心呕吐、淋巴结肿大等症状。腺鼠疫如得不到及时救治，可能继发肺部感染，发展为肺鼠疫；此外，肺鼠疫还可以经由呼吸道直接感染。肺鼠疫多见于流行高峰，其发展迅猛，患者常急起高热、全身中毒症状明显，发病数小时后出现胸痛、咳带血痰、呼吸困难等症状。如不及时治疗，重症患者多在 2～3 天内死于心力衰竭、休克。1910—1911 年东北鼠疫的患者症状主要属于肺鼠疫。因为传播速度快、死亡率高的特点，鼠疫被世界各国列为烈性传染病，在我国，鼠疫被列为法定传染病中的甲类传染病。

1910—1911 年东北鼠疫的发生与传播

东北鼠疫的传染源不是城市中常见的老鼠，而是形象憨态可掬、常被人们称为土拨鼠的啮齿动物——旱獭。旱獭头如鼠，身似兔，体长 30～60 厘米，通常群居在草原与低山丘陵地带。东北草原地区的地形、气候适宜旱獭大规模繁殖，是旱獭的主要聚居地之一。旱獭的皮毛经加工后成色漂亮、结实耐磨、保暖性好，具有较高的附加值。因其实用、美观的性质，20 世纪初的世界皮毛市场对旱獭皮毛有着巨大的需求，价格也经历了大幅上涨。与 1907 年相比，1910 年旱獭皮的价格上涨了 6 倍多，仅从满洲里出口的旱獭皮由 1907 年的 70 万张增加到 1910 年的 250 万张。

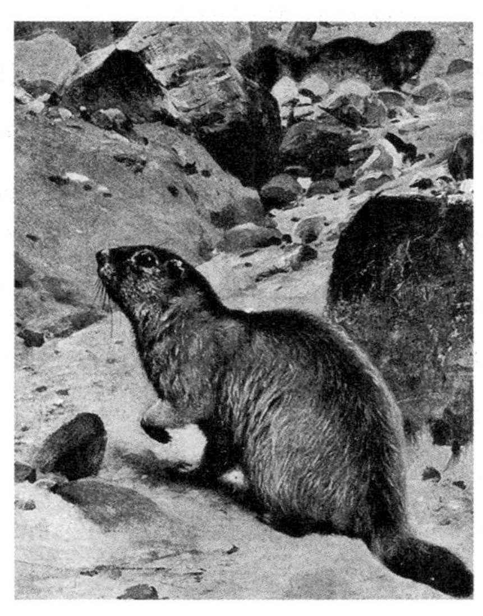

旱獭

中俄商人和中国官员在獭皮贸易高利润的驱使下招募了大批捕獭者从事旱獭捕捉工作，这其中既有经验丰富的本地猎人，也有大量来自山东、河北等地北上谋生的移民。清末，随着日俄势力在东北的扩张，清政府逐步放松了自康熙七年（1669 年）实施的东北封禁政策，以移民抵御沙俄侵略、增加民垦收入。彼时，人烟稀少、沃野千里的东北对于饱受旱涝、虫灾之苦的关内人民而言无疑是理想的移民地。进入东北后，移民们大多从事铁路修筑、务农、猎獭等较为辛劳、收入微薄的工作，在獭皮贸易的链条中，他们处于捕杀旱獭这一最底层的环节。

移民带来的丰富劳动力看似极大地推动了獭皮贸易的繁荣，但其背后却暗藏着疫病传染的风险。在伍连德的记录中，许多新兴的猎人们不能像本地经验丰富的猎人一样区分感染鼠疫的旱獭。加之染病的旱獭通常会被健康的旱獭驱逐出洞穴，行动迟缓，因此更易抓捕，常被缺乏相关卫生常识的猎人不加区分地作为猎物带回去。当时，许多猎人住在拥挤、潮湿、肮脏的旅店，他们就地对旱獭进行剥皮，甚至将旱獭肉煮制为食物充饥，人体被寄生于旱獭皮毛中的鼠蚤叮咬或接触带菌皮毛后感染鼠疫。带病的旱獭、拥挤的居住环境、落后的卫生条件与卫生意识，使得猎人和收购獭皮的商人成为鼠疫杆菌的早期携带者。

东北鼠疫的最早病例发生地目前仍存在争议，有观点认为疫源地是俄国，染疫劳工归国将鼠疫带至境内，还有观点认为在1910年10月12日满洲里附近小镇发现的患者是首例患者。可以确定的是，这场疫病有记录的大规模感染、传播始于1910年10月。鼠疫的传播路径主要延铁路展开。当时东北是我国铁路网络较为发达的地区，加上冬季河流封冻，公路、航空交通不发达，年末有大量关内劳工选择乘坐火车回到家乡避寒、过春节。就这样，鼠疫沿着铁路从满洲里经哈尔滨、奉天（今沈阳）等地传播到关内，由点到面扩散，传播范围不断扩大，锦州、天津、北京、烟台、济南等地均出现了病例。此外，鼠疫从城市传播至农村，有的村落甚至出现了全村居民均死于鼠疫的现象。有媒体总结：“瘟疫一经发现，三千里长之东清铁道所经之处，无不由之而传染矣。”

疫情扩散之后，鼠疫在社会引发了巨大的恐慌，大批猎人、工人、农民沿着交通要道向关内转移，出现了“居民避鼠如避兵，朝廷防疫如防虎”的景象。一时间，国内流言四起，诸如日本人在水井投毒引发鼠疫、政府焚烧活人防疫等传闻在民间甚嚣尘上。恐慌的民众试图通过迷信活动寻求内心的寄托，黄巾教教唆民众以他们发放的黄布缠于头上即可起到预防作用。

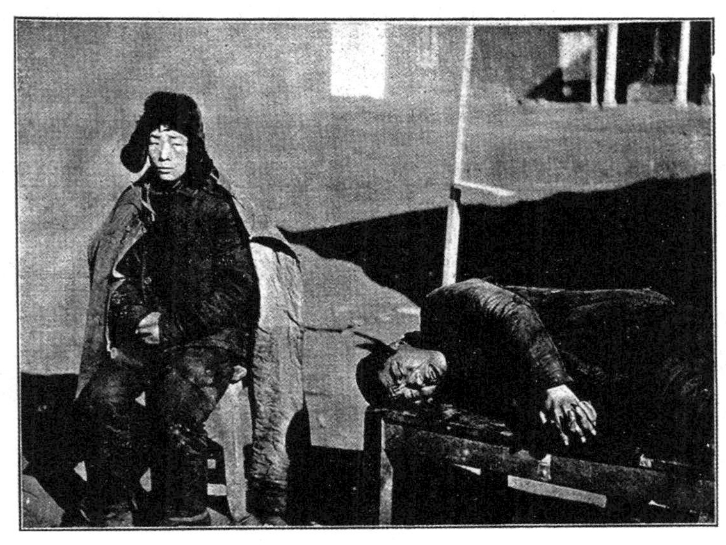

感染鼠疫的患者

当时，东北除开发较早的奉天地区医疗条件相对较好，大部分区域医疗机构与医护人员均十分匮乏，人们生病后问医渠道稀缺。此外，东北的冬天极为寒冷，许多人居住在拥挤、保暖极差的简陋居所之中，正如《东方杂志》的记述，“每届冬令，寒暑表降至零下四十（摄氏）度，居其地者大率丛集于窳陋之室，肩摩足抵，人气熏蒸，一经疫症传染，辄至不可收拾。”根据《盛京时报》刊登的奉天防疫事务所公布的疫情报告，劳工在鼠疫患者中占有较大的比例，这与他们居住环境不良、经济条件差、营养缺乏有关。值得一提的是，这次瘟疫中从事医护、警察等职业的人死亡不在少数，其中，开业医生（与医院正规医生相区别）、救护人员、临时护工患病后的死亡率尤其高，他们通常是与患者接触最密切的人群，同时因为缺乏正规的医学训练、防护措施不足导致高死亡率。

据伍连德等人统计，从 1910 年 10 月至 1911 年 4 月末，这场鼠疫导致黑龙江省死亡 14 636 人，吉林省死亡 22 222 人，奉天省死亡 7114 人，加上未登记的死者，东三省死亡总人口为 6 万多人，占当时东三省总人数的 5‰。曾任中华医学会会长的白希清认为死亡人数超 20 万。毫无疑问的是，这是 20 世纪以来中国乃至全世界因鼠疫死亡人数最多的一次大流行，它让中国的东北、华北地区笼罩在死亡的阴影之中。

社会各界对鼠疫的防治

彼时的东北，既受清政府的管控，又是沙俄、日本争权夺利的土地，因此针对鼠疫的防控出现了包括中央政府、地方政府、国际社会在内的多股力量。这是西方防疫方法在近代中国的第一次规模性的尝试，对于这些举措，民众从一开始的抵触变为后期逐渐接纳。疫情尾声，中国在沈阳组织了万国防疫大会，推动了国际社会对鼠疫的科学认知和近代科学防疫体系的完善。

公共卫生制度的引进是清末新政的一部分，清政府于 1906 年成立的民政部内设置了负责卫生的机构，后又设立中央卫生司，负责检疫、传染病防控等公共健康事务。但直到 1910 年，上述政策更多停留于纸面，缺乏地方政府的积极响应和实际的演练。疫情扩散初期，无论是清政府还是东北地方政府，均未足够重视这场瘟疫。起初，地方政府通过捕鼠、发放中药的方式进行防治，但收效甚微。到 11 月，东北政府在各方压力下协调俄国医生，将车站空车作为治疗患者的专用医药室，但随着患者增多，医疗物资、食物、基本卫生均无法保障，导致情况进一步恶化。

与迟缓的清政府相比，日俄对于防疫具有高度重视的态度，控制公共卫生是日俄控制殖民地、扩张势力的一部分，他们的举措客观上有利于疫情防控，并迫使清政府开始重视主动防控，以与日俄在防疫大权上相抗衡。当时，哈尔滨 2/3 的人口为俄国人，同时哈尔滨还是通俄铁路线的重要枢纽，因此俄国采取了断绝交通的方式，严格限制中国人进出，并与地方政府配合，采取了成立隔离区和观察病房、划区管理、派遣俄国医学人士、分发防疫手册、建立避难所、注射疫苗等措施。日本关东政府也进行了积极的防疫，他们对交通进行了严格的管控，隔离来自北部疫区的乘客，对火车、船只、马车、邮件等进行消毒。此外，日本以保护侨民为由，成立了联合防疫局，并与东北当局配合，对南满部分地区的交通进行检疫，以入户的方式消毒、捕鼠。据统计，在日本控制范围内的地区死亡人数仅200多人。

日俄的严密防控和疫情向北京蔓延的趋势促使清政府转变初期消极、被动的防疫态度，12月13日，清政府下令“预于山海关一带，设局严防，认真经理，毋任传染关内，以为民生。”12月25日，清政府内廷召开防疫会议，由内务府、民政部、邮传部、法部、陆军部等机构大臣共商防疫对策。清政府委任施肇基为治疫大臣前往东北协助抗疫，并分拨白银支持地方政府防疫。中央政府注意到传统中医的防疫效果并不理想，因此任命留英医学博士伍连德为防疫处总医官，统领防疫工作，这是清政府在此次防疫中极为关键的一步。伍连德在1903年获得了剑桥大学医学博士学位，并曾在欧洲游学研究疟疾与破伤风，是当时我国不可多得的西方医学人才。为支持伍连德的防疫，清政府还向全国医疗机构召集受过专业训练的医护人员，输送至疫区。

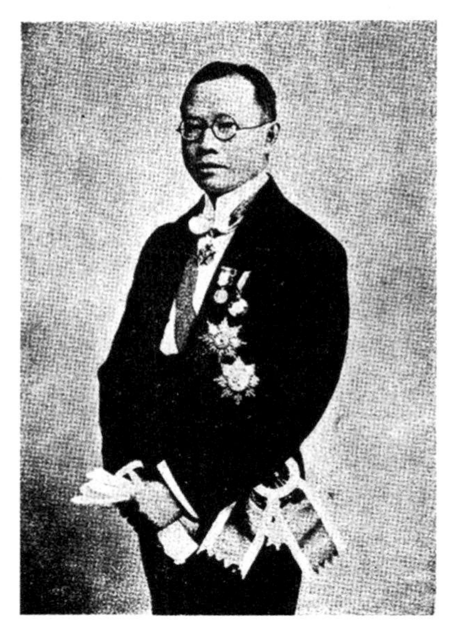

东三省防疫总办兼总医官伍连德

伍连德通过尸体解剖和实验，确定了此次流行的鼠疫是肺鼠疫，这是一种在此之前中国医生与防疫机构都不知晓的疾病。这也是科学史上第一次提出肺鼠疫概念。伍连德将结果报告给中央政府并提出了几条建议：第一，加强铁路交通管制；第二，对病患进行隔离；第三，对患者尸体进行火化。这三条建议均得到了较好的落实：政府逐步中断了中东铁路、通往山海关的公路，并对铁路沿线进行检疫，秦皇岛、烟台、大沽口等港口也派有医生驻地检查；为隔离传染源，伍连德提出分区防疫，并对患者和医护人员的房屋、用品进行消毒，政府采纳建议后划分区域，增派步兵、警察、卫生侍疫等协助防疫，分区防疫执行后死亡人数明显下降；外务部同意了火化尸体的建议，这项举措防止了尸体上的病菌扩散，是防疫的转折点。

没有地方政府的配合，上述举措难以细致地落实。在中央政府的指导下，各级地方政府予以积极响应，东北地区从省到乡镇纷纷成立了防疫机构。以奉天省为例，政府在省城沈阳设立了防疫总局，在全省其余各地设分局 550 余个，并在铁路沿线、港口码头等交通要道设置检疫所。防疫机构的工作包括检查、隔离、医药、埋葬、焚烧、消毒清洁等内容。地方政府还承担起维护城市公共卫生的责任，捕捉老鼠、清扫街道，督促民众佩戴口罩等防疫用品。

在鼠疫防治中，政府采取的部分现代化措施（如火化、解剖、隔离等）与中国自古的社会伦理、风俗习惯产生了一定冲突，早期甚至出现了藏匿尸体、抵制隔离、制造谣言（如政府掩埋活人）等对抗行为，此外，一些商人因交通被切断积压了大量货物，对防疫措施持抗拒态度。随着科学防疫手段的推进和相关知识的科普，疫情在 1911 年春季逐渐得到控制，越来越多的民众在意识到西方防疫手段的有效性后抵抗情绪明显下降，积极配

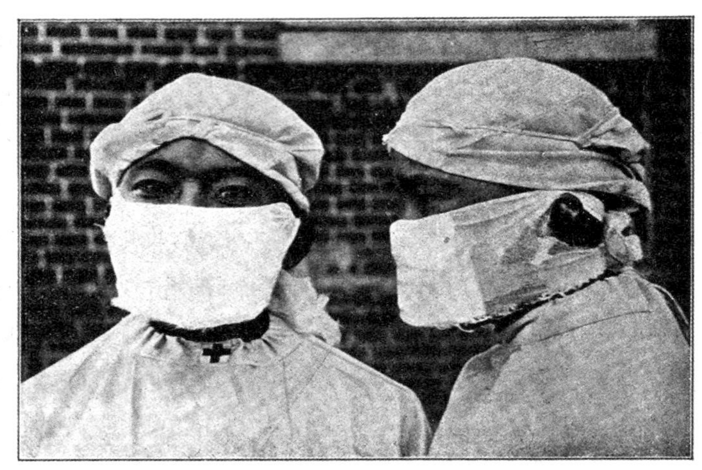

伍连德发明了双层纱布口罩，后被称为“伍氏口罩”

合政府的举措。民众防疫态度从抵抗到接纳的转变为此后公共卫生体系的建立奠定了良好基础。

在锡良的倡议下，宣统皇帝下旨于 1911 年 4 月 3 日在奉天召开万国防疫大会，商议“疫症之性质及各种防御医疗及善后办法”。中方为会议成功召开做了充分的准备工作，不仅为代表装修了崭新的旅馆，还提供了实验室以支持解剖等研究工作。本次会议历时 26 天，参会代表来自英、日、俄、美、德等 11 国，共 130 余人参会，其中 34 名为外国代表，包括医学专家、驻外使节、记者等，伍连德担任万国鼠疫研究会会长。会议讨论的议题包括鼠疫的性质与传播方式、科学防疫措施、临床治疗、疫苗研制等一系列问题。这是中国首次主办的国际学术会议，同时也是中国首次举办的国际卫生防疫会议，对于中国公共卫生体系的建立具有重要意义。

1910—1911 年东北鼠疫给群众生命、社会经济、生活造成了巨大的损失和影响，清政府对于鼠疫的防治举措整体具有科学性与有效性，推动了东北现代防疫体系的建立。此后，哈尔滨设立了中国第一个防疫事务部门——东三省防疫处，现代化的医疗逐渐覆盖了东北更广大的地区，促进了中国医学的进步。在卫生观念上，国家和人民都更深刻地意识到公共卫生的重要性和现代化防疫措施的有效性，并引发关于人与自然界关系的思考，在此之后，东北地区颁布了禁捕旱獭的法令，这是中国近代对人类社会活动进行的一次自律和反思。

（李林奇）

36. 危险的感冒
——1918—1919 年大流感

1918 年 5 月底，一场突如其来的传染病在欧洲大陆上蔓延。起初，人们都抱着漫不经心的态度，媒体对这种季节性流感的报道也是轻描淡写，西班牙的《先锋报》写道："所有观察病例都向良性发展。这种流感就像早些时候媒体所提到的那样，不过是一种轻微的流行病。"很快，这种盲目乐观消失了。在 1918—1919 年的 18 个月时间里，它的 3 次巨浪在全球范围内造成约 5000 万人死亡，占世界人口的 3%～4%，由于当时数据不够完整，这个数字很可能被大大低估了（有学者认为死亡人数可能达到 1 亿）。大流感与第一次世界大战之间的关系更引起了许多关注。现在我们已经知道，每年冬季，引起流感的流感病毒就会侵袭人类社会，这似乎已经成了惯例。但 100 年前发生的大流感却可以称得上是现代世界历史上最严重的一次疾病。

周期性造访世界的流感病毒

流感病毒主要有甲乙丙 3 种类型，其中甲型是人类感染最多的类型。在每个类型流感病毒中，又分为不同的亚型，比如甲型流感，目前人类已经发现了 18 种 H 亚型及 11 种 N 亚型。

流感这个词起源于意大利语，最初指的是寒冷的风的影响。这个词大约是在 1743 年传入英国。在 1918 年之前，流感在 1732 年、1781 年、1788 年、1832 年、1847 年、1889 年在欧洲出现几次大暴发。人们真正开始重视并研究流感是 1918—1919 年大流感之后的事，在这之后，流感又多次造访人类社会。1957 年 H2N2 亚型在亚洲出现，引发大流行，涉及 200 万人口；1968 年 H3N2 亚型在香港引起流感暴发并传播至欧美，总计死亡人数有 100 万人；1977 年 H1N1 亚型流感又重新出现，可能与实验室失误有关，但后又出现 H3N2 亚型，造成全球性传染。大的流感呈周期性暴发，全球性的流感大流行一般来说数十年会出现一次。目前流感病毒的疫苗已经研制出来，但

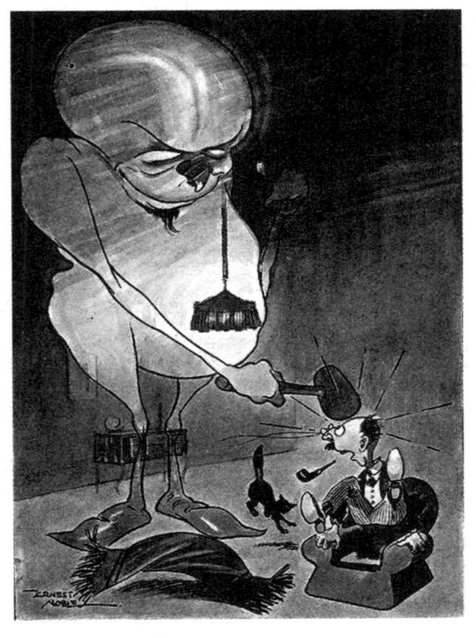

流感病毒怪兽击打一名坐在扶手椅上男子的头部

因为流感病毒变异速度非常快，疫苗效用时间很短。在建议全民注射疫苗的美国，因为种种原因，每年也有数万人死于流感或与之相关的并发症。

大流感何处来？

大流感的起源显得扑朔迷离，它的到来很突然，离开也很突然。从暴发开始，很多国家都对此做出了回应，这些描述强烈地反映出当时人们对传染病和对其他国家的看法，像历史上对流行病的所有归因一样，每个国家都认为它是在其他地方出现的。鉴于第一次世界大战的特殊背景，许多人相信，大流感一定与战争有关。在协约国，为大流感制造的标签包括“战争瘟疫”“弗兰德斯瘟疫”“匈牙利流感”“土耳其-日耳曼细菌犯罪企业”和“德国瘟疫”等，愤怒而恐惧的人们将责任推给了其他人，认为自己是无辜的受害者。有些名称还反映出一定的政治上的敌意，恶意揣度疾病的根源，例如，“布尔什维克病”（波兰人使用的一个名称）、“吉尔吉斯病”（俄罗斯人使用的一个名称）、“白人病”（南非黑人使用的一个名称）和“黑人病”（南非白人使用的一个名称）。流感大流行对生命构成的直接威胁迅速而明确地暴露了对“另一方”的一切潜在偏见、怀疑或敌意。

在许多国家，人们欣然接受“西班牙流感”这个名称。这看起来毫无道理却也有原因。1918 年 11 月，流感从法国传入西班牙，当时协约国和同盟国在交战，主要参战国如英国、德国、法国、美国等担心疫情影响士气，由检察员严格管控媒体报道，而当时的中立国西班牙却没有相应的审查制度，管控较松，媒体对于流行情况可以如实报道。而且，当时西班牙国王阿方索十三世也感染重症，更加深了人们已有的印象认为西班牙的流感情况已经非常严重，流感也很有可能是从那里传开的。反过来，愤怒的西班牙人将流感称为“那不勒斯士兵”，这来自当时在马德里演出的歌剧中一首朗朗上口的歌，也有人声称瘟疫来自法国。鉴于这种称呼疾病的方式带有强烈的主观色彩和地域性，近一个世纪以后，世界卫生组织于 2015 年规定不再按地理位置命名流行病，“西班牙流感”也通常被“1918 大流感”等名称取代。

大流感真正的起源地还没有流行病学相关研究确证，现在最普遍的共识是大流感首先出现于 1918 年 3 月美国堪萨斯州的农村。不久之后，疾病又出现在两个拥挤不堪的美国军营，一个在堪萨斯州莱利堡附近的芬斯顿营，另一个在佐治亚州的奥格尔索普营。大规模的部队调动造成更具传染性病毒的产生，也使得病毒可以迅速从营地传播到北美其他军事基地和居民社区中，流感与乘船的士兵和水手一起，穿过大西洋传播到英国和法国。无论是在利维坦号、基瓦号、圣母玛利亚号等往返于大陆之间的军舰或商船，还是接下飞机并将其运至内陆的列车，都是传播病毒的高效工具，将一次本可能的地方性疾病变成了全球性的大流行病。用两位医学地理学家的话说：“这是一种疾病媒介，首先出现在世界某一边的军队中，能够在 12 000 英里（19 312 千米）之外引发一场平民流行病。”1918 年 5 月至 7 月，它从世界大战和世界贸易的中心地带，以类似的方式传播到北半球的几个地区。

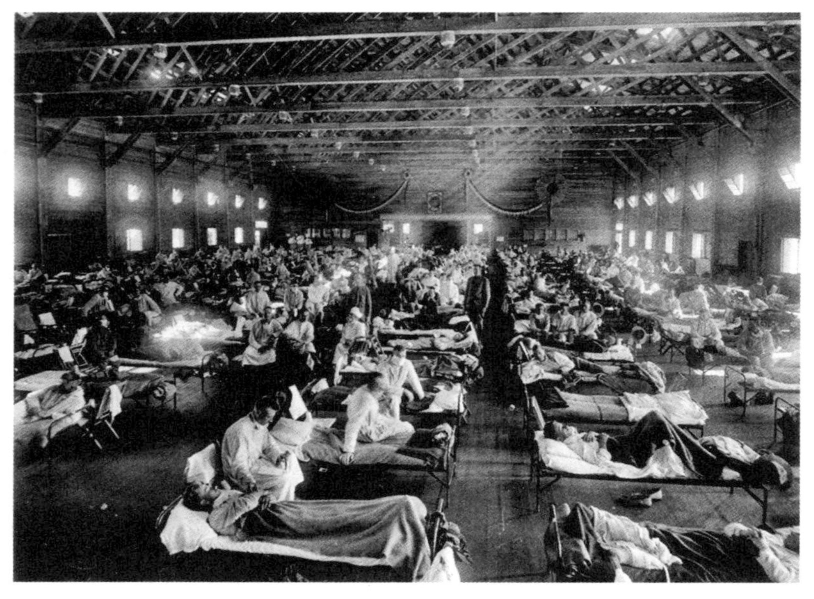

1918 流感时美国堪萨斯州芬斯顿营的病房

还有一些人认为这场疾病起源于中国，他们认为正是华工带来了病毒，华工在大流感暴发时获得了一定的免疫力，而且在1917 年，中国就已经出现流感流行。因为病毒溯源和路径都不清楚，对这种说法不需要特别在意，这更有可能只是一种东方主义叙事。这种说法也受到了很多反驳，有学者认为中国感染程度较低更可能与中医与中药在防治中起到的作用有关。

从 1918 年春天到 1919 年初，大流感分三波袭击了人类社会，其中第二波最为严重。流感仅在印度就可能造成 1800 万或 2000万人死亡，美国的死亡人数可能为 67.5 万人（或者可以说在此期间比正常情况死亡人数多 55 万人）。相对于死亡，疾病侵害的人数还要多得多，在那几个月里，多达 2500 万或 3000 万美国人遭受了流感的折磨，大概占到总人数的 1/4，数据是粗略的，但这一比例可能在地球上几乎所有地区都是真实的。

大流感第一波肆虐影响甚巨，造成上百万人的死亡，但与后两次相比，这一波为人所知的是它在军队和平民中造成的日常活动的中断。1918 年 3 月开始，流感在美国堪萨斯州出现，到了 4 月，它出现在西欧（在那里它的出现可能是随着美国军队加入战争而来）和中国，然后在 5 月迅速到达印度、北欧、澳大利亚和东南亚。1918 年 8 月，大流感第二波浪潮于法国再次出现，9 月向南和向北进入地中海、斯堪的纳维亚半岛南部和英国，并由船只带到大西洋彼岸，从东到西在美国散开。10 月流感向东进入德国、东欧和俄罗斯，并开始在西非蔓延。截至 10 月，欧洲大部分地区和南亚及东南亚大部分地区都受到了影响。11 月，流感到达西伯利亚内陆和太平洋岛屿等遥远的角落。许多地区的流感影响人数在 11～12 月出现下降。1919 年初，大流感第三波到来，但影响比起前一次温和许多，而此时澳大利亚正迎来大流感第二波浪潮。除了冰岛北部的孤立地区和美属萨摩亚群岛，几乎所有人类生活的区域都受到了流感的影响。

1918 年的大流感与普通感冒有许多共同的症状：咳嗽、头痛、发热、鼻塞、全身疼痛等。但它也有特殊症状：导致肺炎等并发症，正是这些症状使得大流感的情况远比普通感冒危险。无论是对个人还是对社会来说，流感发病都非常迅速，某一城市的流行可能持续 3～4 周；如果不出现肺炎等并发症，大多数人会在几天内康复。在美国，波士顿的死亡高峰期是 1918 年 10 月的第一周，费城、巴尔的摩和华盛顿是第三周，纽约和芝加哥是第四周，圣路易斯、旧金山和洛杉矶是 11 月的第一周。美国这些城市的死亡率在每 1000 人 5.2 人（芝加哥）至每 1000 人 9.3 人（费城）。就美国整体而言，其死亡率与芝加哥的死亡率相当。在欧洲，大部分地区的死亡率与美国的死亡率相似，英国的死亡率估计为每 1000 人中有 4.9 人死亡。一些环境不好、呼吸道疾病易传播的城市死亡率更高，亚洲和非洲部分地区的死亡率也非常高。

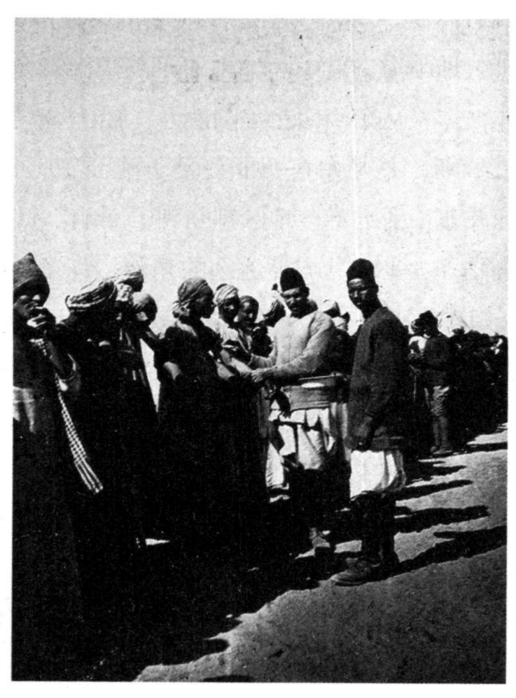

为埃及士兵注射疫苗

第一次世界大战与大流感

大流感的巨大冲击给人们的生活带来很多不便，在俄国有报道称，流感“把穆罗姆镇搞得一团糟”，而在疫情中心的西欧地区类似的报道更是数不胜数。大流感期间，影院、剧院等娱乐设施都被关闭，甚至严重的地区学校也被要求封闭以减少扩散。而第一次世界大战的特殊背景使得事情变得更加复杂。

1918 年流感大流行始于第一次世界大战期间，流感第二次浪潮大致与战争结束时间一致。那场大战无疑在许多方面促进了流行病的传播，尤其是在欧洲，战争使规模空前的军队聚集在一起，传染变得容易。除此之外，由于战争需要，大量其他地区的人来到欧洲，作为士兵或劳工参加战争，比如 1917 年美国参战后的美国士兵，战争初期不同殖民地的士兵或劳工（包括印度人、澳大利亚人、非洲人、中国人等）。频繁的人口流动使得病毒在更广泛地区的传播变得容易，而海运本身将大量人口聚集在拥挤的大型轮船上，造成了非常好的传染机会。战争对重要原材料资源的需求促进了欧洲与世界其他地区之间的蓬勃的海洋贸易，加速了病毒在世界范围内的流动。在所有交战国家，为了在一场似乎无休止的血腥僵局为标志的战争中保持爱国热情，集会、演讲和游行经常举行，所有这些活动都使更多的人聚集在具有传染性的人群中。战争前线也成为其他传染病的中心，特别是斑疹伤寒和肺结核，进一步削弱了受影响的人群，使得感染变得更容易也更严重。战争还使提供专业医疗服务的医生和护士从日常工作中脱离，使平民面对流感时更加脆弱。更宏观地说，有利于疾病在全世界传播的条件在 20 世纪初已经形成。世界人口越来越多，城市化程度也越来越高，大城市里常常有拥挤而不卫生的贫民窟，疾病很容易在里面传播。以欧洲为中心的经济和政治关系网连接了所有大陆，蒸汽轮船把跨大西洋的时间从几周减少到几天，铁路把陆地旅行从几天减少到几小时。第一次世界大战只是物资和人员进出欧洲和其他地方的加速时期的又一个阶段。流感通过海路迅速沿非洲西海岸蔓延，而进入非洲内陆的进程则要慢得多，南非等铁路线通往内陆的地方除外。铺满了密集铁路网的印度，迅速和灾难性地遭受流感侵袭。所有这些情况，都使疾病影响恶化。

大流感的第一阶段适逢第一次世界大战史上的一个关键时刻。1918 年春，德国军事领导人希望抓住东边俄国垮台和西边美国军队集结之间的有利时机，开始对西线进行大规模进攻。然而，德国人未能实现他们所期望的突破，有相当原因是流感。1918 年 3 月至 7 月，德国军队在西线的 5 次生死攻势中未能取得成功，因为士兵在攻势的关键时刻被流感击倒，他们无法完全执行将领们的计划。德国陆军元帅埃里希 • 鲁登道夫对此抱怨说："每天早上都要听参谋长们朗诵流感病例的数量，以及他们对军队力量薄弱的抱怨，这是一件令人悲痛的事情。"一名法国官员在 7 月初指出，"在法国，它（流感）是良性的……但是在前线，德国人受到了很大的影响"，流感影响了德国人的士气，"这些士兵由于饮食不良，其抵抗力远远低于对面战壕中营养充足的盟军"。在第五次进攻中这种影响尤其明显，一名德国高级军官认为，"由于仍然猖獗的流感，兵力的减少使得武力的使用似乎成了问题"，英国情报官员报告说，"大量德国军队感染流感是一个因素，这导致了一个非常重要的预期攻击的推迟”。最终，对法国阵地的进攻在 7 月 15 日——晚了 5 天进行。3 天后，法国军队经受住了德军的进攻，因为拖延给了他们足够的时间清理防线并开始反攻，随着越来越多的美军加入战斗，反攻势头一周比一周增强，德军被迫后退。到 1918 年 7 月，德国的进攻结束了。9 月底，鲁登道夫处于神经崩溃的边缘，他告诉军队的外科主任，法国军队最近暴发的流行病可能会给德国提供一个“最后的机会”来抵御彻底的失败。总体来说，在西线决战的关键时刻，德国军队对盟军处于不利地位，病毒应该与子弹、伤口、逃兵并驾齐驱，成为德国丧失能力的根源。

流感还带来了一些超过战争的影响。当时人们普遍认为瘟疫大流行是对至高无上的神灵所犯的罪的惩罚，它是“上帝的旨意”的工具，一些基督教徒总结说，毁灭性的流行病和可怕的世界大战重合的巧合不仅仅是偶然的，并把这解释为一个迹象，表明更深层次的事情正在发生。因此，1918—1921 年，在这场物质、情感和精神的痛苦中，几位有魅力的先知在撒哈拉以南非洲崛起，宣扬千年主义、信仰疗愈以及立即悔改和更新的必要性。在尼日利亚、刚果、南罗得西亚和南非等地，当时建立了一些独立的阿拉杜拉（祈祷）教堂，以推进这些先知的愿景。流感大流行引发了非洲本土基督教教派的出现。各地区的人以宗教和心理等多方面的方式对这一流行病做出反应，这在很大程度上表明，在进入 20 世纪 20 年代时，人们不仅受到了世界大战，而且还受到了大流感的严重创伤。然而，当时很少有人认识到或承认这一点。

（翟芸）

37. 一睡不复醒的魔咒

——1916—1927 年昏睡性脑炎

第一次世界大战期间，一场名为“西班牙大流感”的全球性疾病吸引了几乎所有人的目光，相关报道和文字记录数不胜数。然而，另一场流行性疾病也偷偷张开了天罗地网，挥舞着死神的镰刀。让当时的医生和科学家们惊异的是，这种尚未有明确记载的疾病会让患者变成活生生的雕像——他们的余生都将被困在自己的身体里，无法言语，也无法动弹。它，就是昏睡性脑炎。

昏睡性脑炎又称流行性甲型脑炎或嗜睡-眼肌麻痹型脑炎，是一种神秘的神经系统疾病。其主要特征为发热、头痛、舞蹈样运动、昏睡及眼部异常，以流行形式发病，任何年龄的男女均可罹患。昏睡性脑炎的病死率高，染病症状奇特，后遗症也多。直到今天，医生和科研人员都没有从中分离出病毒。

让人困惑的谜题

1917 年 4 月，出生于意大利罗马的神经学家康斯坦丁・冯・埃科诺莫（Baron Constantin von Economo，1876—1931 年）在维也纳首次报告了这种疾病，他将其称为昏睡性脑炎（lethargic encephalitis）。很快，在目睹了平民中的类似病例后，埃科诺莫写了一篇名为《昏睡性脑炎死亡》的论文对这种疾病进行了大量的描述。没过多久，他的名字就与这种新疾病联系起来，昏睡性脑炎在维也纳也被称为冯・埃科诺莫病。后来，为了纪念埃科诺莫的贡献，该病又被称为埃科诺莫综合征。

“我们正在处理一种昏睡病，病程异常漫长。最初的症状通常是急性的，伴有头痛和身体不适。然后出现一种嗜睡状态，通常伴有谵妄、躁狂，患者很容易从中醒来，他能够给出恰当的回答，并理解自己的情况。这种神志不清的嗜睡会导致患者迅速死亡，或在几周内死亡。此外，它可以持续数周甚至数月不变，周期持续数天甚至更长的时间，在此期间伴随阶段性的、持续多天甚至更长时间的、不同程度的无意识状态——从简单的困倦延伸到深层次的僵硬或昏迷。”冯・埃科诺莫在他 1917 年发表的论文中记下了昏睡性脑炎的经典描述。经埃科诺莫后来进行的尸检报告鉴定，死亡的主要原因之一是下丘脑肿胀。下丘脑是脑的一小部分，在控制许多功能方面起着至关重要的作用，其中包括睡眠。在他发表论文的之后几年，这一疾病开始蔓延，无数人的生命被夺去，而一些侥幸没有迅速死亡的人则成为活生生的雕像。

事实上，早在康斯坦丁·冯·埃科诺莫发现昏睡性脑炎之前，人们就很有可能接触过这种疾病了。由于昏睡性脑炎的症状包括困倦嗜睡以及奇异的舞蹈动作，所以在 1917 年之前突然感到不正常的疲乏以及不停跳舞的人很有可能就受到了类似疾病的侵害。譬如，早在 14 世纪 70 年代，有一种名叫“圣威特斯（St. Vitus）舞蹈病”的怪异疾病在低地国家和德国莱茵河盆地流行，患者往往会疯狂跳舞长达数小时的时间，直到累得跳不动为止。此后数百年，不同名称的舞蹈病也被记载下来，但这种会让感染者行为失调的疾病在当时并没有引起足够多的重视，而是在昏睡性脑炎呈现出舞蹈动作后才被人联想到了一起——它们可能都由病毒入侵神经系统所致。

当然，与昏睡性脑炎最为相似的应为具有困倦与嗜睡症状的疾病。1529 年，英国就暴发了一场能让人困倦和出汗的疾病。半个世纪之后，欧洲又被一种神秘的发热、困倦性疾病所侵扰，而让科学家认为该病与昏睡性脑炎密切相关的则是它引发了类似的神经系统并发症。接下来的一个世纪之内，相似的奇怪疾病再也没有露出马脚，直到 1673 年，伦敦出现一种奇怪的流行病，患者会出现发热性昏迷，处于嗜睡状态，而且会不停打嗝，这一怪病流行达两年之久。很快，1712 年，德国又再次出现一场怪病，它能让人昏睡，医生在对患者尸体进行解剖时发现患者的大脑发生了病态改变。此后，这种会让人困倦与昏睡的神秘疾病偃旗息鼓了将近两个世纪，等到第一次世界大战进入决定性阶段，它才重新穿上盔甲，再次向世人露出它的刀锋。

从全球大流行到销声匿迹，再到卷土重来

尽管大多数病例是在第一次世界大战结束几个月后才报告的，但据研究这种流行病可能始于 1915 年或 1916 年，因此可以把昏睡性脑炎大流行的大致开始时间确定下来。当时，巴黎的医生发现前来就诊的士兵神志不清，表现出令人难以置信的昏昏欲睡症状。一开始，他们认为造成这些异常症状的主要原因是战争期间使用过的芥子气，但他们的假设很快便被证明是错误的，冯·埃科诺莫医生完成了揭秘的第一步。

从 1916 年到 1926 年，昏睡性脑炎先后在中欧、西欧和北美洲大流行，并波及远东，其中包括中国。当时的大多数报告指出，有近 100 万人在昏睡性脑炎大流行中丧失生命，约 1/3 的感染者在急性期死亡，剩下的患者虽然幸存，但或多或少地依赖于专业护理以维持生命——不幸的是，这其中只有一小部分人能在精心照料后完全康复。昏睡性脑炎影响到所有年龄段的人，但最容易感染这种疾病的是 15～35 岁人群。让人感到可怕的是，幸存下来也并不意味着“必有后福”——存活者后来发生帕金森病症状、睡眠紊乱、性格改变和精神障碍。另外，科学家研究发现，昏睡性脑炎感染的最初阶段与流感在症状上并无不同：高热、头痛、感觉疲倦。因此，“西班牙大流感”的受害者名单中可能有一小部分人并非死于流感而是死于昏睡性脑炎。

鉴于昏睡性脑炎流行的时代也是“西班牙大流感”流行的时期，所以有科学家把这两者联系到一起，想从后者身上入手来揭

开前者的谜团。一些研究人员猜测，昏睡性脑炎可能是“西班牙大流感”带来的并发症，但史实却否定了这个设想——昏睡性脑炎的暴发要在“西班牙大流感”之前，虽然大多数病例是在第一次世界大战结束几个月后才报告的，但在战事正酣的阶段，已有多家战地医院发现了该病的相关症状。

1927 年，也就是在冯·埃科诺莫医生发表他对该病的经典描述 10 年后，昏睡性脑炎开始消失，之后也没有再发生大流行，也没有见到关于该病的相关记载，昏睡性脑炎似乎完全销声匿迹。虽然许多科学家确信昏睡性脑炎是一种过去的疾病，被困在历史的某一页，但有一些病毒学家认为这一奇怪的疾病还会卷土重来。

很不幸的是，一些相关研究人员的担忧变成了事实——曾经估计只会被载入医学史册而不会重新发生的昏睡性脑炎确实再次发作。但不幸中的万幸是，现在的人似乎产生了一些抗体，其病死率明显没有大流行时期来得高；此外，日渐发达的医疗技术也给了医务人员和患者一些信心。据苏联后来公开的档案显示，1944—1981 年，苏联某家医院就收治了 318 例昏睡性脑炎患者，但与大流感时期高达 70％的昏睡症状不同的是，只有 40％左右的感染者出现了昏睡状态，其余一些患者则是运动过度、类流感症状和前庭反应。然而，与一些研究人员做出的昏睡性脑炎是由病毒感染所致的结论不同的是，该医院的医生判断该病的诱发因素有精神创伤、过度疲劳和着凉等，有的患者则发病于颅脑损伤之后。

无独有偶，1983 年，英国坎特伯雷某医院的医生报告了 3 例临床特征与20世纪20年代昏睡性脑炎症状完全相同的病例。3例均为儿童，他们曾有过流感样症状，继之出现嗜睡、昏睡和情绪紊乱。其中一例患儿的报告是情绪易改变，呈现侵犯家庭成员情绪和自杀倾向。考虑到大流行时期的幸存者往往性格剧变，而其中的儿童患者尤为典型，有些儿童病后变得任性爱捣乱，十分惹人厌烦，而且大胆放肆，行为举止猥亵下流，所以基本可以确定这应该就是昏睡性脑炎。另一名患者的表现则是面部无表情，呈现持续性的精神抑郁和昏睡。1993年，一个名叫贝基·豪厄尔斯（Becky Howells）的年轻女孩被诊断出患有昏睡性脑炎，几年后她才康复。从那时起，越来越多的病例开始出现，虽然这意味着会有更多潜在的受害者将陷入一睡不复醒的魔咒，但也给医生和科学家提供了触手可及的病例以发现更多的蛛丝马迹。

由于许多患者在嗜睡状态发作前会出现喉咙痛的症状，据此，医生罗素·戴尔（Russell Dale）和安德鲁·丘奇（Andrew Church）经研究表明，这是由于一种罕见的会导致咽喉感染的链球菌引起的，他们指出，细菌的大规模免疫反应导致受感染者的大脑受损。这无疑是一个突破性的发现，它给了科学家极大的鼓舞，但尚没有明确的证据表明这一罕见的链球菌是导致昏睡性脑炎的原因。研究仍在继续之中，谜团也远远没有解开。

艰难的治疗之路

有些昏睡性脑炎的长期存活者会出现类似帕金森病的症状，因此治疗帕金森病的药物也有可能用来治疗昏睡性脑炎的长期存活者，这一药物就是左旋多巴。

在首批获准使用左旋多巴来治疗昏睡性脑炎的医生之中，在纽约一所医院工作的医生奥利弗·萨克斯（Oliver Sacks，1933—2015 年）是其中最负盛名的，因为他除了神经学家的身份之外，还是一位小有名气的作家。1973 年，他出版了《睡人》（*Awakenings*）一书，书中描述了他于 1963 年 3 月使用左旋多巴这一药物对于住院多年、昏睡近半个世纪患者的治疗效果，更有价值的是，他还记录了那些患者复杂的心情。有些患者精神恍惚，一直喃喃自语“现在还是 1926 年吗?”；有些患者陷入迷惘，不知道这样的结果是好是坏；有些患者无法适应新环境，对全新的食物和工具感到恐惧不安；有些患者则自比蜡烛，允许自己死后的遗体可用于解剖观察，以供研究人员找出病因……

在书中，有些患者虽然被奇迹般地治愈，但也因为药物本身存在的不良反应，在被唤醒一段时期后，静静地离开了人世。让读者感到不可思议的是，部分患者在苏醒后并没有劫后余生的庆幸——沉睡于 20 世纪 20 年代，苏醒于 70 年代，这失去的 50 年该如何挽回？虽然心态还是一个青年人，但脸上的皱纹已经很清楚地告诉患者这样一个事实：你不属于这个时代。怀着对明天的担忧与对过去的难以割舍，那些本来可以活得更久的生还者也因焦虑不安而逝世了。对他们来说，如果这真的只是一场梦，那最好别再醒来。

（华梦凯）

38. 热带地区的“花花公子”
——二战后的登革热

20 世纪初，一种前所未见的严重传染病造访中国，短短几十年中流转于大半个中国土地，甚至在内陆某些地区造成 80%的发病率。1944—1945 年该病更加严重，出现相当规模的流行。上海报告对这个疾病进行过如下描述：“西籍原名 dengue……今秋本埠甚为流行，初起发热，骨骼疼痛，胸胁作恶，脉数增加，病后两三日，四肢发现鲜红色的疹点，疹点透发后，则体温渐降，各症亦减退。”很快，这种病在中国又神奇地消失了。这个症状奇异的病就是登革热，由登革病毒引起的传染病，主要由伊蚊传播。登革热的主要症状是高热和剧烈的疼痛，这种病不会造成很高的死亡率，但会让得病的人浑身乏力，不断衰弱。因为流行程度和死亡率没有其他流行病的触目惊心，过去很多人对该病的恐惧要小于很多其他疾病，但近来，随着病毒和蚊媒地理分布的扩大、流行病活动的增加以及登革出血热在一些地区的出现，登革热重新引起公众关注。1998 年开始，这种蚊媒传染病继疟疾之后成为最重要的热带传染病，每年有近 4 亿人感染登革热，约有 1

亿人因感染而患病，而2.2万人死于重症登革热。登革热在20世纪下半叶卷土重来的原因复杂且不清楚，但人口、社会和公共卫生基础设施在过去30年的变化无疑是重要原因。

伊蚊之“吻”传播的疾病

受限于传播媒介，登革热主要在热带和亚热带地区流行。引起登革热的登革病毒共有4种血清型（DEN－1、DEN－2、DEN－3和DEN－4），它们属于黄病毒科黄病毒属，这种病毒相对较小，呈哑铃状、棒状或球形，有脂质包膜。感染一种登革病毒血清型可对该血清型免疫，但对其他血清型仍然易感，因此既往罹患过登革热的患者，仍然可能再次患病。

登革热的原始传播周期与亚非雨林中的伊蚊有关，很多人认为登革热根据病毒和媒介周期性地影响人类社会，特别是人口较少的农村村庄或岛屿，甚至可能出现固定传播周期。当新的病毒迅速入侵某一地区时群体中会有相当一部分易感个体，而群体免疫力的提高又会让病毒从人群中消失，病毒进入潜伏，等待下一次入侵。根据地理区域的不同，埃及伊蚊、白纹伊蚊、波利尼西亚伊蚊等都有可能在这些情况下充当登革热的传播媒介。其中，最主要的传播媒介是一种小型、黑白相间的热带蚊，被称为埃及伊蚊，它们喜欢把卵产在家和家周围常见的容器中，例如花瓶、旧汽车轮胎、收集雨水的桶和垃圾桶，这些东西与人类息息相关，但由于不会时常清理，为年幼的伊蚊提供了良好的生活环境。微小的动静会打扰伊蚊进食，随后它又回到同一个人或不同人身上继续进食。如果伊蚊感染，通过叮咬，病毒就会传播到人体内，而伊蚊的进食习性会将病毒短时间传给很多人。病毒的潜伏期是3～14天（平均7天），之后患者会出现发热和其他典型病症，如头痛、眼眶后疼痛、骨及肌肉疼痛、恶心呕吐、关节痛等，从不明显或轻度发热到严重和致命的出血。

关于登革热名字的由来有过很多有趣的争论。在1789年一篇关于登革热的论文中，本杰明·拉什（Benjamin Rush）用“断骨热”称呼这一疾病，报告的标题他使用了更正式的称呼“胆汁质缓解发热”。已知最早使用dengue这一词语来描述疾病的是1801年西班牙的皇宫档案文件。一种说法是这个词来自西班牙语denguero，意思是“受累的”或“矫揉造作的”，因为得病的人常常肢体僵硬。还有一种说法是这个词来自东非斯瓦希里语ka dingapepo，指邪灵导致的一种类似绞痛的抽搐，这种疾病于1823年在东非海岸流行，后来又由此产生用dinga或denga来形容类似症状的流行疾病。学者推测，denga这个名字是通过奴隶

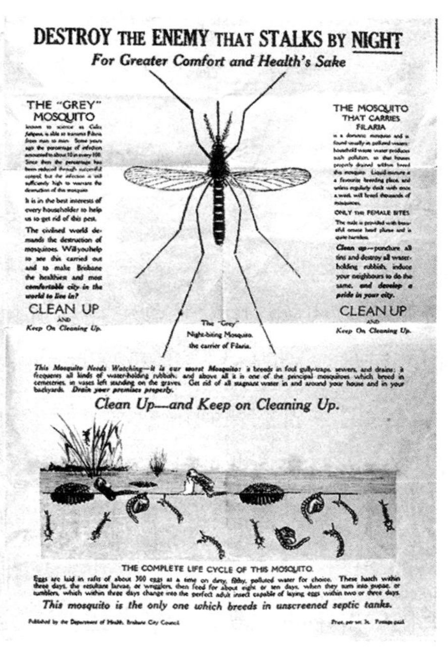

澳大利亚公共卫生信息海报上的蚊子

贸易带到美洲的。美国的圣托马斯瘟疫中，登革热被称为“花花公子热”或“花花公子病”，因为生病的人走路摇摇晃晃，很像喝醉了的花花公子。1828 年这种疾病在古巴流行期间被称为登革热，从此登革热这个名字被人们所熟知。如果登革热确实起源于东非斯瓦希里语中的 dinga 或 denga，最有可能的解释是，西班牙人后来承认古巴的登革热与 1801 年西班牙的 dengue 是同一种疾病。民国时传入中国音译为登革热。

登革热的全球传播史

在过去某个时候，可能随着森林的清理和人类住区的发展，登革病毒从丛林中转移到村庄，并由伊蚊等传播给人类。最早出现的可能是登革热的记载是在中国的两晋时期，被医书称为水毒，当时人就意识到这种病和与水有关的飞虫有某种联系。近代以来，人口和商业的迁移最终使病毒辗转于热带的城镇，1635 年在法属西印度群岛和 1699 年在巴拿马暴发的疾病可能是登革热。随着全球航运业在 18 和 19 世纪的扩张，港口城市不断发展，城市化程度不断提高，为埃及伊蚊扩散创造了理想的条件。西非和美洲之间的奴隶贸易及由此产生的商业活动，使得伊蚊引进美洲新大陆并广泛传播，病毒由此传播到新的地理区域，造成重大流行病。

目前，第一个具有登革热临床典型特征的疾病描述是在 1780 年，但或许登革热或一种非常类似的疾病 18 世纪之前在全球范围内就已经广泛分布。尚不清楚 1779 年印度尼西亚的巴达维亚和埃及开罗流行的疾病是否是登革热。1780 年，美国费城发生了“黑尿热”。根据当时照顾患者的本杰明·拉什的描述，8 月至 9 月发热病例仅限于居住在特拉华河沿岸，这种病会让人“发热的同时伴有疼痛，头部、背部和四肢尤其疼得厉害……有时是后脑勺疼，有时是眼眶”。大多数康复的人在病后还会感到沮丧，没有食欲。当时的观察家们发现，“（康复者）会试图从床上爬起来，他们感觉不到太多力量的丧失，并有感觉自己能够走动，但他摆出直立的姿势时就会感到关节好像被束缚或僵硬了”。因为该病可导致全身肌肉、骨、关节痛，少数患者疼痛剧烈，这个病又被称为“断骨热”。

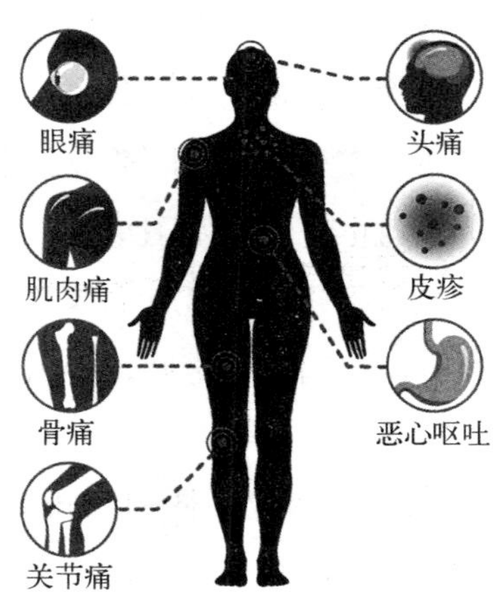

登革热的症状

1780—1940 年与登革热有关的记载显示几乎没有出现与之有关的大规模流行病。由于当时地区之间的交流主要是通过船运进行的，因此在登革热每次暴发之间有很长的间隔（10～40 年）。

登革热在这段时间很可能是许多热带城市的地方病，如 1897 年澳大利亚昆士兰、1910 年奥匈帝国贝鲁特、1916 年中国台湾、1928 年希腊等，没有产生免疫的人总能轻易感染。虽然长时间间隔让每一个事件都成为独立事件，使得这不再成为一个持续性的公共卫生问题，但对登革热的研究并没有放缓。很多医生记录了登革热的传播情况，并由此怀疑蚊子是登革热传播的重要媒介。科学家们于 1906 年确认登革热由伊蚊传播，于 1907 年进一步提出登革热的病原体可能是一种病毒，这种观点在 1926 年被克莱兰（John Burton Cleland）和塞勒（Joseph Franklin Siler）等人证实，他们的研究也使人们对登革病毒的传播方式有了更完整的理解。第二次世界大战中东南亚和太平洋地区的生态破坏为蚊虫传播疾病创造了理想条件，正是在这一背景下，全球登革热开始大流行。战争期间登革热在东南亚地区造成日本军队和盟军的伤亡人数大量增加，为了阻止疫病对本国军队产生进一步影响，日本和美国科学家积极投入研究，1943 年日本科学家首次分离出登革病毒，美国也相继分离出病毒。之后，各国开始对登革热进行正式研究。

第二次世界大战后，东南亚的快速城市化以及生态快速变化，加速了登革热的流行性传播。新的登革热类型出现——重症登革热，即登革出血热。1953—1954 年在菲律宾马尼拉出现一种以发热、出血和休克为典型症状的疾病，当时按照地名命名为菲律宾出血热，哈蒙（William Hammon）和他的同事于 1956 年从患有菲律宾出血热的儿童中分离到登革病毒，证实这些出血热是由登革病毒引起的，将之正式命名为登革出血热。随后，这种病在东南亚诸国反复出现，并在短短 20 年内又从东南亚国家扩展影响到印度、斯里兰卡、马尔代夫、巴基斯坦和中国东部。到 20 世纪 70 年代中期，登革出血热已成为东南亚儿童住院和死亡的主要原因。20 世纪的最后 25 年里，主要由于热带发展中国家无计划的城市化、现代交通的进一步发展、有效蚊虫控制的缺乏和全球化的跟进，全球范围内登革热（登革出血热）的流行地理范围急剧扩大。登革热再次传入太平洋岛屿，南太平洋和中太平洋的几个岛屿国家经历了登革出血热流行。后来病毒在美洲的流行活动又有所增加。在 20 世纪 50 至 70 年代的大部分时间里，流行性登革热在美洲是罕见的，因为主要媒介埃及伊蚊在中美洲和南美洲大部分地区已经被消灭。20 世纪 70 年代，美洲的灭蚊行动暂时停止，埃及伊蚊开始在被根除的国家重新传播。很快，伊蚊几乎恢复了它在消灭活动之前的地理分布。随着蚊虫和病毒的地理分布范围不断扩大，登革热传播加剧，全球登革热死灰复燃，疾病发病率上升，登革出血热也在许多新国家出现。20 世纪 80 年代，美洲正经历着 130 年没有的严重登革热流行，该地区许多国家从非流行性或低度流行性发展到高度流行性，登革出血热出现，这与 25 年前东南亚的情况相似。

新世纪，新方法——如何应对登革热

进入 21 世纪，登革热（登革出血热）是影响热带城市地区的重要传染病之一，主要影响对象是儿童。登革病毒和埃及伊蚊在全球热带地区均有分布，目前有 30 亿人生活在登革热流行地区。为了应对这个共同的挑战，热带地区国家决定携手共进。2005—2006 年，美洲 5 个国家（巴西、萨尔瓦多、危地马拉、巴拿马和委内瑞拉）和 3 个亚洲国家（柬埔寨、马来西亚和泰国）进行了一项对疑似或确诊登革热患者的研究，以评估登革热带来的经济影响。这 8 个国家近年来受到登革热影响严重，有近 60 万人受到相关疾病侵扰。该研究估计，登革热患病和死亡带来的相应年度经济费用总额超过 5.87 亿国际美元（一种理论货币）。在防治上，热带国家也投入了相当大的精力。在巴西，每年用于登革热控制的开支超过 6 亿美元，占卫生总预算的 1.6%。在泰国，尽管卫生部报告的登革热年度支出约为 1100 万美元，但登革热依旧没有得到较好的控制，2001 年该国遭受了有史以来最大的登革出血热疫情。毫无疑问，登革热是一个重要且棘手的难题。

由于疫情严重和治疗困难，登革热（登革出血热）作为一个全球公共卫生问题死灰复燃。过去 50 年的人口和社会变化是最主要的因素——前所未有的全球人口增长，无计划、无控制的城市化导致住房拥挤，同时生活用水、下水道和废物系统恶化导致居住环境恶劣，这些加速了热带城市中心疾病的传播。另外，大多数国家公共卫生基础设施在 20 世纪末走向衰败，接受过严格训练且经验丰富的公共卫生专家人员不足，这都给登革热的预防和控制带来了严峻的挑战。

一般来说，有效的疾病预防计划必须有这样几个组成部分：基于实验室的主动监测、应急响应，确保有效病例管理的医疗社区教育，基于社区的蚊虫综合控制以及有效的疫苗。登革热由于病毒本身特性和传播方式的特殊，使得相关预防手段有所侧重。

登革热最根本的消除措施是针对病毒本身，因此开发疫苗和抗病毒药物是首要工作。早在日本和美国科学家首次分离出登革病毒后不久，候选登革热疫苗就已经被开发出来，但由于安全性等原因一直未能投入使用。在世界卫生组织的支持下，2015 年，首个登革热疫苗（CYD - TDV）获得许可，在一些国家可供 9～45 岁人群使用。然而，有证据表明以前没有感染过登革热的人接种该疫苗后可能会出现更严重的感染，世界卫生组织建议只在登革热高度流行地区使用该疫苗。除了开发登革热疫苗外，相关抗病毒药物的研发也一直在进行中。遗憾的是，目前尚未研发出治疗登革热的特效药，主要采取支持及对症治疗措施。

由于疫苗可能会产生不良反应，目前也没有研制出特效药，所以预防登革热最有效的方法还是控制病媒伊蚊。首先，改善居住环境，加强环境管理，阻止成年蚊子在人类居住地附近产卵。其次，由于伊蚊一般在水中产卵，还要妥善处置固体废物使之与水隔绝，并每周清空及清洗家居贮水容器、在户外贮水容器上喷洒杀虫剂以减少幼虫源。最后，还需要注意个人的防蚊措施，如购买窗纱、驱虫剂等防护材料，尽量穿着减少皮肤与蚊子接触的衣物。

除了这些需要个人采取的措施以外，社区和政府也需要参与进来。社区可以多进行防治登革热的宣传工作，普及相关蚊媒疾病的知识。在更宏观的层面上，政府也可采取紧急病媒控制措施，例如基于实验室对媒介数量和物种进行主动监测，前瞻性地观测蚊子种群中病毒的流行率，积极筛查蚊子的数量，以确定控制干预措施的有效性。而一旦监测到可能引起流行，政府相关部门就通过启动紧急蚊虫控制机制与措施来预防疫情，或在暴发期间使用杀虫剂进行空间喷洒——这就要求卫生当局必须能够准确监测登革病毒传播，并能够在任何时候判断传播发生的地点、传播的病毒血清型以及与登革热感染有关的疾病。此外，除了各个国家内部的防治工作以外，许多国际合作团体也在进行相关研究，以寻找新的工具和创新战略，这些工具和战略将有助于阻断登革热及其他蚊媒疾病的传播。

（瞿芸）

39. 国际合作的失败

——20 世纪上半叶莱茵河沿岸的梅毒

从 15 世纪侵袭欧洲以来，梅毒造成了极为严重的后果，很多人受到了感染，在之后的几个世纪里，梅毒的致死率降低了很多。但是因为全球化的不断深入，梅毒仍然给世界各地的人们带来病痛甚至死亡。20 世纪上半叶，在西欧第一大河莱茵河的沿岸，“酗酒和放荡”的莱茵河水手们，给欧洲笼上一层梅毒的阴云，成为众多国际卫生组织关注的焦点。

莱茵河的水手与全球化的梅毒

莱茵河是西欧第一大河，流经包括德国、法国、瑞士、荷兰等诸多国家，并通过鹿特丹等港口城市将它们与更广阔的外面世界连接起来。正因如此，莱茵河水路交通的有效运行对各国经济来说都意义重大。据估计，20 世纪 30 年代，沿莱茵河的货物交易量达到了每年 8500 万吨，是其他任何一条欧洲河流的货物交易量的 6 倍还要多。大约有 12 000 艘船在莱茵河上航行，其中包括了游轮、商船等各类船只。据估计，20 世纪 30 年代末，那些在莱茵河上以运输业为生的水上居民达到了 8 万～10 万人。如此体量的货物和人群流动，意味着许多在这条河上工作的人都过着一种流徙生活，而这条河则催生了一个持久流动的人群。

对于这种流动的生活方式，世界卫生组织认为“因生活方式之故，生活于其间的水手们将面临一种因频繁传染而带来的风险”。

早在 1899 年，水手和水手疾病问题就已经是人们广泛讨论的话题了。然而随着第一次世界大战的爆发和后续影响的出现，莱茵河水手的性病问题才开始被视为最优先考虑的问题。尽管在 1905 年梅毒的病原体——梅毒螺旋体被发现了，并且在此基础上，第一个梅毒特效药砷凡纳明也在 5 年后出现了，甚至不久之后还出现了先用疟疾的高热杀死梅毒，再用奎宁治疟疾的疗法，但是梅毒还是在莱茵河沿岸蔓延开来。

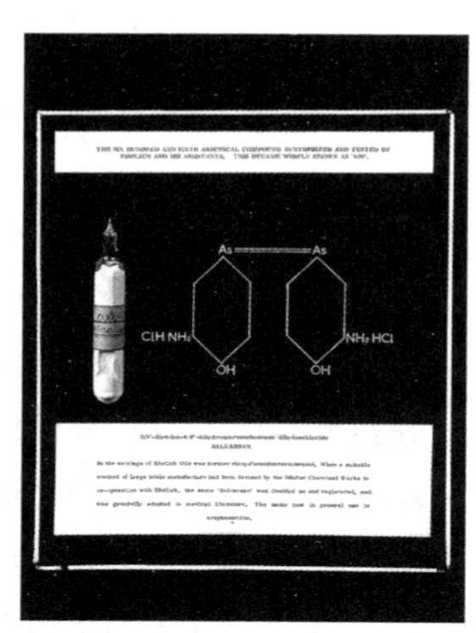

砷凡纳明密封玻璃管

第一次世界大战使梅毒在欧洲水手、士兵中的感染率显著上升。战争期间，众多年轻男性和流离失所的人在大陆上来来往往。同时，无论是战胜国还是战败国，很多国家原本的社会秩序都已经崩坏，家人之间的关系也不如以前紧密。流动性和家庭结构的松散，改变了人们对于性接触的态度和行为。此时，欧洲的卖淫活动开始猖獗起来，并且主要集中在军事行动频发地附近和港口地区，而在一些主要行军路线上，强奸案发生率上升。此外，欧洲平民在战争期间所能得到的药品和医疗有限。第一次世界大战结束后，所有这些因素导致恐慌蔓延，人们担忧沿莱茵河的居民们不得不和性病独自战斗。

面对全球范围内性病带来的挑战，不同国家采取了不同的措施。第一次世界大战时，患有梅毒的士兵会面临失去工资的威胁。在很久以前，人们就把梅毒与放荡的女人、妓女联系在一起。协约国部队的宣传材料警告士兵们说“德国的子弹比妓女干净”，美国则认为关闭红灯区可以摧毁梅毒和淋病的源头，所以关闭了妓院。作为一种预防措施，虽然避孕套也成为人们的选择，但是当局认为这种预防措施实际上成为鼓励人们放纵的借口。

国际公共卫生局是第一次世界大战之后第一个将注意力重新转移到防治性病之上的国际卫生组织。它倡议在一个统一的国际协议下，在港口城市中为所有商船队中染病的水手提供免费治疗服务。1920 年召开的第一届海事劳工会议考虑了国际公共卫生局的倡议，与会代表均表示，他们今后的工作将致力于实现两个目标：第一，培养对水手中所有感染病例进行检测和治疗的意识；第二，鼓励人们组织口岸联谊会，以防止水手们无所事事，并因此沉迷于酒色。

显而易见，梅毒在莱茵河沿岸的传播已经到了极为严重的地步，因而有必要使各方抛开争论、相互妥协。并且，尽管水手中的性病已经被清晰地定义为一个健康问题，并用医学方式加以解决，然而视其为道德问题的观点仍存在。

国际紧密合作与新旧莱茵河委员会

会议结束后，人们认识到开展国际合作的必要性。于是，国际公共卫生局、国际劳工组织、国联卫生组织，以及 1923 年加入的国际性病与密螺旋体病防治联盟组成了委员会协调推进工作，并在 1924 年 12 月 1 日发布了《布鲁塞尔协议》。《布鲁塞尔协议》规定为各主要海港或河港设立专门医疗中心。这些中心对所有需要帮助的商船船员开放，无论其国家的政府是否为协议的缔约国，中心都将为他们提供免费的医疗服务。医疗中心的工作人员由专家组成，他们需要受过专门的培训，知悉最新的性病知识。每个医疗中心的承载能力、病床数量会和港口吞吐量成正比。只要医生认为有住院的需要，那么船员们将会得到完全免费的治疗。最后，离开医疗中心的患者将会得到免费药品，足以保证他们航行到下一个港口前的用量。

然而，将这些雄心勃勃的建议付诸实践并非易事。首先是如何诊断和治疗的问题。虽然 1906 年一种叫作瓦色曼试验（Wasserman test）的新型血液检测法被研发出来，但是对检测结果的统一可靠的解释仍缺乏。1923 年，国联卫生组织在哥本哈根组建了一个国际科学家队伍，用不同方法测试了来自 8 个国家的约 500 份样本，目的就在于给出一个标准化的解释。然而直到二战后，瓦色曼试验的标准化一直都是各国卫生机构和国际卫生组织的首要任务。此外，各国之间福利制度不同，对于该如何为莱茵河水道劳工中那些受感染的人群提供便利也存在分歧。协议中提出的不论水手的国籍如何，各港口的医疗中心都要为他们的治疗费用埋单，但这在本国国民尚且未能享受全民免费医疗的时代，如何能强求它为外国人提供呢?

虽然从20世纪30年代初到1938年，以英国开始，有56个国家签署了《布鲁塞尔协议》，但并不是所有国家都为患有性病的水手提供免费医疗服务。对于在莱茵河上忙碌的水手来说，即使理论上有些国家能为他们提供免费的药品和治疗，他们还是不得不来应付沿途各国不同而复杂的社会保险制度。

鉴于莱茵河沿岸地区的情况如此复杂，国际性病与密螺旋体病防治联盟大会决定任命一个新的机构——莱茵河委员会，以协调比利时、德国、法国、荷兰和瑞士之间的莱茵河事务工作。1936年12月，莱茵河委员会成立。尽管遇到了很多困难和问题，但《布鲁塞尔协议》还是在莱茵河问题上发挥了一些实际效用。知识的普及和信息的传播是计划中的重要一环，欧洲各港口专门的医疗中心注册成立，至1933年3月底，中心已派出外交使团进驻巴黎和相关各国外交部。《布鲁塞尔协议》也建议，为所有去诊所或医院求诊性病的水手提供一本个人病历本，里面有此人病史的详细记录。来就诊的水手也会收到免费药物和一份地图，地图上标明了其他港口的诊所，在那里他们可以得到进一步的帮助，如果需要，水手们还可以索要到以不同语言写成的各式各样的教育材料。

随着第二次世界大战的爆发，控制莱茵河水手性病问题的努力将变得更加复杂而耗时。然而世界卫生组织在莱茵河水手问题上的参与热情极高，并开始实施战前莱茵河委员会的一些健康卫

VD
Venereal Diseases
TOMORROW'S CITIZEN
He must not be handicapped by
Venereal Disease passed on by
Parents. Make sure you're fit to be
the Parents of tomorrow's citizens
Treatment is free and confidential

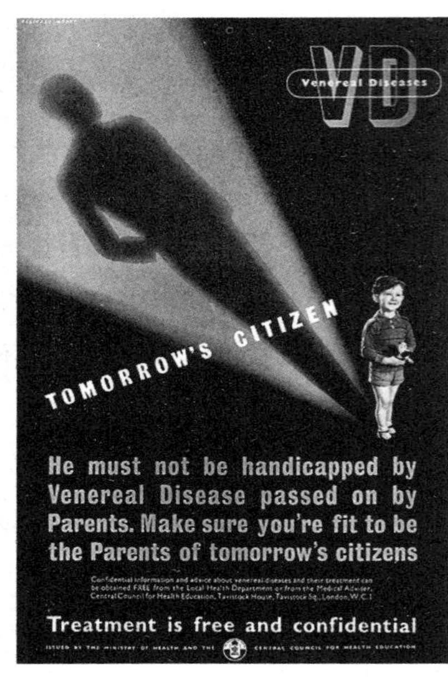

英国卫生部和中央健康教育委员会发行的梅毒免费治疗宣传画

生计划。其他组织也参与了进来，如莱茵河航运中央委员会重启了莱茵河水手的社会保险项目，为此还专门成立了一个下属委员会，并在1947年与国际劳工组织下属的运输委员会就这一问题进行了接触。1948年1月，世界卫生组织性病专家委员会确认了对所有患有性病的水手提供免费治疗的原则，不仅如此，还将为他们提供更多的社会服务。除此之外，世界卫生组织性病专家委员会还强调了在国际上追寻性病传染源的重要性，并建议扩展《布鲁塞尔协议》的内容，把流离失所者和移民包含进来。如果这样的目标得以实现，那《布鲁塞尔协议》将会成为一个涵盖面更广的国际性福利计划。1948年9月，国际性病与密螺旋体病防治联盟在哥本哈根召开大会，与会代表提议成立一个新国际组织，以继续战前有关莱茵河问题的工作。1949年5月底，各国代表们在巴黎齐聚一堂，他们大多数也是第一个莱茵河委员会的成员，代表们建议成立莱茵河国际性病防治委员会，也即人们通常认为的第二个莱茵河委员会。不过，今后他们将在世界卫生组织的帮助和指导下开展工作。新委员会的成立符合更多人的利益，该年年底，其中 5 个国家——波兰、芬兰、瑞典、挪威和丹麦，请求世界卫生组织将相关经验也引入波罗的海地区。此外，世界卫生组织还考虑将该模式推广到南亚和地中海地区。1951 年 1 月 27 日，该组织最终成立。

重获新生的莱茵河委员会恢复了战前的活动，如分发科普手册和莱茵河沿岸 15 个最大港口的医疗中心分布图。另外，肺结核治疗门诊、儿科和妇科中心，以及一些平价旅馆的信息也会提供给水手们。除了提供以上信息之外，专家们一致认为，还要为每位患病水手提供多语种的治疗手册。虽然新莱茵河委员会所做的工作好像只是在原地踏步，但是最终我们发现其比第一个委员会要高效得多，其最重大的成就是建立了集医疗诊所、实验室和训练中心于一体的鹿特丹港示范中心。鹿特丹是一个绝佳的示范地，因为这里是欧亚大陆最大的海港，也是很多莱茵河沿岸内陆贸易的最终集散地。鹿特丹还有一个优势，就是自 1925 年以来，这里已经有了专为水手设立的国家医疗诊所，诊所引以为傲的是配有装备先进的实验室和医疗经验丰富的工作人员。

然而，第二个莱茵河委员会只存在了两年多一点时间，并于 1953 年被突然解散。但是当时的欧洲港口城市性病未见减少，许多内陆地区情况糟糕。鉴于此，有人认为世界卫生组织发起的根除梅毒的行动并未成功，莱茵河水手仍然是“性病的病源库”。

新的治疗方法与国际合作的失败

20 世纪上半叶，尽管国际社会为解决莱茵河水手性病问题而开展的国际合作最终没能在这个问题上产生重大影响，但是许多国际卫生组织和涉及卫生事务的其他国际组织还是在 20 世纪的头几十年里，为我们创造了一个更广阔的性病事务合作环境。国际公共卫生局、国际性病与密螺旋体病防治联盟和国联等都在这一过程中发挥了作用，并促成了《布鲁塞尔协议》中有关受感染水手防治措施的事业，从而在全球范围内产生了影响。在将之试用于莱茵河流域时，所出现的复杂情况表明，更集中的国际合作有必要进入人们的考虑范围；同时，它也为我们解释了为何莱茵河委员会在 1936 年成立，又在世界卫生组织领导下于第二次世界大战之后进行了改组。在整个国际合作过程中，我们能看到这样一点：国际机构和协议是解决莱茵河流域性病问题的最好方法。

为何针对莱茵河水手性病问题所展开的国际合作成效有限？

也许是因为 20 世纪 40 年代，青霉素的广泛应用，人们觉得自己找到了一种全新而有效的“神奇疗法”，因此彼时出现了这样一种趋势——在船上就可以对患有性病的水手进行治疗，而不必等待针对性的血清测试结果。因此，世界卫生组织建议，所有船都要配备一名可靠的医务人员，确保所有被性病感染的船员在海上就能够得到治疗，并且在到达下个港口后交由专业的性病医生诊治。然而，是否有许多人对此感到不满就不得而知了。进入 20 世纪 50 年代，各种新药的出现给那些莱茵河上的感染者提供了方便快捷的治疗方法，而不必花费大量时间和地区卫生部门接触，即便那些治疗方法并不总是那么有效。如此一来，原本就觉得到医疗中心接受治疗非常麻烦的水手就更不愿意去了。

更关键的原因在于，强调治愈这一做法符合国际卫生组织中那些医生和管理层的医疗与科学观念，却不总是契合那些受感染者的想法。《布鲁塞尔协议》之所以总体上失败，是因为染病船员除了初次就诊之外，很少持续治疗到基本痊愈，只要表面症状消失，水手们就不愿意再次接受治疗了。当然，为患有性病的水手提供免费治疗的原则非常值得赞赏，但是从莱茵河当时的状况分析，实际应用起来并非一朝一夕之事。莱茵河流域各国卫生和保险制度之间的差异，就是一个难以应付的问题。即使各国规定为水手们免费提供梅毒治疗，实际执行之时也要和各国的制度相匹配，而这就会给水手们接受治疗和获得药物制造难以应付的障碍，更何况很多水手既没有钱也没有时间。

此外，莱茵河沿岸各国之间有很多的不同，处理同一问题的方式也不一样，这点非人力所能克服。政治环境通常也会产生影响。在两次世界大战之间的那段时期，德国和瑞士都没有签订《布鲁塞尔协议》，德法关系的紧张深深影响了这段时间内针对梅毒问题的国际合作。法国一开始并不愿意德国加入国际性病与密螺旋体病防治联盟，但是最后在英美两国的压力下屈服了。至1933 年，德国退出了国联，也退出了国联卫生组织和国际劳工组织。20 世纪上半叶，推动加强国际合作的力量时常受到比它更强大的时代潮流的强力影响。

（童昊霞）

40. 美国的“轮椅记忆”

——20 世纪上半叶美国脊髓灰质炎大流行

1921 年 9 月 16 日，《纽约时报》的封面故事让读者深感震惊。报道称，时年 39 岁的富兰克林·罗斯福不幸罹患脊髓灰质炎。在当时，脊髓灰质炎是一种新的疾病，并且按照一般认识，这种疾病的易感人群是居住在贫民窟的移民儿童。无论是年龄，还是生活环境、卫生医疗条件，人们都难以将这种流行病与出身名门的富兰克林·罗斯福联系起来。

当时的罗斯福，刚刚经历了副总统竞选的失败，又深陷桃色丑闻风波。1921 年 8 月，罗斯福参加了一次童子军游行，随后离开华盛顿，来到加拿大坎波贝洛岛度假。8 日前后，在参与扑灭一场森林火灾后，罗斯福和孩子们进行了一场漫长的跑步、游泳、潜水比赛。整个黄昏，他穿着湿淋淋的泳衣收发邮件、处理公务。突然，罗斯福出现了一种前所未有的奇怪感受，混合了麻木、严重的肌肉疼痛和颤抖。次日清晨，浑身疼痛、发热、左腿无力等症状开始出现。“我努力走过去刮胡子，”罗斯福回忆说，“试图说服自己腿部无力只是肌肉的问题。”

随后，当地医生诊断为肌肉疲劳导致的综合征。但罗斯福的疼痛越来越严重，发热不退，左腿的无力向右腿蔓延，皮肤也变得十分敏感，甚至不能忍受睡衣的摩擦，一阵微风的吹拂也使他感到不舒服。几天后，罗斯福腰部以下完全丧失了运动能力。一位医学专家应邀来到坎波贝洛岛，最终做出了脊髓灰质炎的诊断。短短几天之内，瘫痪症状蔓延到了膀胱和直肠，罗斯福只能躺在床上，洗澡、排泄、灌肠都需要家人帮助。在当时，脊髓灰质炎是闻者色变的恶性传染病。“妈妈叫我们不要议论脊髓灰质炎，因为太多人害怕这种病，”长女安娜·罗斯福回忆道，“但流言不翼而飞，我们发现自己有很多朋友得到了别人的警告，叫他们别靠近罗斯福家的孩子，因为他们可能得了脊髓灰质炎。”

脊髓灰质炎的流行

脊髓灰质炎是一种古老的病毒性传染病，已困扰人类千年。埃及一所约建于公元前 2000 年的教堂中，有一块浮雕描绘了一个右脚细长、左脚很短、脚掌软弱无力的祭司形象；埃及出土的一些木乃伊，也发现有腿骨的畸形变化。这些考古发现，被认为是古代脊髓灰质炎影响人类的证据。古希腊的希波克拉底和古罗马的盖伦是当时最负盛名的两位名医，他们都曾零星提及一种“马蹄内翻足”的畸形，与脊髓灰质炎的后遗症十分类似。

到了 17—18 世纪，有关脊髓灰质炎的记录更加丰富。英国小说家、诗人沃尔特·司各特爵士就是患者之一。他回忆道：“有一天晚上我表现得十分烦躁，不愿意被人抱，也不肯上床，那是我最后一次表现出那样的敏捷。到了早上，他们发现我发热了，发热持续了 3 天。到了第四天，我的右腿不能动了。”

维多利亚时代后期，脊髓灰质炎开始在法国、英国、瑞典、美国等地流行，出现了少量集中的传染病例。脊髓灰质炎(poliomyelitis) 这一名称则始于 1874 年，源于希腊语“脊髓”和“灰色”二词，意味着病毒侵袭脊髓。由于患者主要是儿童，临床表现肢体瘫痪、萎缩和麻痹症状，民间也称此病为小儿麻痹症，医生们也曾叫它下肢虚弱、海涅-梅丁症等。

1916 年 6 月，美国纽约布鲁克林区暴发了第一次脊髓灰质炎大流行。病毒在布鲁克林的移民聚居区开始蔓延，这里人口密集，环境恶劣。报纸报道说，许多意大利裔儿童，出现了食欲不振、烦躁不安、抓不住瓶子、腿跛等症状。几天后，就有一例死亡患者，卫生部门迅速展开调查，确诊为脊髓灰质炎。随着病毒的蔓延，到了 8 月，新泽西州、康涅狄格州、宾夕法尼亚州和纽约州也随后报告了脊髓灰质炎暴发。当时，罗斯福为了保护孩子们免受病毒感染，将妻儿送往加拿大坎波贝洛岛避难。这场疫情持续到了该年 10 月，在纽约市报告的 8900 多个病例中，有 2400 例死亡，其中 80%是 5 岁以下儿童。当年全美共报告 27000 例病例，死亡 6000 人。

在进行防疫工作的同时，一种奇怪的现象引起了人们的注意，即生活环境清洁、卫生条件良好的中产阶级家庭，并未幸免这次病毒流行。在纽约，人口稀少、公共卫生条件最好的史坦顿岛，竟然成为脊髓灰质炎流行的重灾区。一家报纸采访发现，那些患有脊髓灰质炎的儿童，许多都一直接受着良好的养育。面对这种情况，当时一般认为是移民担任的厨师、女仆或者司机携带了病毒，致使儿童感染。但从科学的角度来看，很有可能是因为贫民窟中的儿童，因为长期暴露在不洁环境中，从而拥有了更强的免疫力。

此后约半个世纪中，脊髓灰质炎频繁在世界各地暴发。1947—1953 年，美国有 20 万人患病，其中 2 万人死亡，5 万人因病致残。1956 年，美国登记有 30 万因脊髓灰质炎致残的居民。由于被感染者终身残疾的概率约为 1/200，有人认为，当时每个美国居民都可能感染过脊髓灰质炎病毒。

尽管 3 岁以下儿童占据患者一半以上，脊髓灰质炎在任意年龄都可以发病。脊髓灰质炎病毒只寄生于人类，通过病毒携带者的粪便、呼吸道传播，夏秋季节高发。苍蝇、被病毒污染的双手、饮水源污染等都会引起脊髓灰质炎流行。病毒最先从口进入，在咽、肠等部位繁殖。随后进入血液，入侵中枢神经系统，沿神经纤维扩散。感染后，患者的神经细胞受到破坏，并且难以再生，受运动神经控制的肌肉由此瘫痪。严重时，患者的脑干神经细胞也会受到影响，导致呼吸困难。只有少数患者可以痊愈，大多数情况下，脊髓灰质炎患者往往终身瘫痪，严重时可因窒息死亡。

脊髓灰质炎的发病没有明确先兆，最初症状与流感类似，但瘫痪病程迅速。患者最初感染病毒的 1～3 天里，临床表现为低热、咽痛、咳嗽、腹泻等症状。因此，罗斯福患病后初诊的当地医生，都凭此诊断为肌肉劳损、风寒，或者可恢复的短期瘫痪。感染后的 4～7 天，患者即开始逐渐瘫痪。由于神经受损，运动神经控制的相关肌肉会发生萎缩，脂肪、肌腱、骨骼亦随之萎缩，并且导致整个瘫痪部位变细、畸形。

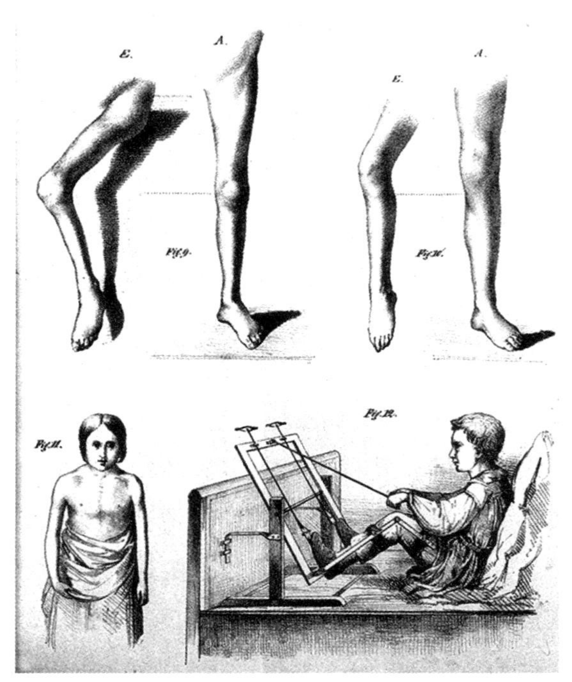

19 世纪绘制的脊髓灰质炎病症与复建

脊髓灰质炎疫苗的诞生

由于没有特效药，脊髓灰质炎病毒一旦感染无法治愈，成为 20 世纪中叶儿童健康的一大威胁。面对大规模暴发的脊髓灰质炎疫情，经不断研究与测试，脊髓灰质炎疫苗于 50 年代面世。

1955 年，美国病毒学家乔纳斯·索尔克（Jonas Salk）成功研制注射用脊髓灰质炎灭活疫苗（IPV），成为人类战胜脊髓灰质炎的开始。索尔克并未为疫苗申请专利，将此疫苗的专利和使用交付给美国人民。1962 年，阿尔贝特·萨宾（Albert Sabin）研制的口服脊髓灰质炎减毒活疫苗（OPV）问世，为防疫带来极大便利。由于口服疫苗生产成本更低，接种更容易，萨宾的口服疫苗迅速占据了脊髓灰质炎疫苗的主要市场。

减毒活疫苗面世后，到 20 世纪 70 年代中期，世界各地的脊髓灰质炎患病率大大降低。1988 年，世界卫生组织全球消灭脊髓灰质炎行动启动以来，病例数量减少了 99%以上。与多数疾病不同，人类是脊髓灰质炎病毒唯一的自然宿主，病毒不能离开人体长期存活。因此，脊髓灰质炎病毒能够被完全消灭。1994 年，美

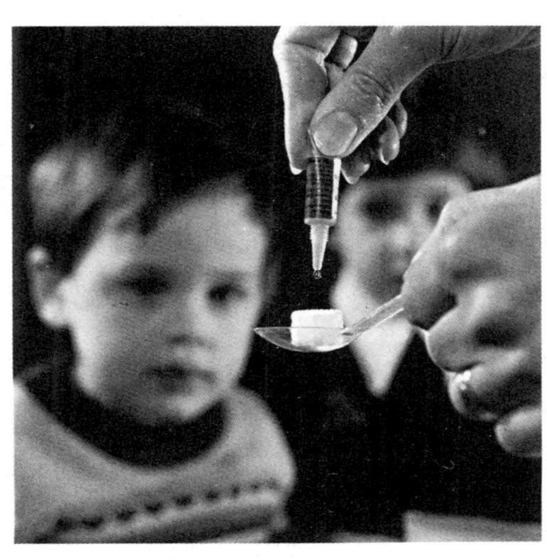

将口服脊髓灰质炎减毒活疫苗滴在糖块上供儿童服用

洲地区已消灭了脊髓灰质炎。随后，太平洋地区、欧洲、东南亚等地也逐渐消灭了脊髓灰质炎。2018 年，全世界脊髓灰质炎仅存 33 例报告病例。

多次接种脊髓灰质炎疫苗，可使儿童获得终身保护。中国的脊髓灰质炎减毒活疫苗研究，归功于科学家顾方舟及其研究团队。由于特殊的历史背景，面对 20 世纪 50 年代国内流行的脊髓灰质炎疫情，人们只能通过看管、限制儿童外出等方法预防感染脊髓灰质炎。当时，中国每年感染脊髓灰质炎的儿童有 2 万～4.3 万人。1959 年年底，在顾方舟的建议下，我国脊髓灰质炎减毒活疫苗的研究工作展开。1960 年，经过动物和人体试验，顾方舟团队成功研制出脊髓灰质炎减毒活疫苗。当年年底，首批 500 万人份疫苗在全国 11 个城市推广开来，中国脊髓灰质炎流行的高峰得到了遏制。

然而，国内冷链运输条件不足，为保证全国疫苗活性，疫苗的储藏和运输成了新的难题。液体疫苗不仅运输不便，服用时也出现了问题。家长们需要将疫苗滴在馒头上，孩子们不爱吃，还可能导致浪费。经过一年多的研究测试，顾方舟带领的科研团队，用包汤圆的方法，把液体疫苗包在糖和奶粉里，做成“糖丸”以供口服，从而解决了储运问题。在保存了减毒活疫苗效力的前提下，糖丸疫苗的保存时间较长，为了让偏远地区也能用上糖丸疫苗，顾方舟将冷冻的糖丸放在保温瓶中，有效促进了脊髓灰质炎疫苗的推广。

1965 年，全国农村逐步推广疫苗，脊髓灰质炎发病率明显下降。“吃糖丸”也成了几代中国儿童共有的童年记忆。1994 年 9

月，我国湖北襄阳县发现最后一例脊髓灰质炎患者，至今没有发现由本土病毒引起的脊髓灰质炎病例，我国成为无脊髓灰质炎国家。

罗斯福与脊髓灰质炎

可以说，脊髓灰质炎与富兰克林·罗斯福后半生的政治、社会生活密切相关。

罗斯福的患病，使得这一疾病的研究和治疗更为世界关注。围绕罗斯福患病的讨论一向颇多，考虑到患病的年龄，有学者认为罗斯福得的可能不是脊髓灰质炎，而是一种从腿部开始渐进、对称的瘫痪，即吉兰-巴雷综合征（Guillain - Barré syndrome）。

但 1921 年夏天的罗斯福，仍然可能是脊髓灰质炎病毒的易感人群。一方面，罗斯福生活优渥，使他的免疫力较差，对于儿童易感的疾病抵抗力不足。在此之前，罗斯福就是多种流行病的易感人群，甚至曾因感染西班牙大流感，导致肺炎发作，病情十分严重。当从法国返回的船只到达美国后，身体虚弱的罗斯福无法行走，被担架抬下了船。另一方面，罗斯福在压力和疲惫中出席了童子军游行，极有可能感染了脊髓灰质炎病毒。随后的狂欢、游泳，进一步削弱了身体的抵抗力。罗斯福回忆说，那天的海水冰冷刺骨。而确诊之前，罗斯福还接受了当地医生建议的极为疼痛的腿部按摩，实际上按摩这一物理刺激可能加剧瘫痪。

1925 年，罗斯福慕名来到佐治亚州的一个温泉疗养，通过坚持锻炼，他的瘫痪状况有所好转。为使更多患者来此治疗，罗斯福将它买下，专门接纳脊髓灰质炎患者，这个温泉也被称为“笑声震天的地方”。此外，罗斯福还倡导成立了一个基金会，基金会募款所得专门用以治疗脊髓灰质炎患者。这些行为无疑为罗斯福获得了大量选民的青睐。1933 年，罗斯福当选总统后，通过电视媒体的宣传，面向脊髓灰质炎患者的关注和捐款更加活跃，兴起了“十美分运动”。人们纷纷给总统写信，并在信封内装上捐款，几个月内就筹款 30 余万美元。1934 年，这项筹款运动更累计 100 万美元。由于这一民间捐款活动，美国成立了国家脊髓灰质炎基金会，该基金会也称为“十美分硬币行军基金会”(March of Dimes Foundation)。该基金会专门拨款研究和治疗脊髓灰质炎，促成了脊髓灰质炎疫苗的研发和使用。

有关罗斯福究竟患有脊髓灰质炎，还是吉兰-巴雷综合征的结论，目前尚无定论。抽取罗斯福脊髓液进行化验的方法，显然不可能采用。但罗斯福总统的患病，引起了世界对于脊髓灰质炎的重视，以及对深受脊髓灰质炎威胁的儿童群体的保护。由此资助和推动的科学研究，保护了无数儿童免遭瘫痪和死亡的威胁。时至今日，在根除脊髓灰质炎方面，人类已经取得了巨大进展。除阿富汗、尼日利亚、巴基斯坦等地，脊髓灰质炎已经销声匿迹。

（刘佳欣）

41. 中医的高光时刻
——20 世纪 50 年代中国流行性乙型脑炎

夏天，最困扰我们的或许就是炎热的天气和防不胜防的蚊虫了。在 1954 年的夏天，河北省石家庄市连降了 7 天的暴雨，天气非常潮热，加上洪水过境，整座城市都被湿热所熏蒸。人们受不了这种闷热潮湿的天气，但蚊虫却喜爱它，一时之间石家庄蚊虫滋生。大量的蚊虫惹人厌烦，不仅仅如此，不久，很多孩童突发高热，陷入意识模糊、昏睡甚至昏厥的状态，一场恶劣卫生环境和蚊虫叮咬导致的流行性乙型脑炎暴发了，疫情一时难以控制。

蚊子“咬出”的乙脑

每个人都有过被蚊子叮咬的经历吧？但这些蚊子咬我们一口，留下的可能不仅仅是或痒或痛的蚊子包，也可能会神不知鬼不觉地将某种病毒带入人体内，致使被咬者患病。流行性乙型脑炎（简称乙脑）就是这么一种经蚊子叮咬传播的急性传染病，它由乙型脑炎病毒引起。乙脑也是一种人兽共患的自然疫源性疾病，它可以在人与动物之间互相传播，猪是主要的扩散宿主。不是所有的蚊子都会携带这种病毒，经过长时间的科学调查，科学家们发现乙脑的主要传播媒介是被称为三带喙库蚊的一种蚊子。这种蚊子喜欢盘踞在亚洲的热带、亚热带地区，并且像大多数蚊子一样更喜欢湿热的环境，因此生活在沿海地区的三带喙库蚊要比内陆地区多。乙脑在俄罗斯远东、日本、朝鲜，以及印度尼西亚、马来西亚等东南亚国家都有流行，这些地区恰好和库蚊主要活动范围相契合。环境实际上很大程度地影响着乙脑的流行，比如卫生条件差、大规模养猪或种植水稻、居民区积水多等容易导致蚊子大量滋生的环境，更容易引起乙脑的流行。气温和湿度增高、降水量多都很适于蚊子生存繁殖，因此乙脑在温带和亚热带地区的流行具有季节性，主要是夏秋季，而在热带地区则全年均有可能出现流行和暴发。

除了蚊子叮咬外，乙脑病毒是否还有可能通过其他途径传播呢？答案是这个可能性非常小，因为乙脑病毒不会直接人传人，因此它是不会通过呼吸道、消化道的分泌物和排泄物而传播给其他人的。特别值得注意的是，我们人类虽然容易感染乙脑病毒，但其实只有少数人会发病，并且发病的人一般以儿童居多，超过半数的患者都是 10 岁以下儿童。不过目前由于疫苗的投入使用，发病年龄已有上升趋势，但仍要十分注意儿童的身体情况。

乙脑有一定的潜伏期，一般是 10～14 天，不过也可能短至 4 天或长达 21 天。潜伏期过后，患者会突然发病，早期出现的症状一般是身体发热，伴有头痛和精神倦怠，有的人可能还会有恶心、呕吐、寒战、轻度嗜睡和颈部轻度强直等症状。随着病情的发展，患者的体温可升至 40℃以上，其他各种伴随症状开始加重，比如嗜睡转入昏迷，出现抽搐和呼吸衰竭等。治疗如果不及时，患者很容易出现生命危险。如果病情非常严重，就算侥幸生存下来也可能有少数的患者会留下痴呆、精神失常或半身不遂等后遗症。因此，乙脑的早期发现、早期治疗非常重要。

中华人民共和国成立初期我国乙脑感染情况

乙脑曾在亚洲沿海多国流行过，我国除了新疆、青海和西藏外，其他各省和自治区均有乙脑流行。流行性乙型脑炎相对于鼠疫、霍乱等其他烈性传染病来说，具有发病季节性、得病潜伏性等特点，因此它的暴发与流行不像鼠疫等其他烈性传染病那样能够立即引起国家与社会的重视，它只有在疫情到一定程度后才能引起关注。

中华人民共和国成立初期，国家面临百废待兴的局面，城乡环境卫生条件并不好。在农村地区，人们的住房陈旧低矮、拥挤潮湿，全家人睡“大通铺”的情况比比皆是，不少人和牲畜住在一个院子里，哪怕到现在我国很多偏远地区的农村生活环境依旧很差。而城市的情况并不比农村好，中华人民共和国成立初期大部分中小城市缺少正规的城市规划，一些城市贫民窟、工厂工人的住所环境和农村相差无几，公共卫生管理落后，很多居民也缺乏公共卫生意识，他们中不少人将生活垃圾随意堆放、生活污水直接排入河道等。这种生活环境为中华人民共和国成立初期乙脑的主要传播媒介蚊虫的滋生繁衍提供了优厚的条件，这也是导致

20 世纪 50 年代乙脑成为流行性疫病的原因之一。这一时期其他疫病同样肆虐于我国大陆，如 1949 年的察北鼠疫、血吸虫病、结核病、地方性甲状腺肿等，因此此时我国的人均寿命仅有 35 岁。恶劣的生活环境，与之相对的却是国家建立之初医疗卫生条件的整体薄弱。中华人民共和国成立前后，全国卫生机构仅有不到 4000 个，全国医院床位共计 8 万余张。在医疗条件更加恶劣的农村，医疗卫生基础更是落后。全国 2100 多个县城，并不是每一个县都能配有至少一个卫生所。中华人民共和国成立之初，国家在流行性疾病面前是多么的脆弱。

20 世纪 50 年代，乙脑在全国各省基本都有出现。其中，华中地区和长江流域是乙脑的重灾区，比如江苏省南京市自 1946 年开始对乙脑有记载后患者逐年增加，直到 1954 年发病率才开始降低，而河南省许昌市、南阳市却在 50 年代后期都出现了乙脑。全国其他各地区也偶有地区暴发，但最为严重的可能要数 1958 年的广东地区，当年记载广东的乙脑发病数共 693 例，死亡 203 例，而留有后遗症的患者有 40 余人。

人体对乙脑病毒是普遍容易感染的，儿童更加容易感染，成人的发病率低于儿童，但成人病患通常病情更重且病死率高。北京市 1954 年乙脑患者中，0～9 岁病患数为 403 例，是当年总病患数的 73.7％，这意味着，十个患者中可能七八个都是幼童。个人具体的生活环境也会影响乙脑感染情况。正如前文所说，农村地区经常会人畜共同生活在一个院子，很多农村人家是养猪的，一般乙脑在人之间流行前，会先在动物之间流行，主要是在猪之间形成第一波流行，再通过蚊子的传播在猪、人之间大规模流行。为了确定生活住所环境对乙脑患病的影响，北京市防疫部门曾经专门做了实地调查。在调查的487例患者家庭卫生条件中，院内无滋生蚊虫或隐藏蚊虫条件的仅占15.8%，室内有防蚊虫设施的占17%。从这一组数据中可以发现，大部分乙脑患者对蚊虫的防护是不够的。或许是战火过后，人们对生活环境的要求一时还只求温饱，但蚊虫并不管是否人间有战火、生活有悲喜，它也并不知道自己的叮咬有可能在传播病毒。我们在对某一种传染病有了一定了解后，自身有意识的防控就显得更加重要了。

众志成城抗乙脑

现在对于这种突发的病毒性疫情，西医治疗可能是首选。但中华人民共和国成立初期，国家面临乙脑疫情肆虐时，西医资源明显不如中医资源丰富，这种局势使中医在治疗乙脑方面更有机会发挥作用，而西医则更多地运用在诊断方面。

结合乙脑的症状表现、高度的季节性和发病季节的温湿度几个方面，以及各地利用中医治疗乙脑的经验，中医界认为乙脑和中医典籍中记载的“暑温”“伏暑”“暑厥”有诸多相通之处。中医典籍关于温病的记载，可追溯到秦汉时期的《黄帝内经》《难经》和《伤寒论》。到了明末，开始有了专门的论著，即吴有性的《温疫论》。清代温病名家辈出，既有被称为“温病四大家”的叶天士、薛生白、吴鞠通、王孟英，又有陈平伯、余师愚、顾松园等人各擅其长，诸家著作中记载了中医治疗温病特别是暑温丰富的临床经验。中医治疗乙脑，根据病位不同，结合传变规律，进行辨证论治，具体疗法主要包括中药法和针刺疗法。

在乙脑疫情较为严重的石家庄，当地中医在西医治疗的基础上，根据余师愚《疫疹一得》书中有关暑温的记载，经过多次临床试验，探索出了与当地疫情相符的中医治疗乙脑的方法。1954年，石家庄市用中医方法治疗了31个乙脑患者，其中病情严重的患者占半数以上，但并没有出现死亡病例，对他们的治愈率达100％。石家庄市还传来了许多中医有效治疗乙脑的捷报。1955年，国家卫生部先后两次派出视察组到石家庄市进行实地考察，当年9月卫生部决定推广石家庄运用中医治疗乙脑的经验，各省市进行学习。这一时期关于乙脑的文献、报道中随处可见“石家庄经验”的字眼。

但是在最初借鉴“石家庄经验”治疗乙脑患者时，多地出现了很多生搬硬套、忽视随证施治原则的现象。比如1956年8月，北京乙脑患者骤然增多，患者病情严重，有些经验不足的中医在治疗时，生搬硬套石家庄经验，治疗效果不是很好。有些患者服药后，高热不退，甚至病势加重，或出现腹泻等症状。国家卫生部和北京市卫生局了解情况后，迅速集结了一批专家和医生，成立了一个工作组支援北京市的乙脑治疗工作。他们调查研讨后认为，温病有不同类型，由于患者体质不同以及气候、季节等对患者影响不同，患者感染相同病毒后，发病和传变表现出不同证候类型，有“偏热”和“偏湿”之分。1956年立秋前后，北京地区阴雨较多，天气湿热，乙脑患者证型多为“偏湿”，而石家庄市过去一两年治疗病例证型多为“偏热”。北京当时在采用“石家庄经验”时，过早使用清凉苦寒的药物，因此治疗效果并不好。

随后，北京市开始随证施治，采用芳香化湿透窍的药物，治疗效果果然有所改善。由此可见，20 世纪 50 年代我国针对疫病治疗虽然难免会有技术上和医护人员水平上的问题，但国家的应对措施还是非常及时和有效的。这一时期我国乙脑的全国平均病死率也从 1950 年的 36.6%降到 1958 年的 17.2%。

由于乙脑是通过蚊虫叮咬而传播的，蚊虫又是实际生活中随处可见的生物，那么针对乙脑，仅仅依靠治疗是不够的，能否保持一个良好的生活环境以及实施正确的防虫防病措施，就显得尤为重要。20 世纪 50 年代国家和社会各界对此是有一定回应的，主要体现在三个方面。第一，国家成立了相关疫情的预防机构，这种防疫机构形成层层分管、统一上报的机制，并运用疫情报告卡等形式对病患进行登记和跟踪。在乙脑已然有成为一种流行病的趋势时，它逐步受到了国家和人民的重视，为了加强乙脑疫情反馈，全国各地相继确立疫情报告制度。卫生防疫部门根据乙脑疫情报告，会及时对病患家庭做出调查，对病患生活与工作环境、周遭发病情况、防蚊灭虫情况和其他可能促发病因的因素进行询问与调查。这些步骤和措施在防止病情进一步扩大、及时跟进病情发展情况等方面都起到了明显的作用。第二，整顿公共卫生环境。中华人民共和国成立以后，国家大力开展爱国卫生运动，这种爱国卫生运动至今仍在开展。但它随着时代和社会需求的发展，其主题和方法是在不断变化的。在 20 世纪 50 年代，卫生运动主要是以发动广大群众以城市和乡镇中的厂矿、工地等为重点，开展灭蚊（蝇）等工作，比如根据“防早、防小、防了”的原则，各地一般早期重点捕杀过冬成蚊，中后期进行药物杀灭蚊蝇幼虫等。在除四害的同时，各地还会结合生产的特点，进行反复多次的彻底扫除活动等。第三，在宣传工作方面，主要是利用多种多样的方式方法，提高人们的环境意识、防病意识。从乙脑流行的初期，各地就用乙脑展览会、幻灯片、电影制作与巡回放映、电车标语、看板橱窗展览、广播报纸等多种宣传方式，以达到提升民众防病治病意识的目标。在此基础上，对病患的人文关怀也是非常必要的，这不仅体现在对患者家庭成员进行教育，避免其恐慌与疲怠，还要对患者周围的人进行疾病知识的宣传普及，避免造成日后生活的影响等。总而言之，20 世纪 50 年代国家和社会各界对乙脑的应对措施很大程度上减小了流行性乙型脑炎的实际危害。

目前，由于疫苗的投入使用等原因，乙脑似乎已不再成为一种流行性疫病，它对我们日常生活的影响也远不如中华人民共和国成立初期，但通过这一时期的治疗和预防，也提醒我们要时刻注意环境卫生和防范蚊虫，任何病种都是早发现早治疗为宜。

（余晓涵）

42. 送瘟神

——20 世纪 50 年代中国消灭血吸虫病运动

1958 年 10 月 3 日《人民日报》头版发表了毛泽东的两首诗作《送瘟神》，“读六月三十日《人民日报》，余江县消灭了血吸虫。浮想联翩，夜不能寐。微风拂煦，旭日临窗，遥望南天，欣然命笔。其一：绿水青山枉自多，华佗无奈小虫何？千村薜荔人遗矢，万户萧疏鬼唱歌。坐地日行八万里，巡天遥看一千河。牛郎欲问瘟神事，一样悲欢逐逝波。其二：春风杨柳万千条，六亿神州尽舜尧。红雨随心翻作浪，青山着意化为桥。天连五岭银锄落，地动三河铁臂摇。借问瘟君欲何往？纸船明烛照天烧。”

诗中的“瘟神”是指的血吸虫病，送瘟神，就是说把瘟神送走，意思是消灭血吸虫病。那么，血吸虫病是一种什么样的病，为什么被称为瘟神？毛泽东为什么写作这样两首诗，其背景是什么？

瘟神——血吸虫病

血吸虫病是由血吸虫引起的一种寄生虫病，主要流行于亚洲、非洲、拉丁美洲的发展中国家。寄生于人体的血吸虫有曼氏血吸虫、日本血吸虫、埃及血吸虫等，我国主要流行的是日本血吸虫病。日本血吸虫病虽然是日本人首先证实的，但在中国早就有流行。考古学者20世纪70年代在湖北江陵和湖南长沙两地出土的西汉古尸（肝脏、肠道）中查到了血吸虫虫卵，这一发现证实了血吸虫病在中国的历史在2000年以上。

血吸虫病患者的粪便中含有活卵，为本病主要传染源，血吸虫病主要通过皮肤、黏膜与疫水接触受染，钉螺是血吸虫病的唯一中间宿主，所以血吸虫病疫区在水泽丰盛的地区。感染血吸虫病的患者可有发热、咳嗽、胸痛、血便、黏液便等症状，可见肝脾肿大，如果得不到及时治疗，常迁延为慢性，病程可持续10～20年，晚期患者出现极度消瘦、腹水、巨脾、腹壁静脉怒张等严重症状，所以在民间对晚期血吸虫病常称为大肚子病。不少患者出现“肚子像西瓜，脖子像丝瓜，手臂像黄瓜”一样悲惨病症，完全丧失劳动力。

血吸虫病对疫区人民的生命、健康与财产带来巨大的打击。20世纪上半叶，江南水乡多个省份受到血吸虫病的侵袭，成千上万的患者因病致残、因病致贫，甚至终于不治，多个疫区出现“春天吃鱼蒿，夏天吃野草，秋天吃米糠，冬天把饭讨”的困境，甚至出现疫区男丁伤亡、妇女寡居现象，出现“绝户村”“寡妇村”，“有屋无人住，有田无人种，蒿草遍地，荒冢累累”。1948年《大公报》所发表的美籍华人徐藩考察浙江嘉兴步云镇血吸虫病文章，很好地描述了血吸虫病的破坏程度：“嘉兴步云镇，位于县之东北隅，人口九千一百。据调查所得，该地居民约百分之六十患有血吸虫病……予曾至该镇之墙头村，此村在二十年前，有十余家约百人，现仅剩一家四口，而此四口中，又见一人已有腹水。其人口衰落原因，均系直接或间接因‘日本血吸虫病’死亡。其房屋亦因住户死后无人居住，已为江北的船户拆毁，惟余地基上的旧石础，及破毁棺木数具。”“方湾大肚病，女不生育男‘怀孕’，田野荒草尸骨盖，湖畔芦花哭亡灵，孤儿寡母苦仃伶”，这首流行于上海市郊区任屯村的民谣，也生动地展现了血吸虫病给当地居民带来的巨大痛苦。1956 年 1 月 27 日《人民日报》报道，血吸虫的流行地区遍及长江中下游以及长江以南省市，大约有 1000 万人患这种病，约有 1 亿人直接受到这种病的威胁。其中，又以江苏、浙江、安徽、湖南、湖北、江西 6 省最为严重。而且，血吸虫疫情还影响了军队的战斗力。1949—1950 年，解放军第三野战军部分兵团移师江浙沪地区进行水上训练时，数以万计的指战员感染了血吸虫病。据当时驻守在江、浙、沪流行区的两个军、七个师的统计，感染病例有万余人。如此严重的传染病令人闻之色变，所以民间对血吸虫病有“瘟神”之称。

送瘟神——消灭血吸虫病运动

中华人民共和国成立初期，中央政府制定了卫生工作的四大方针：面向工农兵、预防为主、团结中西医、卫生工作与群众运动相结合，同时发动了爱国卫生运动。消灭血吸虫病成为爱国卫生运动中的一个重要目标。1955 年 11 月，血吸虫病流行区各省、市、地、县相继成立了血吸虫病防治领导组织机构，同时成立了中共中央防治血吸虫病九人小组，把消灭血吸虫病工作列到政府事务的议事日程。1955 年 11 月在上海召开的第一次全国防治血吸虫病工作会议上，提出必须把消灭血吸虫病当作一项政治任务，并确定了“加强领导，全面规划，依靠互助合作，组织中西医力量，积极防治，七年消灭”的血吸虫病防治工作方针及“一年准备，四年战斗，两年扫尾”的大体规划。1956 年 1 月 26 日中共中央向全国公布了《1956—1967 年全国农业发展纲要（草案)》，草案中第二十八条规定：“从 1956 年起，在 12 年内，在一切可能的地方，基本上消灭危害人民最严重的疾病。”1956 年 2 月 17 日，毛泽东在最高国务会议上又发出“全党动员，全民动员，消灭血吸虫病”的号召。至此，血吸虫病防治已经成为政府主导的一项声势浩大的群众运动。

对于血吸虫病的防治，当时的主要措施为，在公共卫生方面，“开新渠，填旧沟，埋钉螺”，同时处理粪便、管理水源；在治疗方面，强调中西医并重。不过，在早期的防治活动中，经常遇到疫区人民不配合的行为，认为血吸虫病自古就有，过去人们也吃过药，求过医，想过各种办法，却没有见到患者减少，更谈不上消灭这个“瘟神”。有些早期患者不相信自己有病，晚期患者则认为“神仙也难治好，你们怎么会有办法”。为了检查群众是否患有血吸虫病，必须进行便检，这也遭到了群众的反对，有些人骂血吸虫病防治（血防）干部为“吃屎干部”，骂政府派来的血防医生为“屎医生”，他们拿牲畜粪便冒充给医生检查，或直接拒绝检查。这些愚昧的观念令血吸虫疫情的防控遇到了巨大的阻力。所以，宣教工作在传染病防控过程中就显得尤为重要。

为了让群众相信血吸虫的存在，血防站专门让群众通过显微镜来观察虫蚴，同时发行了数以千计的宣传文告以及画册、小说、诗歌、歌曲、连环画、科普读物、电影等。曾任中央防治血吸虫病领导小组组长的魏文伯，执笔写了《送瘟神三字经》的科普作品："血吸虫，害人精。粪中卵，要小心。粪入水，卵变形。长毛蚴，钻螺身。繁殖快，尾蚴成。人下水，尾蚴侵。染了病，祸害深。男不长，女不生。体无力，腹水盈。田地荒，无人耕。旧社会，无人村。新社会，传佳音。党号召，送瘟神。断病源，要认真。搞防护，不可轻。粪管好，肥成金。杀虫卵，用力勤。饮用水，要分明。灭钉螺，誓不停。灭一块，一块清。学愚公，毅力深。除害尽，才甘心。快治病，早除根。身体好，劳力增。人添寿，五谷登。看杨柳，条条青。山河美，万年春。"这首《送瘟神三字经》既对血吸虫病的病因、传播途径、危害以及预防措施做了科普，又宣传了国家政策，同时朗朗上口，易读易记，后来这首《送瘟神三字经》被谱成评弹作品，带有浓郁的水乡文化的评弹非常适合血吸虫病防控的科普宣传。总的来说，当时的宣传中着重普及的是卫生观念，教育群众不要在河渠洗刷马桶和粪具；教育船民渔民不要在河里大便和倾倒粪便；尽可能加强牲畜粪便的管理，以免污染水源。此外，结合血吸虫病流行区的实际情况，政府动员群众采用各种办法，加强粪便管理。例如把新粪加上足量的小便经捣碎混合后，加盖加封荫存 3 天（夏季）至 7 天（冬季）而后使用，这样既能使尿素分解出的氨杀死血吸虫卵和防止蝇蛹的繁殖，又能防止氮肥的大量挥发，保存了肥料的价值。在习惯用干粪肥田的地方，推行堆肥发酵的办法，这同样可以杀死虫卵和预防胃肠传染病。

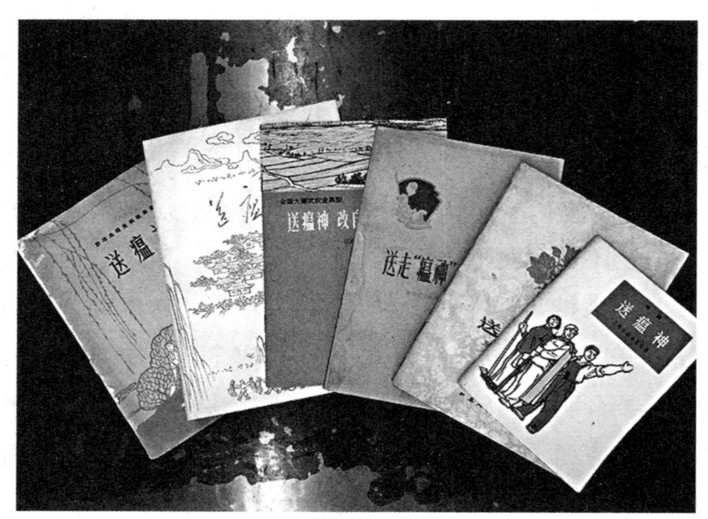

消灭血吸虫病运动的部分文艺作品（笔者摄于南京市图书馆）

在全民动员下，疫区人民的卫生状况得到了很大改善。同时，血吸虫病防治运动的中西医合作的方针也发挥了巨大的作用。其一，各地的血防机构人员配备上，凡是具备条件的，都体现了中西医合作的特点，卫生部中央防治血吸虫病科学研究委员会亦设置了中医中药组；其二，在对患者的治疗上，全程应用中医中药治疗，尤其是对锑剂治疗的不良反应，中医药体现了很好的疗效。许多患者注射或口服锑剂后，容易发生呕吐、心肌中毒、视力下降等不良反应，严重者甚至会危及生命。针对锑剂的这些毒副反应，各流行区在治疗上应用中西医结合的方法，以取长补短。对于晚期出现腹水的患者，中药也有较好的疗效。其三，中医药应用的方法众多，针灸与中药配合应用效果更佳，当时的实践中发现了一批有效的方药，如腹水草、龙虎草、加减胃苓汤等，中国中医科学院在其成立之初，就在针灸研究所内设有血吸虫病及临床治疗组，专门研究血吸虫病的针灸治疗。

预防为主，多管齐下，长期困扰长江流域的血吸虫病疫情得到了有效遏制。1958 年 6 月 30 日，《人民日报》宣布，重点疫区江西省余江县消灭了血吸虫病，毛泽东读到这则消息欣喜不已，写下了两首《送瘟神》。此后，广东、上海、福建、广西和浙江五省、自治区和直辖市也相继宣布消灭了血吸虫病，其余省份的血吸虫病疫区范围已有较大的压缩，疫情有所减轻。江西省余江县也由于送走“瘟神”而备受瞩目，2003 年，余江建成了“送瘟神纪念馆”，采用声光电等现代科技手段，向人们展示了中国血吸虫病防治的业绩，并成为全国血吸虫病科普宣传中心、全国爱国主义教育示范基地和江西省特色旅游观光点。

在 20 世纪 50 年代消灭血吸虫病的运动中，虽然成效斐然，但是在政治任务的要求下，尤其是后期受到“大跃进”中浮夸风气的影响，各地区对血防工作的复杂性认识不够充分，部分地区对血防工作有脱离实际的追求与报告，这是应该汲取的教训。不过，经过这一次的血吸虫病防治运动，长江流域的居民生活环境得到了很大改善，患者数量大大降低。

另外值得一提的是，2014 年，我国科学家潘卫庆教授带领团队利用分子生物学技术，在血吸虫病诊治技术研究方面获得重大突破，从全基因组水平筛选出血吸虫病诊断的标识分子，并建立融合分泌蛋白高通量筛选的技术平台，再从基因组范围大规模筛查具有诊断价值的标识分子，从200多个血吸虫分泌蛋白中鉴定出一个具有诊断价值的标识分子，研究显示该诊断分子具有高度敏感性和特异性。在此基础上，该研究团队对该标识分子进行血吸虫病流行区的现场验证，表明其诊断敏感性比传统方法提高了6倍。该分子技术的应用，将对我国血吸虫病防控乃至消除产生积极影响。

小结

作为一个“历史悠久”的传染病，血吸虫病长期肆虐于中国江南各省。20世纪50年代，中央政府制定了“面向工农兵、预防为主、团结中西医、卫生工作与群众运动相结合”的四大卫生工作方针，发动了爱国卫生运动，消灭血吸虫病就成了国家卫生工作的重要任务。这一任务也在一定程度上承载了中华人民共和国对体制优势与政权合法化的期许，于是，依靠自身高度统一的政治组织，发动集国家、社会、个人力量于一体的群众运动，血吸虫病得到了有效的防治。同时，在这次血吸虫病的防治运动中，中西医协调共同抗疫也是亮点之一，为此后中西医结合医学的发展产生了深远影响。

（张树剑）

43. 母亲河的另一副面孔

——20 世纪下半叶盘尾丝虫病

当依赖农耕而生的人们谈起河流时，往往把它与温柔慈祥、含辛茹苦的母亲联系在一起，并用“母亲河”的比喻来歌颂河流哺育人民、催生文明的伟大作用。然而，“母亲河”并非总是一副温情款款的模样，当她悲伤时，泪滴变成漫天的洪水，当她生气时，怒意又会惹来无数飞虫。以热带地区为例，这些小小的飞虫会给傍水而居的当地人造成极为严重的损害，从皮肤瘙痒到永久性失明，这些小虫子的可怕超乎想象。那么，“母亲河”为何发怒？这些小虫子又是什么来头？

这些小虫子就是盘尾丝虫，由它而引起的盘尾丝虫病是流行于非洲、拉美等地的寄生虫疾病，由于其多发于河流附近的定居点，且会造成居民视力损伤甚至永久性失明，故又名河盲症。盘尾丝虫往往寄生在雌性黑蝇（蚋）体内，当繁衍于溪流河谷地带的黑蝇叮咬附近前来捕鱼、洗澡的村民后，寄生虫便随着伤口进入人体，造成皮肤瘙痒、损伤，其引起的眼部损害可使视力受损甚至永久性失明。

当“母亲河”不再温柔

气候炎热的非洲大陆虽然不像欧亚大陆那样天然适合农耕，但也河流密布、纵横交错，滋养了无数傍水而居的村落。一开始，非洲人民选择的是土壤相对肥沃、雨水较为丰沛的河谷地区，但河谷地区在提供富饶物产的同时又暗藏着危机——这里也是黑蝇天然的栖息地，成群结队的黑蝇在河谷地区繁衍生息，给附近的居民带来严重的皮肤疾病和眼疾。因此，当以务农为主、兼营捕鱼的主要劳动力成年男子在视力受损无法再外出劳作、渔猎时，村庄里的男女老少往往会选择下一个目的地继续生存，而在吃过河谷地区蝇虫繁多的亏后，他们往往会选择土质不是很好但蝇虫也相对稀少的地区生活，而这样的后果自然是粮食产量下降、温饱问题无法解决，村民不得不在土壤肥力耗尽之后寻找新的地方。如此恶性循环之后，一部分非洲居民永远也逃不开要么饥饿要么染病的怪圈。

那么，这些小小的黑蝇为什么那么致命？它们又是如何与河盲症联系在一起的？

水是黑蝇必需的生存物质，作为虫媒的黑蝇往往滋生在湍急的溪流，繁衍于气候相对适宜、草木茂盛的河谷地区。雌性黑蝇通常将卵产在迅速流动的河流的水面之上——水快速流动能够带来充足的氧气，以满足虫卵发育所需。幼虫破壳之后还需要在水中生存一周左右，直到它们发育为成虫。如果是成年雌虫，它们会在破蛹之后立即交配，而在此之后，它们便拼命地寻找温血动物，以求饱餐一顿。事实上，在河谷地区，它们并不需要外出狩猎，往往是猎物主动送上门来。当它们叮咬前来用水的居民后，寄生于体内的盘尾丝虫又会转寄生于人体，大约一年之后才发育为成虫导致疾病，故一开始人们并没有发现黑蝇与河盲症之间的关联。需要注意的是，虫媒仅限于雌性的黑蝇，当这些雌性黑蝇叮咬被感染者并开始吸血时，也会吞入已在人体内开始繁衍的盘尾丝虫，这些微丝蚴在黑蝇体内继续发育，然后会在黑蝇随后的叮咬中传播给下一个人类宿主——疾病就这样流行开来。

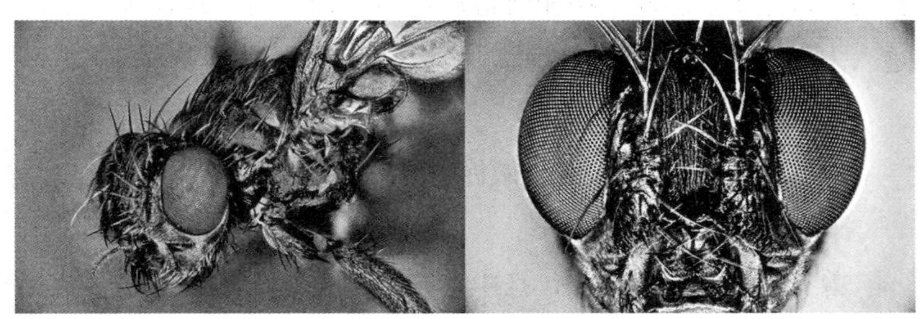

黑蝇的侧视图与前视图

虽然河盲症要到 1974 年世界卫生组织把它当作重点项目开始对待时才广为世人所知，但其病原体盘尾丝虫却早在 19 世纪末就被医生、寄生虫病学家等相关科研人员揭开了神秘面纱。最初，爱尔兰一名海军医生约翰·奥尼尔（John O'Neill）在加纳（当时被称作黄金海岸）当地的医院中工作，其中一位皮肤瘙痒难耐甚至出现蠕动现象的患者引起了他的注意，于是他用手术刀从患者的皮肤上切割下一小块，于显微镜中第一次发现了盘尾丝虫。1917 年，危地马拉一位名叫鲁道夫·罗夫莱斯（Rodolfo

Robles）的医生首次提出盘尾丝虫病的虫媒应当是黑蝇；1923—1926 年，相较于罗夫莱斯在美洲的发现，苏格兰寄生虫病学家唐纳德·布莱克洛克（Donald Blacklock）也在西非的塞拉利昂发现黑蝇是造成盘尾丝虫病的元凶。但是，这时候人们往往把致病原虫盘尾丝虫、虫媒黑蝇与名为蠕动病的皮肤疾病联系在一起，会造成患者视力损伤乃至失明的河盲症的“凶手”仍然逍遥法外。不久，在比属刚果工作的让·伊塞特（Jean Hissette）敏锐地发现河盲症与黑蝇之间的丝缕联系，在经过一番调查研究之后，人们终于确定了盘尾丝虫病和河盲症是同一种疾病，其致病原虫在进入人体后既能造成皮肤疾病也能引起眼部疾病。

谁来做你的眼睛?

曾有首歌曲广为流传，其中有句歌词是这么唱的：“你是我的眼，带我领略四季的变换；你是我的眼，带我穿越拥挤的人潮。”对于遭受河盲症困扰的非洲人民来说，谁来做你的眼睛?

从 1970 年开始，有将近 1/3 居住在西非河流附近的村民会在成年之前永远失去眼睛，算上整个非洲，永远也无法看见光芒的人数还会更多。然而，河盲症并非仅仅造成一个人的肉体痛苦，它往往会对一个家庭造成无限大的打击。当老人失去双眼时，其儿女的压力变大，他们既要赡养老人又要照顾孩子，但由于年富力强，仍能勉强维持生计。当儿童失去双眼时，虽然家人能照顾他，但这对一个孩子来说是多大的折磨啊！本该灿烂多姿、充满活力的童年就此夭折。若是父亲或者母亲失去了他们的双眼时，

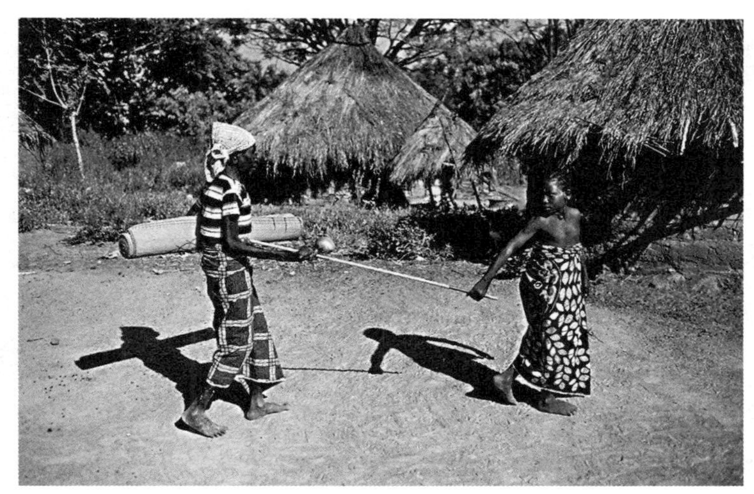

当地儿童用棍子引导自己患河盲症的家人

谁又能做他们的眼睛呢？尤其当家中的顶梁柱父亲倒下时，那片黑暗也许并非仅仅降临在父亲头上，整个家庭都会被笼罩在黑暗的纱网之中，压抑得透不过气来。

面对疾病，当个体、家庭都成为风雨飘摇中的一叶孤舟时，谁来做他们的眼睛？答案只有一个，那就是当地政府。无论是给失去双眼的劳动人口提供特殊的工作机会，还是给再也无法看到彩虹的儿童提供心理安慰、特殊教育，都是一个国家该为他的国民所做的。可惜的是，在 20 世纪 70 年代，这些国家自己就因为饥荒、政变以及内战而搞得乌烟瘴气难见天日，无暇去管老百姓的死活，这也是为什么世界卫生组织会出来干预的原因之一。

诺贝尔奖背后的故事

盘尾丝虫病给非洲人民带来了如此多的苦难，对它进行治疗和预防自然刻不容缓。最开始，主要的做法是控制病媒——通过飞机喷洒针对黑蝇幼虫的杀虫剂，但是其效果却不尽如人意，因此世界急需一种能直接针对致病原虫盘尾丝虫的药物。

2015 年北京时间 10 月 5 日下午 5 点 30 分，世界的目光都汇集于斯德哥尔摩的卡罗琳医学院，不久之后，一个让无数中国人热血沸腾的消息传回中国——屠呦呦女士荣获这一年的诺贝尔生理学或医学奖，以纪念她及她的团队研制出的青蒿素和双氢青蒿素对治疗疟疾的显著作用。然而在欣喜之余，我们也不能忽视，这一年的诺贝尔生理学或医学奖并非由屠呦呦女士一人独享——美国科学家威廉·C. 坎贝尔（William C. Campbell）、日本科学家大村智（Satoshi Ōmura）与她一同分享了这份荣耀，他们两人的贡献是发现了阿维菌素，而这种药物从根本上降低了盘尾丝虫病和淋巴丝虫病（又名象皮病，得名于患者的皮肤会出现增厚，出现类似大象皮肤一样的皱纹）的发病率，对其他寄生虫疾病也有出色的控制效果。那么，阿维菌素是如何被发现的？它又是怎样让盘尾丝虫束手就擒的？

1974 年注定是会被非洲人民永远铭记的一个年份。这一年，世界卫生组织启动了河盲症计划，也恰是在这一年，时任北里研究所研究员的大村智在海边的土壤中采集样品，这其中就包括后来的除虫链霉菌。但是，正如所有伟大的发现都并非一蹴而就一样，大村智并没有意识到他寄给默克公司的 50 份土壤细菌样品中会有一份样品彻底改变了世界。

在大村智之后，继续推动历史车轮前进的是罗伊·瓦杰洛斯（Roy Vagelos）和威廉·C. 坎贝尔。1975 年初，应默克公司邀请，罗伊·瓦杰洛斯辞去华盛顿大学生物化学系主任的职务，出任默克研究开发部副主任。而从这一年开始，默克寄生虫学专家坎贝尔和他的团队正在对 4 万多份土壤样品进行逐一筛选，他们想找出能杀死寄生虫的土壤微生物。功夫不负有心人，在这些浩如烟海的筛选项目中，从一份土壤样品提取出来的微生物培养基成功地杀死了寄生虫，而这份土壤样品恰恰来自日本北里研究所提供的编号为 OS3153 的土壤样品——OS 便是大村智姓名（Satoshi Ōmura）的缩写。在这份土壤样品中，坎贝尔和他的同事们把能产生活性成分的微生物命名为除虫链霉菌，而能够杀死寄生虫的活性成分，则在鉴别、纯化之后将其命名为阿维菌素（avermectin）。由于最初的目的也是消灭动物体内的寄生虫，所以在经过化学修饰后，针对动物寄生虫的新药伊维菌素（ivermectin）问世了。1981 年批准上市后，伊维菌素迅速成为世界头号的兽医产品，其销售量屡创动物用药历史新高，世界各地的农场主们使用这种新药来治疗农场里被寄生虫感染的牛、羊、猪、马和狗等牲畜。让这些农场主啧啧称叹的是，奶牛只需口服一片，不仅能杀死肠道内的寄生虫，还能够同时杀死叮咬其体表的蚊虫。

幸运的是，当时的坎贝尔没有被眼前的繁荣和成功所迷惑，他继续其科研之路。一天早上，坎贝尔和身为传染病学家的同事穆罕默德·阿齐兹（Mohammed Aziz）一起走进了罗伊·瓦杰洛斯的办公室，希望得到更多的经费以试验伊维菌素能否在杀死动物体内的寄生虫外也对人体起效果。他们把目标放到了河盲症上，因为它的致病原虫和马体内的马颈盘尾丝虫一样，都属于盘丝属的线虫。好在瓦杰洛斯答应了他们的要求，在经过实地考察、临床试验后，他们发现伊维菌素竟然能成功地控制河盲症。

然而，欣喜过后的默克公司研究团队又发现了一个新问题：这种药物哪怕以最低的成本价出售，贫穷的非洲人民也买不起一小片；但如果免费赠药，那些靠卖药赚取巨额收入的利益集团会向默克公司发难！在两难之间，瓦杰洛斯选择了后者，并决定先斩后奏——在华盛顿的新闻发布会上，他宣布："我决定：默克将向世界上所有受害的需要者免费发放河盲症药，直至这类疾病被根除。"新闻发布会后，惴惴不安的瓦杰洛斯向默克董事会解释了自己的行为，哪怕丢掉他首席执行官的职位，他也想要获得全体董事的支持。面对救助生命与维持利润的困境，默克公司的总裁乔治·默克一锤定音："我们永远不要忘记药是为人服务的，不是首先为了利润，利润是之后的事情。倘若我们一直牢记这些原则，这些原则将永远不会在我们公司消失。我们把这些原则记得越牢固，我们产品发挥的作用就越大。"至此，从 1987 年开始，默克公司免费生产和配送河盲症药物，而享有专利权本可以借此一夜暴富的大村智和坎贝尔也在这一年主动放弃了伊维菌素的专利权，以便让更多的人能够从黑暗的前景中解脱出来。

发现除虫链球菌的大村智和从中提取出阿维菌素的坎贝尔已经获得了他们的荣誉，赢得生前身后名。但是，将伊维菌素运用于河盲症的阿齐兹以及在后面提供支持并最终宣布药物免费的瓦杰洛斯也不应被我们遗忘，他们都是世界人民的英雄！

（华梦凯）

44. 与死神共舞

——20 世纪下半叶流行性脑脊髓膜炎

2020 年春，各大网站的点击率排行榜上忽然出现了名为“黑人抬棺”的舞蹈视频，几乎所有人都被演员们充满魔性的舞蹈抓住了眼球。一夜爆红之后，面对媒体采访，其运营团队的负责人本杰明·艾杜（Benjamin Aidoo）指出，面对死亡不只有悲伤的泪水，热情洋溢的笑脸和充满活力的舞蹈也必不可少。在本杰明的国家，丧葬仪式是一种很重要的传统文化，每一个国民都十分重视，因此团队能在名气打响后挣到更多的钱。但是，本杰明对此却并没有露出丝毫喜色，反而慨叹他们的火爆在另一层面上是难以接受的——这意味着更多生命的逝去，所以他呼吁大家珍爱生命，珍重身边的亲朋好友。那么，本杰明到底来自哪一个传统非常“特别”的国家？这个国家又经历过怎样的伤痛？

这个国家就是非洲西部的加纳。在这里，有两件事是日常生活中无法回避的，一是去教堂祈祷，二是举办葬礼。加纳国民把死亡看作一个人生命中最重要的一部分，无论是位高权重的酋长，还是衣衫褴褛的乞丐，任何人去世都需要一个体面且尊严的葬礼。“喜葬”是加纳最流行的丧葬方式，送葬仪式讲究欢快、喜庆，“黑人抬棺”就是其中之一。这种对葬礼的重视已经融入加纳的文化血脉之中，因此加纳有“世界葬礼之都”的美称。然而，重视葬礼的背后是一个不能抹去的、血淋淋的事实——加纳的医疗条件太差，设备不够，人员不足，药物匮乏，因此很多国民无法“活得健康”，只能退求“死得安详”。在众多流行性疾病中，最让加纳国民饱受其苦的，就是流行性脑脊髓膜炎。

流行性脑脊髓膜炎，简称流脑，致病菌为脑膜炎球菌。该病常以 8～10 年为周期出现地区性流行，冬春两季为流行高峰期。患者初期临床表现为发热、头痛、呕吐等症状。成人对脑膜炎球菌免疫力较强，6 个月以后的婴儿、青少年儿童是该病的易感人群，病例可占总数的 2/3 以上，若未及时治疗或治疗不彻底，可能引发瘫痪、失明、耳聋或造成永久性脑损伤，导致智力障碍，病情严重者则会有生命危险。

“世界葬礼之都”之殇

2015 年底至 2016 年春，加纳又一次暴发流行性脑脊髓膜炎疫情。对此，加纳卫生部表示，这场突如其来的疫情感染超过 540 人，并致至少 100 人死亡，全国 10 个省份中已有 9 个出现疫情。加纳政府要求公立医院和基层社区加强监控，采取早发现、早报告、早治疗等防控措施。

事实上，加纳曾在 1994—1996 年暴发大规模的流脑疫情，约有 1.7 万人被感染，死亡人数上千。此后，政府加强了对流脑的监控，时刻提防着死神的再一次来临，好在效果十分显著。2010 年于加纳西北部部分地区再次暴发的流脑疫情虽然又造成了不少人员死亡，但相比 15 年前的那一次，加纳显然做好了更充足的准备。加纳卫生部疾病控制处处长指出，由医生、传染病专家和卫生部官员组成的 8 人快速反应小组在得知消息后迅速赶赴疫区，对疫情进行评估并制订控制疫情扩散的措施。据他回忆，当时疫情已暴发约两个月，由于迟报，疫情没有得到及时有效的控制。但当地群众严格执行了政府在宣传中的倡议——不要惊慌，出现发热和颈椎疼痛等症状要及时报告。同时，加纳政府向疫区发放了 8 万剂流脑疫苗，所有中小学生都需要进行接种。

从结果来看，虽然流脑疫情在加纳有所反复，但加纳政府的应对一次比一次迅速有效，感染和死亡人数明显下降。其中，医疗技术的进步和医护人员、国民对流脑疾病的了解逐步加深固然是重要因素，但政府在其中发挥的主导作用也不容忽视。当然，也不是没有不和谐的声音出现，有一些人就指出加纳之所以能逐渐有效防治流脑疫情，是因为它国家小、人口少，政府只需要严格管控人口流动、合理分配药物就行。其言下之意便是：换作国土面积广阔、人口繁密的国家，流脑的防治并不容易，然而事实真的如此吗?

成功的典范——20 世纪下半叶我国的防治策略

实际上，历史上不只有非洲西部的边陲小国加纳遭到了流行性脑脊髓膜炎一次又一次的威胁，亚洲东部的一个国家也曾在 20

世纪下半叶受到过这一疾病的多次困扰，这个国家就是我们中国。

我国近现代曾发生过 5 次全国性流脑大流行，分别在 1938 年、1949 年、1959 年、1967 年、1977 年，其中尤以 1967 年春季暴发的流脑最为严重，当时有 300 多万人感染，16 万人死亡。但在 1985 年开展大规模流脑疫苗接种后，流脑的发病率持续下降，之后再没有出现过全国大流行。

作为曾经的流脑患者，首都师范大学历史学院梁景和教授回忆，自己曾在 1967 年正月突发高热，被父母连夜送去医院，随后被确诊为流脑，住院第三天才苏醒。据医生说，晚来 20 分钟就有生命危险，所幸治愈后没有留下后遗症。当然，并非所有患者都像梁教授这样侥幸从死神的镰刀中脱身而出，大部分人都是在不知情的条件下感染上了流脑，还没有前往医院向白衣天使寻求帮助，就先碰到了拦路的死神。

其实，鉴于当时的医疗条件，1966 年冬到 1967 年，全国范围内流脑的暴发是可以预见的——本来流脑就常常以 8～10 年为周期出现流行，在冬春季节进入高峰期，而当时的中国又和现在的加纳一样，医疗卫生条件较为落后、流行病防控措施尚未完善、公共卫生保障机制也远远没有充分健全。具体而言，首先，各级卫生部门对流行性脑脊髓膜炎疫情的防治认识有限、能力不足，国内尚无接种流脑疫苗的经验和习惯，使疫情有流行蔓延的可乘之机。其次，抗生素等药物研发与生产尚不成熟，不能充分满足疫情需求，很大程度上医药用品仍需依靠进口。最后，社会对公共卫生关注不够，广大青年的防疫意识则更加淡薄，公共卫生保障体系有待建立。在许多乡村地区，赤脚医生仍然承担了地区医疗服务的主要职能，而在大范围的流脑暴发之际，这些赤脚医生显然无力应对。

面对猖獗肆虐的流行性脑脊髓膜炎，中央于1967年2月成立了全国流行性脑脊髓膜炎应对小组，同时大量进口所需抗生素等医药用品。一批专家组成的流行性脑脊髓膜炎防治机构，展开了全国防疫工作，主要包括宣传流脑相关知识、药物防治、隔离消毒和限制人员流动等，各地卫生部门相继印发《防治流行性脑脊髓膜炎经验汇编》《流行性脑脊髓膜炎资料汇编》等防疫手册。在基层，卫生防疫站也承担了宣传防治的重要工作，例如，宣传流脑的呼吸道传播方式，号召大家戴口罩，宣传戴口鼻罩比吃预防药效果更好。但是，当时全国口罩严重不足，许多民众不得不用布料自制口罩。此外，由于青少年是流脑的易感人群，有些地方开始限制青少年活动，控制地区人员外出与流动。一些地方也以村庄为单位，设立检疫点，禁止随意进出村落。

1967年的流脑大流行，给国家造成的经济损失十分严重。这次代价惨痛的疫情，为当时国家的公共卫生保障、传染病防治等工作敲响了警钟。研发流脑疫苗的工作也随之展开，1969年即尝试研制无毒活疫苗。此后经多年研究试验，终于在1974年成功研发A群脑膜炎球菌疫苗，有效率可达82％～92％。经过不断改良，疫苗的有效率进一步提升，后来甚至高达99％，几乎宣告流脑这一死神的“失业”。随后，接种流脑疫苗被纳入国家儿童免疫计划，为新生儿免费接种。随着医疗卫生制度的健全，公共卫生条件的改善，流脑的防治也走上正轨，该病感染率大幅下降，以安徽省为例，1967 年该省报告流脑病例为 25 万人，而 2016 年这一数据仅为 3 例。时至今天，流脑已经淡出了人们的视野。

新颖的“艺术疗法”

面对流行性脑脊髓膜炎造成的死亡，加纳人聘请身姿挺拔、精力充沛的青年小伙，让他们用高歌和热舞来进行“喜葬”——与死神一同共舞，并借此消除恐惧、化解悲痛。既然医疗资源不足，无法用医疗手段来治愈身体，那为什么不尝试用艺术来抚慰心灵呢？

艺术的形式是多种多样的，音乐是，舞蹈是，中国人民喜爱的戏剧也是。譬如，为了消除对流脑的恐惧，国民往往在茶余饭后把流脑形容成外强中干的纸老虎，通过打压、贬斥这种疾病，来树立战胜疾病、克服病魔的信心。发展到后来，流脑又成了插科打诨的常客，在当时一些小品和戏剧里，可以见到脑脊髓膜炎的身影。

无论是加纳的舞蹈，还是我国的戏剧，他们都属于一种名为“艺术疗法”的医疗手段。它不单纯只关注“病”，而更加重视“病”的载体——“人”的治疗。由于之前的医疗手段往往只侧重于患者的身体健康，却忽视了患者的心理和精神健康，而患者在忧伤和恐惧之余，很有可能再次患病，或者直接忧虑而死。因此，重视平日的心理干预被提出，而其中应用范围最广泛、疗效最好的，主要是绘画和音乐疗法。在具体的治疗过程中，医生和相关研究人员又进一步发展了这一疗法，舞蹈和戏剧也继绘画和音乐疗法之后成为新的重要手段。此后，患者在肉体被医疗之余，心灵也会受到“艺疗”，面对疾病，我们的治疗手段比以往更加丰富了。

（刘佳欣　华梦凯）

45. 又是老鼠惹的祸
——20 世纪下半叶西非拉沙热

劳拉·瓦恩（Laura Wine）是美国芝加哥一家医院的一名普通护士，退休后受当地兄弟教会指派，前往尼日利亚博尔诺州南部拉沙镇的教会医院担任产科主任。然而，当劳拉·瓦恩于 1969 年 1 月 12 日，自美国休完假期返回拉沙时，她开始出现背部和喉咙疼痛、喉黏膜和颊黏膜轻度溃疡以及高热不退等症状。在拉沙教会医院接受传统发热治疗方法无效后，她被送往尼日利亚中部乔斯市（Jos）的 ECWA 福音医院。在那里，尽管她受到了更好的医疗干预，但病情并没有好转，反而急剧恶化，最终于两周后客死异国。很快，为劳拉·瓦恩提供治疗、护理的医生与护士也相继出现类似的症状。至此，一种具有高度传染性和毒力的传染病开始在非洲西部暴发。它，就是拉沙热。

老鼠惹新疫

当时，相关机构采集到的劳拉·瓦恩的病理样本被送往当地实验室，同时也被送往她的故乡美国。最终，康涅狄格州纽黑文的耶鲁虫媒病毒研究室经过不懈努力，分离出了一种全新的病毒——拉沙病毒（Lassa virus，LASV）。拉沙病毒所引起的拉沙热（Lassa fever，LF）是一种急性传染病，虽然早在20世纪50年代就有相关描述，但当时包括尼日利亚在内的西非多数国家尚未取得独立，没有完备的医疗卫生体系，根本就没有记录下这种新疾病。

作为一种人畜共患病，拉沙病毒的自然宿主是名为多乳鼠（*Mastomys natalensis*）的啮齿动物，这种小动物繁衍能力很强，在非洲西部、中部和东部的大草原和森林中数量众多。自然宿主意味着病毒在啮齿动物中是天然存在的，感染拉沙病毒的老鼠本身不会发病，却可以通过粪便、尿液或者呼吸道分泌物排泄病毒，还能轻易占领人类的家园和储存食物的区域，从而感染它们接触到的任何东西，加速这种病毒的传播。一旦这种小家伙“攻陷”谷仓后，疾病会很快流行开来。

与受感染的啮齿动物直接接触并不是人类受感染的唯一途径，通过人体组织、血液、体液、分泌物或者排泄物接触，也可导致拉沙病毒的人际传播。偶然接触（包括不发生体液交换的皮肤之间接触）不会传播拉沙病毒。在无适当个人防护装备的卫生保健机构中，人传人（院内传播）是常见的。拉沙病毒还可能在受污染的医疗设备中传播，例如重复使用的针头。虽然尚无流行病学证据支持空气传播，但是在清洁活动中，吸入悬浮的啮齿动物排泄物（灰尘）或者被其污染的气溶胶颗粒时，也会导致病毒感染。

You can get Lassa fever by touching, playing with, or cutting up a rat's dead body.

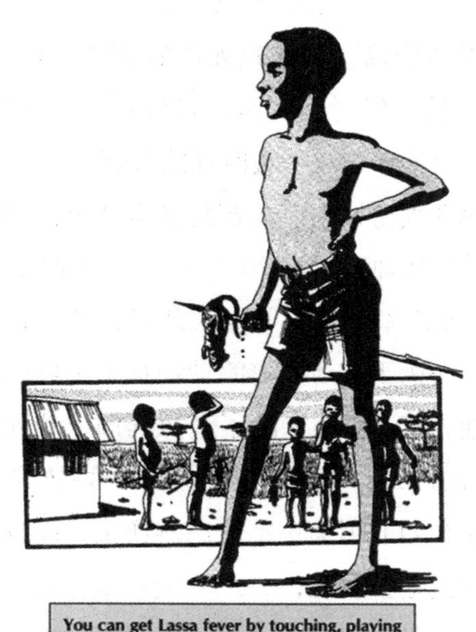

拉沙热的宣传材料，上面写着“接触、玩耍或处理鼠类尸体都可能让你患上拉沙热”

这种传染病因为临床症状多样且非特异性，在感染早期是很难发现的，其症状往往在感染后的7～21天内出现。虽然出血或许有助于区分病毒性出血热和其他发热性疾病，但只有20%的拉沙热患者存在明显出血的症状。大约80%的人感染了拉沙病毒后没有明显症状，或者仅有轻微的发热、虚弱、不适和头痛等症状，只有在另外20%的感染者中，才可能发展为更严重的症状。

严重感染者会出现面部肿胀、肺部积液、低血压、胃肠道或口眼鼻出血，危重患者常出现急性呼吸窘迫、休克、定向障碍和昏迷。15%～20%的重症患者在发病后 14 天内死亡。妊娠晚期感染者的死亡率特别高。在非致死性病例中，1～3 周内发热消退，患者病情好转，但肾脏损害、神经影响和疲劳可能持续数周，在恢复期也可能伴之以一段时期的耳聋。

尽管拉沙热和埃博拉出血热都是病毒性出血热，具有类似的症状，但与埃博拉出血热高达 70%的死亡率相比，所有拉沙热感染者只有 1%的死亡率。但并不能就此对拉沙病毒掉以轻心，忽视这些小老鼠——由于拉沙病毒的动物宿主多乳鼠遍布整个非洲大陆，其传播能力甚是强大，除了塞拉利昂、几内亚、利比里亚和尼日利亚 4 个主要暴发国家外，马里、科特迪瓦、布基纳法索、多哥、贝宁等西非国家也都有病例通报，而且近些年来情况越来越糟，尤其是尼日利亚，2017 年就有疑似患者 985 例，死亡 126 例，2018 年，其疾病控制中心又通报了有史以来最多的病例，仅确诊病例就超过 600 例，死亡人数超过 170 人。据估计，西非每年拉沙病毒感染人数为 10 万～30 万，约有 5000 人死亡。进入 2020 年，尼日利亚又遭到新一轮拉沙热疫情侵袭，其来势汹汹，当地医护资源受到极其严峻的考验。从历史上看，疫情通常暴发在旱季（1～3 月），但近年来雨季也出现了一些病例，死亡率稳定在 20%～25%。较长的潜伏期使拉沙热成为最常见的输出性病毒性出血热之一，主要通过国际旅游传播，德国、荷兰、瑞典、美国、英国和日本也发现了感染病例。

尽管拉沙病毒被分离出来已逾半个世纪之久，但临床治疗依然停留在普通的支持性护理和对症治疗。目前，还没有针对拉沙热的疫苗。根据世界卫生组织的说法，抗病毒药物利巴韦林是治疗拉沙热的有效药物，“如果在临床症状早期即予以提供的话”。而且，由于绝大多数感染者无特异性症状，早期症状又类似西非的其他传染病，这又给临床诊断带来了相当大的困难。

为什么在非洲西部？

需要注意的是，大多数西非国家和地区存在的生活习惯，对拉沙热的出现和传播起到了推波助澜的作用。在多数西非国家，谷物是日常的主要食物，当地人习惯在废弃的道路上或露天场地晾晒玉米、木薯和豆类等谷类作物，以便保存或作为加工原料的一部分；或者，作为经济来源在市场等待交易时，往往不加覆盖任其隔夜暴露在外。这种习惯做法将谷物暴露在啮齿动物的觊觎之下，它们在偷食谷物时，排泄物也会污染到这些谷物。

晒谷物的习俗发生在头年 12 月至次年 3 月炎热干燥的季节，这与收获时间是一致的。现在普遍认为拉沙热的高发季节是干燥的 1～3 月。但最近对啮齿动物的纵向研究表明，降雨也是一个重要的生态因素，在某些地区，雨季的拉沙病毒感染率是旱季的 2～3 倍。

此外，一些地区将老鼠作为肉食来源的习俗，更是使人类直接摄取了死老鼠的血液和液体，增加了病毒传播的概率和风险。而且，焚烧灌木等做法无论是作为农耕的一部分，还是为了便于捕鼠取肉，都会破坏这些啮齿动物的自然栖息地，迫使它们从灌木丛转移到人类聚居区，在人类居住的房屋中寻求庇护，从而增加了与人类的接触，使流行病的循环持续下去。

在西非大多数农村地区，医院和卫生中心依然保留着殖民前的基础卫生设施，很少或根本没有升级，甚至连治疗常见病的最基本的设施都相当匮乏。西非某国卫生部部长的一项声明，恰如其分地反映了这一可悲情况，2018 年，他在回答记者提出的有关卫生工作者专业设施的问题时，竟建议一些医生将农业和政治作为替代职业，而不是继续其医疗实践。可想而知，相关领导的不够重视，极大地延缓了医疗卫生体系建设的进程，使得本就不力的疫情防控工作雪上加霜。

导致拉沙热和其他传染病流行的另一个社会经济因素是撒哈拉以南非洲农村社区的城市化。这导致了两种情况：一是人口在空间及技术连通上的极端性以及不断扩大的城市化，使得资源贫乏的国家卫生基础设施不堪重负；二是为采矿、伐木和水电供应而进行的道路建设，被认为是新发传染病（如拉沙热和埃博拉出血热）地理传播的重要驱动因素，在以前，这些难以到达的偏远地区导致民众的流动仅限于孤立的社区之间。因此，道路建设和其他人为干扰直接改变了病原体赖以生存的生态系统。

这些活动本身是为了社区的整体利益，相关的经济收益若能用于加强新发传染病的公共卫生建设，则是理所当然的。实现该目标的一个途径包括培训和教育保健工作者，特别是在农村地区。培训的重点聚焦在新发疾病病例的识别、报告和妥善处理、诊断能力以及医疗服务的获取上。而且，必须加强公共卫生实验室网络建设及基础设施投资，推动疫苗研发和流行病学的临床研究工作。向卫生工作者提供奖励，使他们能够投入到农村实践中去，超越以城市为中心的片面发展模式，将城市化扩展到农村社区。

政府和地方社区必须负起对民众的教育和启迪之责，推广现代食品加工和保存方法（如防鼠容器）；在远离居住的地方处理垃圾，保持家庭清洁和良好的环境卫生。禁止以啮齿动物作为食物来源和焚烧灌木等不良习俗，或者利用猫作为天然的威慑物，以减少啮齿动物的活动及其与人类接触的机会。同时，考虑到拉沙热临床表现的非特异性，无论是医护人员还是实验室工作人员，在毫无戒备的状态下都极易感染，这一点需要引起相关机构的重视，在改进现有卫生设施的同时，感染者护理上严格执行标准的感染预防和控制措施，尽可能在最高生物安全级别(BSL－4)生物控制条件下处理拉沙病毒标本。

面对突发疫情，各级政府部门、医疗机构以及社会组织都会努力寻找和研制防控疫苗，但越来越清晰的是，不能单纯地把希望寄托在药物的研制上，强大的防控网络对于拉沙热及其他病毒性出血热的干预是必要的，疫情能最终得以缓解，往往靠的不是什么灵丹妙药，而是疾病通报、接触者追踪和监测、病例隔离和治疗以及实时信息共享等措施的结合。

为去除污名而斗争

拉沙病毒以拉沙镇的名字命名，是因为原发病例发生在该地，人们认定那里就是病毒源头。但是，对于这项命名工作一直都是有争议的。最初在拉沙传教士医院为劳拉·瓦恩提供治疗的随访护士哈米杜·加达马（Hamidu Gadama）并未被感染，此后拉沙镇及其所属州也很少有感染病例的通报。而且，劳拉返回拉沙的线路显示，她曾去过另一个西非国家（可能是塞拉利昂），而后由拉各斯进入尼日利亚，且在前往博尔诺州的途中在乔斯停留，不排除途中感染的可能性。

现任尼日利亚迈杜古里大学名誉教授尼达·马马杜·加扎马（Njidda Mamadu Gadzama）当时正在美国攻读本科和研究生课程，他认为以家乡名字命名病毒的做法不但不严谨，而且是很严重的污名。回到尼日利亚后，他采访了尼日利亚最重要的医学院伊巴丹大学学院医院的几位病毒学专家，以探究他们的研究是否有证据表明病毒起源于拉沙，得到的答复是病毒不太可能起源于那里。1974 年 5 月，加扎马在当时广为传阅、现已停刊的报纸《新尼日利亚》（*New Nigerian*）上发表题为《称为“卡塞尔病毒”，而不是“拉沙热”——对所谓“拉沙热”发生事件和情况的相关描述》的文章，细数以村镇和尼日利亚之名称呼病毒的几大问题，认为这种命名法是对村镇和国家的侮辱，最合乎逻辑的做法是以原发病例劳拉·瓦恩或其主治医师卡塞尔（Dr. Cassel）的名字命名。

时任尼日利亚卫生厅长马拉姆·阿米努·卡诺（Mallam Aminu Kano）读了文章之后，同意采取一些措施来改变这个名字。适时，尼日利亚刚刚从内战（1967—1970 年）中恢复过来，他不想听到任何有损国家形象的负面报道。在卡诺盛情邀请下，加扎马抵达当时的首都拉各斯，经讨论决定将这一论点整理出来，提交世界卫生组织下届世界卫生大会，即成员国所有卫生部部长年度会议。尽管卡诺在世界卫生大会上为尼日利亚进行了有力辩护，但最后没有成功。一旦一种疾病被科学文献命名，再想改变是很难的。然而，命名之争所产生的一个积极结果是，促使大会意识到以刚果民主共和国（旧称扎伊尔）的埃博拉或乌干达的西尼罗等地点来命名病原体是一种耻辱，并决定不鼓励这种做法。

（王晨辉）

46. 达拉斯的“药神”故事与全球抗艾

——艾滋病

2018 年夏天，一部《我不是药神》将白血病患者与抗癌靶向药物带到了大荧幕上，使更多观众了解白血病的治疗与就医困境。早在 2013 年，美国也诞生了一部类似题材的电影作品《达拉斯买家俱乐部》，男主角罗恩·伍德鲁夫堪称美国版的“药神”。《达拉斯买家俱乐部》的故事发生在 1986 年，围绕一名反对同性恋却身患“同志病”的得克萨斯州电工展开。

罗恩·伍德鲁夫的真实故事

《达拉斯买家俱乐部》改编自罗恩·伍德鲁夫的真实故事，这名牛仔竞技选手、瘾君子、恐同者，于 1986 年在达拉斯被确诊为艾滋病晚期，并被告知只剩下 30 天的生命。齐多夫定（AZT）是当时美国食品药品监督管理局唯一合法批准上市的艾滋病治疗药物，但罗恩服用后病情却加速恶化。为了延续生命，罗恩开始研究各种未经当局批准的抗艾滋病药物和替代疗法，并非法走私药物。由于 AZT 高昂的价格和巨大的不良反应，许多艾滋病患者找到了罗恩，寄希望于替代药物及疗法的发现。在医生艾芙·塞克斯的帮助下，罗恩成立了“达拉斯买家俱乐部”。该俱乐部迅速受到全美艾滋病患者的推崇，会员人数和药物需求大幅增长。

达拉斯买家俱乐部引起了美国食品药品监督管理局、制药商的注意，很快遭到了查抄。俱乐部被迫停业，罗恩最好的朋友也因艾滋病而死。因此，罗恩·伍德鲁夫将美国食品药品监督管理局告上法庭，终于在 20 世纪 90 年代达成了俱乐部与美国食品药品监督管理局的和解。罗恩最终于 1992 年 9 月 12 日逝世，此时距他确诊已经过去了 6 年。达拉斯买家俱乐部，不仅打破了罗恩“存活 30 天”的魔咒，也延续了众多艾滋病患者的生命。

电影的拍摄为这个故事增添了更丰富的细节，在确诊之前，罗恩与一个吸毒女人的不安全性行为，为感染埋下了隐患。而一次耳鸣后的昏倒，类似感冒的症状，开启了这个“命运的笑话”。罗恩是一名坚决的反同性恋人士，却患上了臭名昭著的“同志病”。而与异装癖同志雷蒙的相识、相知、互助，使罗恩的达拉斯买家俱乐部最终开张。

“同志病”及其大流行

1986 年，罗恩确诊时，艾滋病病毒刚被人类发现不久，但快速蔓延的艾滋病疫情，使美国迅速被笼罩在这场可怕瘟疫的阴云之下。

事实上，早在 1979 年，美国医学界就发现了一个奇怪的现象。纽约的医生发现，一种罕见的皮肤癌——卡波西肉瘤正呈现集体暴发的态势。1980 年，另一种怪病肺孢子菌肺炎（PCP）也成为令美国医生焦头烂额的流行病，病灶往往遍布全身，患者免疫系统全线崩溃，几个月内就会死亡。更奇怪的是，这些患者大多来自美国东、西海岸的男性同性恋群体。免疫学家随后发表报告，警告肺孢子菌肺炎已经成为公共健康的一大威胁。考虑到不冒犯同性恋群体，这份报告的标题中，并没有谈及男同性恋这一肺孢子菌肺炎的高危群体。

直到 1981 年，美国科学家将这两种疾病联系在一起，6 月 5 日，美国《死亡与发病率周报》上，第一次报道了一种“可能是细胞免疫功能紊乱”的疾病，该疾病的集中暴发人群是“年轻的同性恋”。这是人类免疫缺陷病毒（HIV）第一次被人们发现，病毒的感染者将患上获得性免疫缺陷综合征（AIDS），简称艾滋病。1981 年底，美国公布了 171 个艾滋病病例，其中超过 90%的患者已经死亡。美国医学界发出警告：由于人类对艾滋病病毒知之甚少，在未来相当长的时间里，艾滋病将成为不治之症，由于它的传染性，一场可怕的“世界瘟疫”可能已经来临。

尽管医学界发出了警告，但同性恋群体，乃至全社会并没有对此多么重视。同性恋群体中无保护的滥交仍然存在，普通群众则认为这种“同志病”离自己十分遥远。加上对同性恋群体的歧视与偏见，艾滋病作为一种边缘疾病为人们所漠视。直到病毒在美国的吸毒者、女性、新生儿、输血人群，特别是在血友病患者中快速蔓延，事态才出现了变化。一位血浆生产商表示，血液主要来自国家监狱。而艾滋病已经在监狱中出现了病例。血友病患者的感染引起了社会震动，艾滋病也从“同志病”逐渐成为可能感染每一个人的瘟疫。

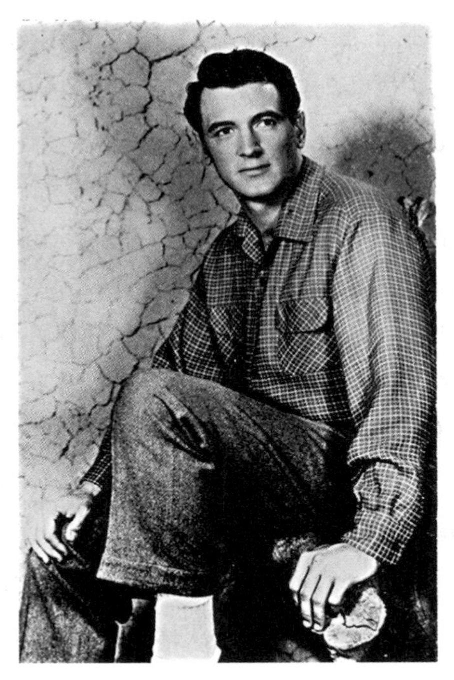

洛克·哈德森（Rock Hudson，1925—1985）

1985 年，好莱坞著名男星洛克·哈德森公开承认自己的同性恋身份，并且已经患上艾滋病，同年 10 月因病去世。他的荧幕形象，一向以阳刚硬朗为标识，因而“哈德森罹患艾滋病，是疫病史上一桩重大事件”。对艾滋病患者的关注与治疗，开始盖过了“同志病”的污名，财政给予拨款，媒体开始关注艾滋病患者，这为艾滋病的研究与治疗打下了基础。这时，美国报告的艾滋病病例已经多达 15 254 人，其中约 6000 人已经死亡。

病毒从哪里来

为了了解致病因素和病毒感染的机理，疾控中心的科学家们进入同性恋圈子中调查，尽量获取信息，并警告他们病毒感染的风险。同时，科学家们对美国境内仍然存活的艾滋病患者展开走访，尽量详细地覆盖所有可能致病的因素，包括性行为的细节、宠物的饲养，甚至包括居住环境周围的植物生长状况等。

经过不懈的努力，科学家发现，HIV 主要存在于人体血液、精液、羊水、乳汁、阴道分泌物等体液中，通过无保护性行为、输血、注射、生育等途径，病毒携带者和艾滋病患者都可以传播病毒。由于感染早期的轻症反应和漫长的无症状时期，被感染者不容易发觉，也无法强制隔离感染者，艾滋病成为某种程度上的“慢性病”，疫情防治相对困难。

围绕病毒的来源，目前研究认为，HIV 可能起源于非洲丛林，可能是非洲绿猴传染给当地人，后由移民进行传播的。病毒可以伤及所有器官和组织，最常受影响的是肺、消化道、神经系统和皮肤。病毒攻击人体免疫系统，大量破坏淋巴细胞，使机体丧失免疫功能。最初，被感染者会出现类似流感的症状，如低热、虚弱、疲乏、头痛等，或有淋巴结肿大和神经系统症状，此后将进入漫长的潜伏期。HIV 病毒在人体内的潜伏期平均为 8～9 年，在此期间，被感染者只会出现较少症状，甚至无症状，但病毒在人体内不断复制、损害被感染者的免疫系统。最后，由于机体的自然防卫功能被完全破坏，艾滋病患者容易感染各种疾病，如结核病、淋巴瘤、肺炎、上呼吸道感染等。如果不能在早期或潜伏期及时发现和治疗，一旦发病，病情发展迅速、症状复杂严重，患者往往在半年到两年内死亡。90％以上的 HIV 携带者，最后都将转变为艾滋病患者，只有极少数的患者可以长期存活。

由于对艾滋病患者的歧视与偏见，在相当长的一段时间里，艾滋病患者生活在人人避而远之的社会暗角中。然而，日常生活中的一般接触，如亲吻、共同进餐、握手、沐浴等行为，并不会导致艾滋病的传播。

治疗：AZT与鸡尾酒疗法

抗病毒药齐多夫定（AZT）获批生产，是美国艾滋病药物治疗的突破。AZT可以一定程度上延长患者生命、阻止母婴传播，但它极为昂贵，且不良反应严重。在《达拉斯买家俱乐部》中，医院提供的AZT只提供给少数患者，大多数患者无力承担高昂的医疗费用。进入罗恩的俱乐部，只需要每月交纳400美元会费，就可以获得一种“原始鸡尾酒疗法”，这是一名在墨西哥的医生自行研究的方法，其中包括锌、芦荟、维生素、营养补品和尚未获得政府批准的抗病毒药。服用后，罗恩存活的时间远远超出30天的预期。罗恩存活的榜样立刻成为俱乐部的商机，这种原始鸡尾酒疗法效果不定，谁也无法完全了解其疗效和毒副作用。但这一点也不妨碍俱乐部的发展，数百人争相加入，罗恩的房间外从来都排着长队。

在现实中，1996年，华裔学者何大一提出“鸡尾酒疗法”，通过三种或更多的抗病毒药物混合使用，以治疗艾滋病。鸡尾酒疗法的使用，可以减少单一用药导致的病毒抗药性，最大限度地抑制病毒复制，恢复机体免疫功能，从而延缓病情发展，延长患者生命。

目前看来，鸡尾酒疗法是艾滋病最有效的治疗方法，既能抑

"I Didn't Know I Had AIDS...
Not Until My Baby
Was Born With It."
CDC

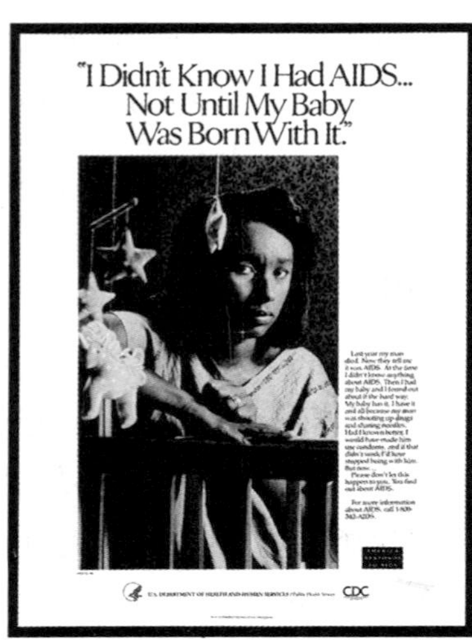

艾滋病宣传画：通过性行为、母婴传播感染艾滋病的一家

制病毒繁殖，又能防止患者体内产生抗药性的病毒，大大提升了艾滋病患者的生活质量。通过这种疗法，到 20 世纪末 21 世纪初，艾滋病的死亡率已明显下降。但感染者必须每天服药，药物成本也十分高昂。长期服药产生的不良反应包括血脂升高、肝衰竭和糖尿病等，在应用时要进行监测。

另外，艾滋病母婴阻断技术是艾滋病防控中的一项突破。在未经干预的情况下，母婴传播艾滋病的概率可高达 50%。但如果孕妇及时服用抗病毒药物，到有条件的医院定期产检、剖宫产，婴儿出生后服药，进行人工喂养，母婴传播的概率将下降到 2%以下。

全球抗艾

1985 年 6 月，中国发现第一例艾滋病病例。该患者是一名长居美国的阿根廷男子，因严重肺部感染入住北京协和医院，入院后第 5 天死亡。随后，浙江省 4 名患有血友病的儿童，因使用美国进口的血液制品后，被发现 HIV 阳性，成为我国大陆首次发现的 HIV 携带者。1990 年 4 月，一名 51 岁的男性患者，被确诊

为中国大陆第一例居民艾滋病病例，因全身衰竭而死亡。而世界各地的艾滋病疫情也随之蔓延，尤其是撒哈拉以南的非洲地区，成为艾滋病的重灾区。这个只占全球人口约10%的区域，艾滋病感染者却占据全球病例的60%。

与过去世界流行的大瘟疫对比，艾滋病更像一种“慢性病”，HIV漫长的潜伏期，意味着隔离感染者的举措并不现实。不隔离传染源，由于疫苗和特效药尚未面世，采取常态化预防和宣传教育是这一现代瘟疫防治中的一大特点。围绕艾滋病的预防和生活行为的改变，成为各国和世界卫生组织的主要目标。防控艾滋病疫情的核心举措是在世界范围内宣传感染HIV的风险、如何避免感染病毒、HIV是如何传播的。与此同时，展开健康教育，宣传安全性行为，提倡使用避孕套和一次性针头，确保血液制品制造、使用的安全无污染等，也是各国在预防艾滋病时的共同举措。

另外，艾滋病防治还与打击毒品买卖活动密切相关。注射毒品时共用的稀释性溶剂、注射器，吸食毒品后的混乱、不洁性行为，使吸食毒品与感染艾滋病往往相伴而生。目前暴发艾滋病疫情的地方多与吸毒有关，2015年美国印第安纳州斯科特县暴发艾滋病疫情，5个月内发现至少142名感染者，其中136人已被确诊。这些病例中80%是因为注射吸毒感染，多人一起注射的行为时有发生，针头和相关设备经常被共用。

毫无疑问，艾滋病对个人和社会都危害巨大，艾滋病已经从达拉斯的美国故事，发展为全球共同面临的严峻挑战。自1981年以来，全球已有近4000万人因感染HIV丧生。所有社会成员都可能成为艾滋病的直接或间接受害者。由于病程漫长，艾滋病对患者本人和其家庭造成巨大的经济和精神压力。对艾滋病患者的社会歧视，常常危及患者正常的工作生活，使其无力支付高额的医药费用。这种歧视态度，也时常殃及患者的亲朋好友，家庭的经济负担与心理压力经常导致艾滋病患者家庭破裂。

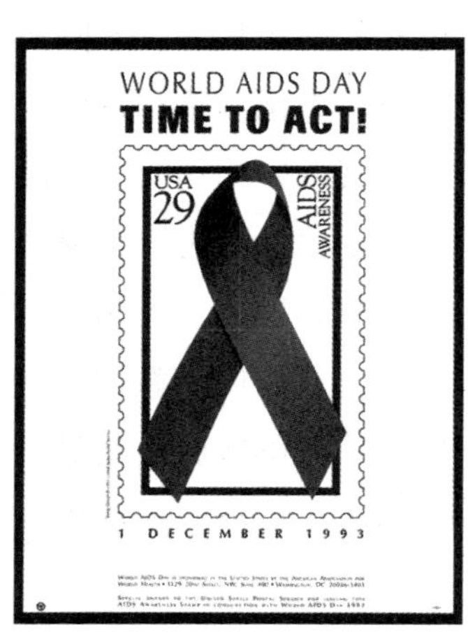

邮票：艾滋病的国际符号“红丝带”

另外，由于 HIV 主要感染青壮年，15～49 岁发病者高达 80%。这一年龄段人群是社会的主要劳动力、家庭经济的支柱。一旦病发，患者劳动能力丧失，将直接减少其家庭收入，影响社会生产力和经济发展。有的感染者被迫走上犯罪的道路，有的甚至产生了“报复社会”的心理，蓄意传播 HIV，成为社会的不安定因素。艾滋病的传播，伴随着毒品、卖淫、不洁性行为等社会问题。因此，遏制艾滋病的蔓延是一个系统性社会治理行为，不仅需要了解和宣传 HIV 的致病机制，还应该解决伴生的其他问题，积极防治艾滋病，铲除艾滋病传播蔓延的社会土壤，对个人健康与社会安定都至关重要。

（刘佳欣）

47. 血疫

——非洲埃博拉出血热

埃博拉病毒的名字，对于很多人来说可能是如雷贯耳的。大热电影《战狼 2》中有很多关于非洲埃博拉出血热的镜头，人物陈博士更是有其原型。2014 年非洲埃博拉出血热疫情最为严重的时期，前往非洲援助的医护人员很多，其中也有人受到感染而殉职。埃博拉出血热传染性强、致死率高，并且至今仍未有能够完全治愈它的药品，一旦得病，患者不知道前面等待自己的，究竟是康复还是死亡？

极度危险的埃博拉病毒

埃博拉出血热是一种由埃博拉病毒引起的，多出现于灵长类动物身上的人畜共患传染病。1976 年，在非洲刚果民主共和国（旧称扎伊尔）的埃博拉河流域附近发现首例，因此得名。这是一种具有高度传染性的疾病，致死率非常高。1976 年 8 月，在非洲刚果民主共和国北部埃博拉河边一个名叫扬布库（Yambuku）

的偏远小镇，一位名叫马巴罗·洛克拉的老师开始发热，1 周后，其病情仍然十分严重，且出现了无法控制的呕吐、腹泻、头疼等症状，患者严重脱水、呼吸困难。随着病情的发展，他的鼻腔、牙龈、眼球开始出血，后来甚至肛门也会出血，排泄物自身也带血。偏远小镇没有医生，善良的护士们出于职业素养和个人同情等原因，尽其所能地照顾他，却依旧无法挽救这位老师的性命。9 月 8 日，马巴罗·洛克拉去世了。洛克拉死后，他的亲友们为他举办了葬礼，当地的葬礼风俗习惯使得其亲友们清洁和整理了其遗体。不久，照顾过他的护士们和出席葬礼的亲友们也出现了洛克拉生前患病时的症状。最终这个不知名的疾病蔓延波及扬布库周边 50 多个村子和首都金沙萨，共有 318 人染病，其中 280 人死亡，死亡率接近 90%。

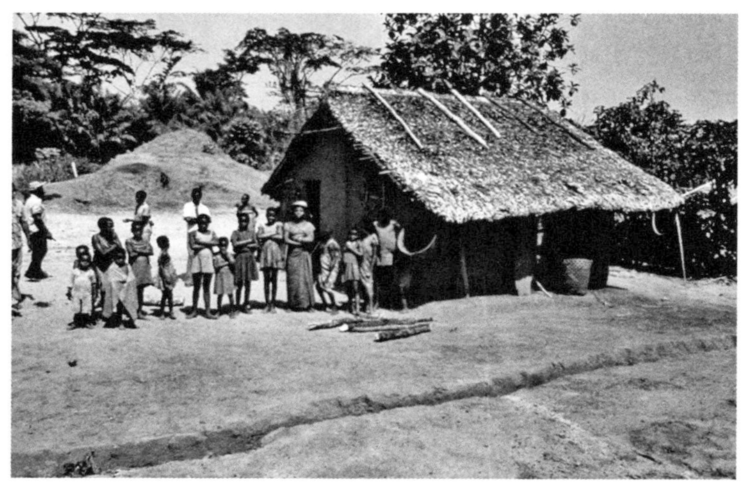

刚果民主共和国的居民在该国 1976 年埃博拉出血热疫情暴发期间等待疾病预防控制中心官员的检查

看过《血疫》一书的人一定对这个情节不陌生，《血疫》的第一个故事发展情况几乎和这位老师一模一样。夏尔·莫内是一个热爱和野生动物打交道，尤其喜爱猴子的法国人，或许是一次在大自然中游玩的经历中碰到了蝙蝠的排泄物，又或许是和野生动物玩耍时不小心受了伤，莫内元旦出行后回来的第七天，也就是 1980 年 1 月 8 日，他的身体开始出现了问题。《血疫》中对莫内感染后的症状描写详细且令人不适，不过这也为我们了解埃博拉出血热的症状提供了大量资料。感染后，首先会出现头痛，不久开始恶心、高热和呕吐。呕吐会越来越严重，最后变成干呕。莫内的外表也发生了些许变化，眼珠变成鲜红色，面部皮肤发黄，有明显的星状红斑。伴随着生理上的不适，整个人的精神状态也开始出现问题，莫内越来越阴沉易怒，记忆也似乎消失殆尽。整个人越来越迟钝和僵硬。地方医院对此束手无策，在医生的建议下，莫内乘飞机前往内罗毕医院。飞机上，莫内晕机后一直在呕吐，吐出的呕吐物是犹如沥青的黑色颗粒混着鲜红色血液。这些都是携带着大量埃博拉病毒的高度危险物，可是当时人们对埃博拉病毒一无所知。莫内吐在晕机袋里，把它交给了乘务员，而飞机上的这一幕正是后来拍成电视剧《血疫》的开头。等莫内到达医院，他也已经走到了生命的尽头。这时的症状表现更为严重，患者基本已经无意识，只有身体还在不停地呕吐，血液从肛门向外喷射，携带着患者的肠壁组织和内脏。由于失去了太多的血液，莫内开始脱水，医生、护士尝试给他输血，但针一扎进血管，血液就在针头周围涌了出来。他就像一个被扎破了的人体气球，血液不停地涌出来，却无法再补充，医生没有办法，只能看着他慢慢流失血液，流失生命……莫内在内罗毕医院死亡，但他身体内的病毒并没有跟着宿主的死亡一起离开。被莫内喷了一身血液的医生、照顾过莫内的护士、清洗莫内呕吐物和血液的人员，他们都有可能会感染埃博拉病毒，并因此而结束自己的生命。可能他们比莫内要幸运的地方，只是知道自己是因何而死。

通过以上描述可以看出，埃博拉出血热最明显的症状就是出血，而出血也表示了患者的病情较严重，到后期，如果患者未能成功抵抗病毒，那么他极有可能是死于血容量过低。埃博拉病毒的潜伏期为 2～21 天，多数为 8～10 天。罹患此病的早期症状与普通感冒类似，大都为突发性的。患者早期的症状一般是疲倦、乏力、食欲不振、发热，以及肌肉、关节、咽喉和头部疼痛。腹泻、呕吐、腹痛、呼吸困难、胸痛、水肿、意识下降、肝与肾衰竭亦会随之而来。除此以外，约有一半患者会在发病后的 5～7 天内起斑丘疹。到了后期，一些患者开始出现体内、外出血的现象，所有患者均有凝血障碍。若患者能成功抵抗病毒，就会在病发后的 7～14 天内逐步康复，否则会在 6～16 天内逝世。死者在临终前会陷入昏迷状态，生还者则会产生至少 10 年有效的天然抗体，但暂不清楚此是否足以抵挡后继感染。该病自 1976 年首次出现后，常在非洲撒哈拉以南地区造成间歇性暴发。至 2013 年，世界卫生组织共公布了 2387 例确诊个案，合计 24 次暴发，总死亡人数为 1590 名。2013—2015 年暴发于西非的埃博拉出血热，是最为严重的一次流行，这次暴发最终感染了 28 637 人，夺去了 11 315 人的性命。根据这一组数据，可知埃博拉出血热的致死率极高，且目前尚无针对性的治疗方法，药物还在研发之中，更多的还是靠患者自己能否成功抵抗。

埃博拉病毒属的所有成员均被归入第四类生物危险品及美国疾病预防控制中心的甲级生物恐怖主义物质范畴，此类病毒还具备成为生物武器的潜能，由此我们亦可知埃博拉病毒的可怕。

人类如何应对埃博拉病毒？

非人灵长类动物，比如猴子、黑猩猩等，对埃博拉病毒具有易感性，接触带有埃博拉病毒的动物，会使得接触者本人也感染病毒。比如，马巴罗·洛克拉在发病之前不久吃过羚羊肉；1994年，科学家在科特迪瓦的泰伊森林对一只感染病毒死亡的黑猩猩进行尸检时染病；1996年，非洲西部国家加蓬的梅依波特地区，猎人们在森林中发现并吃掉了一只死去的黑猩猩，结果造成19人患病。由此可知，埃博拉病毒是一种可以在人畜之间传播的病毒。那么，非人灵长类动物感染病毒会没事吗？答案是否定的。它们并不是天然宿主，感染病毒的猴子也很快死去。1989年，美国弗吉尼亚莱斯顿隔离实验室从菲律宾进口了100只猕猴，但不久这些猴子开始死亡。研究所人员后来发现它们都是死于一种埃博拉病毒。猩猩同样无法抗衡该病毒，此病对灵长类动物的杀伤力高，故它们作为天然宿主的机会微乎其微。目前还不能确定埃博拉病毒的天然宿主是什么，但根据过去的调查，蝙蝠的可能性最大。对于埃博拉病毒，虽然我们尚有很多问题无法解决，但通过对感染者血样的调查，还是对它可以略知一二的。埃博拉病毒是丝状病毒之一，它和人类发现的第一种丝状病毒马尔堡病毒很相似，而第一个感染马尔堡病毒的人生前也是接触过猴子的，患者同样出现了头痛、高热、喷吐鲜血等症状，马尔堡病毒的致死率约为25%，也属于极度危险的病原体。而埃博拉病毒经实验室研究发现也是一种丝状病毒后，马尔堡病毒反而成为其中较为温和的一种。

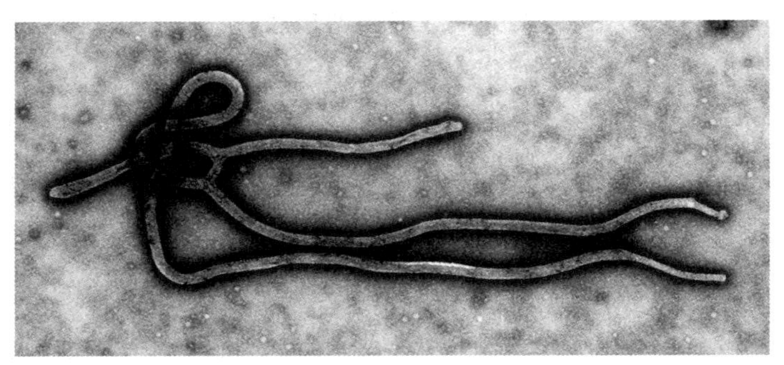

数字彩色透射电子显微镜图像显示了埃博拉病毒的丝状分支结构

虽然埃博拉病毒是如此可怕，但目前为止的患者大都是在非洲感染。埃博拉病毒还未成为影响整个世界的病毒，这是因为埃博拉病毒并不能通过呼吸道直接传播，该病毒也绝少直接在天然宿主与人类群体间散播，而是通过首批患者的血液或体液传染给其他人的。埃博拉病毒存在于患者的血液、体液、排泄物、呕吐物之中，通过直接接触到这些，或者通过接触患者口鼻、伤口等，有机会使人感染。另外，重症患者的唾液和大体积的呼吸道分泌物也具有感染性。照顾埃博拉出血热患者的医护人员是高危人士，特别是他们没有正确穿着防护衣物，或没有妥善处理医疗废物时，接触到受病毒污染的医疗器具亦可致病。埃博拉病毒能在干燥物件表面生存数小时，若伴随体液的话则可达数天。男性患者的精液在其康复后的 7 周内仍可携带病毒，并有机会透过性交将之传播；女性患者的乳汁亦然。此烈性病潜伏期短，病发时，患者往往无法自由行动，病情容易被发觉，埃博拉出血热在有能力进行完善隔离的医学发达地区展开大规模流行的机会不大。因此，人为地将埃博拉出血热疫情控制在一个地区是完全有可能的。

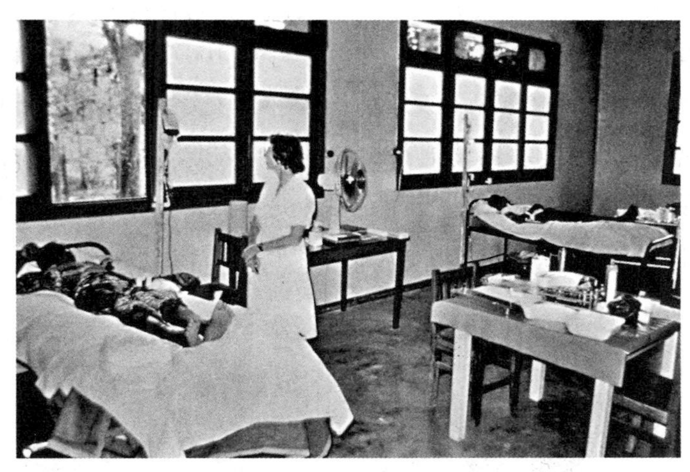

1976 年，医护人员正在刚果民主共和国扬布库的医院照顾一名埃博拉出血热患者，当时的医护人员并没有像现在一样穿防护衣

目前尚无针对性治疗方案，没有能够保证治愈的药物，故而对埃博拉病毒的应对措施主要是两个方面。第一个方面是隔离和防护，对于已暴发过和正在暴发埃博拉出血热疫情的地区来说，将病患隔离处理是必要的措施。医护人员在照顾患者或处理其排泄物时，必须穿着全套防护衣物，包括连体型防护衣、口罩、手套、护目镜等，以确保身体的任何部位都不能暴露在空气中。患者使用过的医疗仪器都需要全面消毒，不可未经消毒就重复使用。由于非洲暴发疫情的地方，大多医疗设备条件并不尽如人意，很多患者并不能进入医院进行隔离，因此照顾患者的任务一般都落在家属身上，那么对他们的训练就显得尤为重要。非洲地区特殊的丧葬习俗使得生者有很多机会接触死者，生前感染者的丧葬要特别注意，因为埃博拉出血热患者的尸体同样可传播病毒，触摸尸体具有一定风险。高温或化学消毒法能有效清除埃博拉病毒。持续至少 30 分钟 60℃或 5 分钟 100℃高温可将病毒灭活。一些诸如酒精制品、洗洁精、漂白水（次氯酸钠）及漂白粉（次氯酸钙）等的表面清洁剂，在适当的浓度下同样为有效的消毒用品，因此勤用清水及肥皂洗手也是有效的防疫措施。野生动物的肉类容易沾染病毒且为人类感染埃博拉出血热的源头之一，

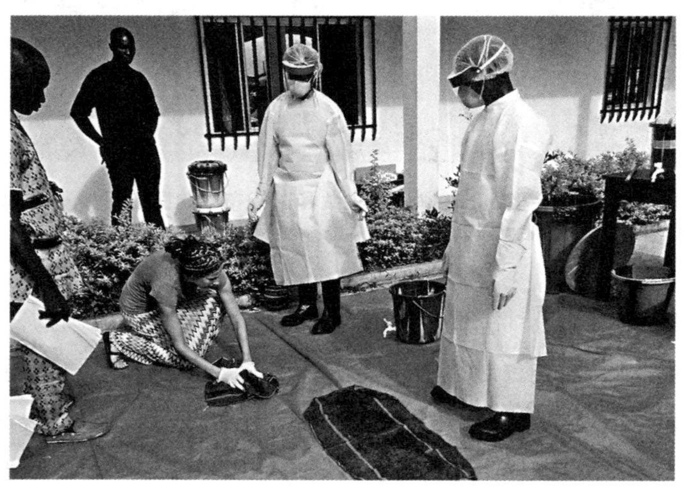

疾病预防控制中心科学家在展示如何清理埃博拉病毒体液污染物

因此不吃野味也是防范内容之一。第二个方面是针对世界各地的，虽然目前并没有在除非洲以外其他地区出现大规模埃博拉出血热疫情，但现在整个世界都是一体的，我们不可能和非洲断绝一切往来，世界卫生组织也认为旅游禁令不是一个行之有效的防疫政策。因此，适当的公共卫生政策也是重要的一环。比如飞机机组人员或海上交通相关人员应按照指引，第一时间隔离并上报任何疑似案例，各国疾病预防控制中心也应制订相关风险评估和应对机制方案。

一往无前的勇士们

自 1976 年埃博拉病毒暴发以来，世界各地有这样一些人，他们无畏可怕的、致死的病毒，或是在实验室里终日直接和病毒打交道，以期早日弄清、攻克埃博拉出血热；或是直接前往一线，离开家人朋友，面临一个并不安全的生存环境，去照顾非洲埃博拉出血热患者，尽其所能控制病情蔓延，还要去实地考察研究埃博拉病毒。有人对他们这样描写："他们是一群特殊的英雄：将科学、好奇心、人文关怀和务实的工作态度结合起来……他们进入这个战场时赤手空拳，陪伴他们的仅有他们的意志、智慧和终将揭开疾病奥秘的自信。"

中国在西非埃博拉出血热疫情期间也有类似这样的人。此次开始于 2013 年的疫情是非洲埃博拉出血热疫情最为严重的一次，相比于过去非洲埃博拉病毒的几次暴发，此次疫情的规模是空前的，延续时间也很长。这次暴发最终感染了 28 637 人，死亡率达到约 40%，并且此次埃博拉病毒疫情的传播速度和范围远远超出预计。本次疫情最早在几内亚发生，后来埃博拉病毒经陆路传播到了邻近的塞拉利昂、利比里亚和塞内加尔，又经航空途径传播到尼日利亚，后期还影响到了非洲以外地区。2014 年 9 月 30 日，美国本土发现首例埃博拉病毒感染病例，感染者是一位成年男性。这是非洲以外确诊的第一例埃博拉病毒感染病例。2014 年 10 月 6 日，西班牙马德里的一名护士被发现感染埃博拉病毒，成为欧洲境内首个埃博拉病毒感染病例。本次疫情中，医护人员感染埃博拉病毒的情况不在少数，据世界卫生组织统计，截至 2015 年 1 月下旬，有近 850 名疫区国家的医护人员受到埃博拉病毒感染，其中死亡人数达到了 500 人。面临如此严重的疫情，中国政府于 2014 年 4 月启动援非抗疫行动，先后向非洲 13 国以及联合国、世界卫生组织和非洲联盟等提供总价值约 7.5 亿元人民币的紧急援助。中国在提供物资和资金援助以外，还派遣援非医疗队和卫生专家，此次援非抗埃工作也是 1949 年以来规模最大的一次对外医疗援助行动。2014 年 11 月至 2015 年 1 月我国共派出 64 名专业人员赴西非 9 国开展公共卫生师资培训，截至 2015 年 1 月 29 日，累计培训 10 000 余人。关于这一时期的我国援非纪实，也有相关纪录片和图书出版。

2020 年，埃博拉病毒还在肆虐，而我们还未能完全抵御它，一切都还在进行中……

（余晓涵）

48. 神秘杀手 SARS
——新世纪第一场全球性瘟疫

严重急性呼吸综合征（SARS）是进入 21 世纪出现的第一个严重威胁人类健康的烈性呼吸系统传染病，自 2002 年 11 月中国广东发现了世界上第一例病例后，该病迅速在 30 余个国家或地区蔓延，全球累计感染近 8500 人，死亡人数超过 800 人。

当人类发现第一例 SARS 病例时，绝大多数人都还处于这件事与我还很遥远的状态；当群体性病例发生以后，人们开始恐慌，面对这个无形的对手，不知所措；而当 SARS 病毒通过阻隔等手段得到控制以后，人们看到了杀死病毒治愈 SARS 的希望。然而，病毒无声无息地来，又无声无息地消失，在这场持续大半年之久的战争中，只能说人类利用公共卫生管理手段，和病毒勉强打了个平手。

这场瘟疫，在微观上，让人们对自己的生活习惯有了更多的审视，它客观上改变了人们的生活习惯，也改变了人们对人类与自然界关系的惯常思维；在宏观上，让政府和有关部门看到了公共卫生管理的巨大作用。

乌尔巴尼敲响了警钟

2003 年 2 月 28 日，被派驻越南的世界卫生组织官员卡洛·乌尔巴尼（Carlo Urbani）医生注意到收治在河内法国医院的病例可能是禽流感，他立即将这一情况报告给了世界卫生组织西太平洋地区办事处。

这位被收治的患者是美籍华裔商人约翰尼·陈（Johnny Chen）。他于 2 月 23 日抵达河内，并因高热、干咳等症状而住院。但随着病情持续恶化，医院于 2 月 28 日联系世界卫生组织，乌尔巴尼被派往医院为陈进行诊断。乌尔巴尼推测这可能是禽流感。

3 月初，陈的病情持续恶化，跟他密切接触的几名医务人员也出现了与他相同的症状。乌尔巴尼据此判断，这不是普通的禽流感。3 月 3 日，他通知医院将所有出现此症状的患者和医务人员隔离起来，防止疫情扩散。医院也不再接收其他患者，医院内部人员也一律做好防护措施。

乌尔巴尼向世界卫生组织总部发出了警报，报告这一新型的严重非典型肺炎。至此，乌尔巴尼为全世界敲响了 SARS 警钟。

美籍华裔商人约翰尼·陈据说是在香港和一位广东医生住在同一个酒店楼层而染病的。到 2003 年 3 月，中国香港的疫情比越南更糟糕。3 月 10 日，在香港威尔士亲王医院，有 18 名医务人员同时得病，他们都在同一病房工作。在数小时内，又有 50 名以上的医务工作者被确认有发热情况。

3 月 12 日，世界卫生组织在确定了来自河内和香港的病例报告后，发布了针对这种严重非典型肺炎的全球警报。

这并非世界卫生组织发出的第一个与这次疫情有关的警报。早在 2003 年 2 月 14 日，世界卫生组织每周流行病学记录中，有一条小的警报，报告了在中国广东省于 2002 年 11 月 16 日至 2003 年 2 月 9 日，发生了 305 例不明原因的急性呼吸综合征，其中 5 例死亡。中国卫生部门告知世界卫生组织，在广东省暴发的疾病，临床上符合非典型肺炎，也排除了炭疽、肺鼠疫等疫病的可能。中国报告中提到的 2002 年 11 月 16 日，是在广东省追溯到的最初病例，但发病之初并没有引起人们足够的警惕。

卡洛·乌尔巴尼将陈的情况报告给了世界卫生组织，但过了两周之后的 3 月 11 日，乌尔巴尼去泰国曼谷参加一个医学会议，一到曼谷便感觉不适，他知道自己应该是得了这种病，迅速让朋友将他安排进医院的重症监护室，3 月 29 日，在治疗 18 天后，乌尔巴尼不幸去世。

在乌尔巴尼住院后的第四天，即 3 月 15 日，世界卫生组织有感于疫情在全世界范围的扩大，提升了全球警报的等级，并在这一天正式将这种病命名为严重急性呼吸综合征（severe acute respiratory syndrome，SARS)。两天后，世界卫生组织又召集 9 个国家 11 个顶尖实验室加入一个多中心研究网络，借助网络，共同开展 SARS 病因学的研究。

3 月 19 日，也就是全球警报发布 1 周后，世界卫生组织又发布了新的情况通告，指出依据 1 周以来全球科学家的实验结果，本次疫情可能是一种新病原体致病。5 天后，美国疾病预防控制中心和中国香港的科学家们宣布分离到一种新的冠状病毒。

违规的动物实验

为了证实这种病毒真正是引起 SARS 的病原体，荷兰鹿特丹伊拉斯姆斯大学的科学家艾伯特·奥斯特豪斯（Albert Osterhaus）用病毒感染猴子（短尾猿猴）。在接受《新科学家》访谈时，奥斯特豪斯回忆，当时，中国香港、德国、美国三个研究小组在找寻 SARS 病毒，香港大学研究员从患者身上分离出的冠状病毒和人偏肺病毒。其他的科学家大多支持是人偏肺病毒导致人类得病。奥斯特豪斯恰恰在此前两年曾对人偏肺病毒有过研究，所以他更倾向于认为冠状病毒才是致病原因。为了找到答案，他不得不用这种病毒感染动物。

他让一组猴子感染冠状病毒，另一组感染人偏肺病毒，第三组则先是感染冠状病毒，然后感染人偏肺病毒。结果证明，在第一组猴子身上出现了与 SARS 患者相似的症状，即咳嗽、发热、呼吸困难。这为证明该病原体确是引起 SARS 的病因提供了强有力的科学证据。

在奥斯特豪斯的领导下，这一系列实验仅仅用了 3 周就完成了。但他的这次实验却激怒了动物保护组织。

“没有经过许可，怎么可以私自拿短尾猿猴做实验?”他们甚至还将此事捅到了荷兰议会。在他们看来，奥斯特豪斯的实验违反了荷兰的法律。面对这样的指责，奥斯特豪斯说：“当时关于 SARS 的病因说法不一，不少患者正在死去。不用猿猴，想找到 SARS 的病因花费的时间要长得多。”

事实正如奥斯特豪斯所说，在确定病因之后，世界各地科学家迅速做出诊断试验，采取隔离感染患者等一系列措施，最终才控制住了疫情。

SARS 病毒的传播与防控

2013 年 4 月 8 日到 10 日，除奥斯特豪斯这个研究小组之外，还有两个研究小组也公布了研究结果，他们共同认为，这种新冠状病毒正是 SARS 的病因。4 月 12 日，加拿大研究者宣布，首次对冠状病毒基因组测序成功。4 月 16 日，世界卫生组织宣布，引起 SARS 的是一种新的病原体，该病原体属于冠状病毒家族。

冠状病毒，在分类上属于冠状病毒科冠状病毒属。它被人类发现不过 50 余年。1967 年，琼·阿尔梅达（June Almeida）从急性上呼吸道感染患者鼻洗液中分离到新的病毒，在电子显微镜下对病毒的形态学观察中，她发现其表面有形似日冕的棒状粒子突起，于是提议将此类病毒命名为冠状病毒（coronavirus）。1968 年，这一提议为科学界正式采用。SARS 病毒是这个大家族中的其中一分子。

SARS 病毒具有高强度的传染性。自它出现之日起，人类就见识到了这种威力。从 2002 年 11 月第一例病例起，到 2003 年 7 月 SARS 全球大流行结束，全球范围都对这种疾病产生了恐慌，世界各地的人们都屏住了呼吸，戴上了口罩。SARS 共感染了 30 多个国家近 8500 人，超过 800 人死亡。

2003 年 3 月 1 日，在广东做生意的 27 岁山西商人被 120 救护车直接从太原拉到北京。她因为高热不退，在太原医治无效而进京求医。在北京，她先后去过 301 医院、302 医院。这位女患者后来被确认为北京第一例输入性 SARS 感染者，由此也开始了 SARS 在北京的蔓延。2003 年 5 月，SARS 进入流行高峰期。全世界每天大约 200 例新增病患，同时没有特异性抗病毒药物或疫苗可供使用。

到目前为止，SARS 的发病机制还没有完全研究清楚，我们只知道 SARS 的传染源和传播途径。

2003 年 1 月，SARS 的传播引起了中国卫生部门和世界卫生组织的关注，很快确定了唾液飞沫这一传播途径。后来研究发现，SARS 病毒能在空气中存活数天，病毒会依附在手上，通过手进入口、眼，故此，接触患者呼吸道分泌物或与患者有密切接触，都可能会被传染。

SARS 病毒的传染源主要是 SARS 患者，这是人与人之间的传播。

SARS 病毒哪里来？研究发现，SARS 病毒的中间宿主可能是蛇、野猫、鹰或鼠，而果子狸是它的重要宿主。科学家从中国华南地区一个市场内，发现某些售卖的动物身上存在着 SARS 病毒。而在华南地区早期的 SARS 患者中，有 1/3 的职业与处理加工食物有关，这意味着这种病毒可能是从动物身上传播到了人身上。但这些动物身上的病毒又是哪里来的呢？有研究证据显示，蝙蝠才是 SARS 病毒的自然宿主。蝙蝠咀嚼水果后，会吐出残渣，这些残渣可能被食草动物如果子狸等吃掉，中华菊头蝠可能是 SARS 的传播源头之一。

人类感染SARS病毒后，潜伏期为1～16天，常见为3～5天，随后患者出现体温超过38℃的高热，同时伴有头痛、乏力、关节痛、干咳等症状，严重的病例会出现呼吸困难、低氧血症，并有休克、出现急性呼吸窘迫综合征的可能，重型患者死亡率可达14%以上。

研究发现，病患之所以会死亡，因为SARS是一种全身损伤性疾病，死因主要是肺泡腔内充满大量脱落的肺泡上皮细胞、渗出的炎症细胞、蛋白性渗出物，肺泡腔内广泛性透明膜形成，双肺实变，有效呼吸面积急剧减少，出现呼吸紧迫、免疫功能低下及全身继发性感染。

虽然SARS来势汹汹，但它仍然可防可控。

在公共卫生管理方面，患者隔离、接触者追踪、旅行限制、边境筛查、医院抗传染措施等都是必需的手段。疫情期间，北京SARS病例占了全世界SARS病例的1/4，但中国行政部门以惊人的速度控制住了疫情的发展。除了交通阻断之外，学校、网吧、影院等公共场所都被关闭，甚至连婚礼都被叫停。在北京郊区，8天时间新建了一所1000张床位的医院，让所有病患都能得到妥善的安排。

而在临床治疗上，由于SARS缺乏特异性治疗手段，SARS治疗以综合疗法为主，一般采用对症治疗来处理高热和并发症，用抗生素和抗病毒药物来治疗细菌和病毒感染，用糖皮质激素来调节炎症反应，再辅以中药等手段来调节免疫功能。

SARS，又一个人类无形的对手。亲身经历过SARS灾难的人们，对与病毒之间的战争有了另一番感触。在2003年7月之后，在世界范围内，除了零星偶发外，SARS 病毒消失了。我们不确定 SARS 是否还会再次来袭，但经此一疫，人们会注意到：在个人生活方面，保持空气流通、勤洗手、戴口罩、注意日常卫生以及增强免疫力等都非常重要；在公共卫生方面，面对新的神秘的病毒，隔离与阻断接触是最好的控制疫情方式。

（臧磊）

49. 加勒比海的“持久战”
——2010 年海地霍乱

“霍乱是一种不平等疾病，导致最贫穷和最脆弱的没有清洁水和卫生设施的人们患病和死亡。”

——泛美卫生组织主任卡丽莎·F. 艾蒂安（Carissa F. Etienne）

2010 年 1 月 12 日，一场 7 级地震袭击了加勒比海北部的岛国海地，造成 20 余万人死亡，370 万人受灾。地震使海地的房屋、桥梁、管道等基础设施受到重创，整个国家一片狼藉、哀鸿遍野。在海地的重建之际，一个意想不到的新敌人——霍乱的出现让这个已陷入困境的国家雪上加霜。在此之前，霍乱已经有一百多年未曾在海地大规模暴发。

瘟疫发生的前夜

海地位于加勒比海北部伊斯帕尼奥拉岛的西半部，总面积约

27 797 平方千米，东接多米尼加共和国，西与古巴、牙买加隔海相望，北临大西洋，南临加勒比海。

在印第安语中，海地（Haiti）的意思是“多山的地方”，作为一个有 75％的国土为山地的国家，这一名称名副其实。阿蒂博尼特河（Artibonite River）从科迪勒拉山脉一路向西流贯海地，这是海地境内最大的河流。河谷地带有着肥沃的土地和丰沛的水源，这里也因此成为海地重要的农业区。

每到夏季，海地进入雨季，人们在忍受湿热气候的同时还要为可能的飓风及其带来的洪涝、滑坡等次生灾害做好准备。

2010 年，比飓风先造访海地的，是一场地动山摇的 7 级大地震。海地所处的伊斯帕尼奥拉岛是地震活跃地区，历史上曾多次发生强破坏性地震。2010 年的这场大地震是海地自 1770 年来所经历的最严重的地震，40 余万人失去家园，超过 300 万人受灾，首都太子港的大多数建筑在地震中遭到损毁，包括海地总统府、国会大厦、太子港大教堂等地。

地震发生后，国际社会纷纷伸出援手，向海地提供人道主义援助。脆弱的海地疾病防控系统因地震被摧毁，因此重建疾病防控系统、预防疫病产生是重建中的重要工作。在美国疾病预防控制中心的帮助下，海地建立了灾后的疾病监测体系，并于 2010 年 8 月宣布暂未发现高传播性传染病流行的危险。然而，就在宣布两个月后，一起包含 60 名患者在内的急性腹泻暴发在距首都太子港北部 100 千米的农村地区，一场将在未来几年内持续笼罩加勒比海地区的抗击瘟疫“持久战”就此拉开序幕。

霍乱的发生与传播

2010 年 10 月 21 日，海地公共卫生和人口部确认了国家一个多世纪以来的第一起霍乱暴发，海地医学协会主席克洛德·苏雷纳（Claude Surena）宣布一场霍乱在距首都太子港北部 100 千米的农村地区暴发。由于当地卫生条件恶劣，加之当地医护和疾病控制人员对霍乱防治知识了解不足，疾病在短时间内迅速传播。在此后的 10 周时间里，霍乱传播至海地全境。之后，多米尼加共和国、委内瑞拉、古巴等地也出现了病例。

海地当时尚未建立高效的传染病报告体系，疾病报告效率在地震与飓风的重创后更为低下。在 11 月初，许多患者还未前往医院就医便病死家中，此外，太子港国家监狱的囚犯也遭到了感染，造成 100 人感染，12 人死亡。11 月到 12 月下旬，海地医疗系统负担逐步加剧，难以应付越来越多的患者和病死者。截至 2011 年 1 月 1 日，共有 17 余万人感染霍乱，3600 多例患者因此死亡。

霍乱是因摄入被霍乱弧菌污染的食物或水而引起的一种急性腹泻感染病，主要通过粪口途径传播。在摄入被污染食物或饮用水后的 12 小时至 5 天内，患者可能出现症状，有多数感染患者甚至不出现任何症状，在感染后的 1～10 天内，霍乱弧菌会出现在患者的粪便中，并随着粪便排泄到周围的环境中，引发接触者感染。霍乱弧菌产生的霍乱毒素导致分泌性腹泻，即便患者不进食，腹泻也不会停止，排泄出的粪便呈“米泔水”样。在有症状的患者中，多数会出现轻度或中度症状，少部分患者会出现剧烈腹泻和呕吐，并伴有严重脱水，致使血容量明显减少，体内盐分缺乏，出现休克甚至急性肾衰竭。患者若得不到及时治疗，则可能因器官衰竭死亡。

在霍乱暴发之前，海地的公共卫生基础设施较差，超过三成海地居民无法获得干净的饮用水。大量居民从河流中获取生活所需用水，因此一旦水中含有病菌，居民极有可能在烹饪或饮用过程中通过粪口途径被感染。地震后，灾民安置点卫生条件恶劣，加上飓风的侵袭，使得当地缺乏洁净饮用水，加速了霍乱流行。

营养不良是疫情加剧的另一原因。海地是一个以山地为主的国家，耕地面积小、粮食产量低，但即便如此，农业仍是海地主要的经济组成部分，全国有近 2/3 的人口从事农业生产。但是，因为不利的自然条件与落后的耕种技术，海地粮食并不能实现自给自足，每年仍须通过进口获得粮食补充。先天不足的粮食供给和地震的巨大冲击使得许多民众难以获得充分的营养摄入。有研究表明，营养不良患者的腹泻持续时间最多可延长 70%。此外，2010 年之前海地未有大规模霍乱流行，因此当地人对于霍乱弧菌缺乏生物免疫力，更易感染致病。

缺乏关于霍乱的科学知识让防疫工作的开展更为艰难。许多民众认为霍乱是巫术所致，一些地区甚至出现了攻击、杀害巫医的现象。

疫从何来?

霍乱弧菌的溯源分析是防疫的重要工作之一。许久未出现霍乱弧菌感染病例的海地，为何会暴发霍乱疫情？疫从何来？

疫情暴发早期，有人猜测霍乱弧菌扩散的中介是阿蒂博尼特河，这条320千米长的河流是海地最长同时也最重要的河流，沿河居民饮用河水，并依靠水源进行沐浴、洗衣、淘洗食物。

大地震后，联合国派遣了维和部队入驻海地，帮助海地重建并维护秩序。当时，联合国维和部队的尼泊尔士兵驻地位于阿蒂博尼特河上游，邻近的农民报告称维和部队基地将粪便排至河中，下游居民将其作为饮用水或生活用水使用导致感染。对于这一猜测，联合国发布声明，称基地具有严格的卫生标准，否认当地流行的疾病是维和部队所致。

2010年10月27日，美联社记者乔纳森·卡茨（Jonathan Katz）在参观维和部队基地时发现，联合国声明的内容与当地实际情况并不相符。当地人告诉卡茨，维和部队基地的生活排泄物经常被排至河水中。不久后，联合国表示从基地取得的地下水样本经霍乱弧菌检测呈阴性。但是，美联社的跟进调查显示，样本测试的实验室位于多米尼加共和国，而这一实验室此前从未检测过霍乱弧菌，缺乏相关经验，因此这一测试结果的可靠性存在疑点。

在未来3个月的时间内，关于疫病来源的争论始终不休。联合国否认是维和部队将霍乱弧菌传播给了当地，一些美国科学家认为这次暴发是因为拉尼娜气候变化和当地恶劣的公共卫生环境触发了水、土中休眠的霍乱细菌。但是，大部分海地民众坚信维和部队是病菌的来源，11月，海地民众甚至举行了针对联合国维和部队的游行示威，示威中的暴力冲突造成了小规模伤亡。

学界的研究为霍乱弧菌的溯源工作提供了支撑。法国流行病学家雷诺·皮亚鲁（Renaud Piarroux）的研究认为，维和部队基地的排泄物污染了阿蒂博尼特河，是来自尼泊尔的维和部队而非当地环境因素导致了霍乱暴发。12 月发表在《新英格兰医学杂志》的一篇论文提供了更多证据，研究指出海地霍乱弧菌分离株的 DNA 序列与 2002 年、2008 年在孟加拉国发现的霍乱弧菌菌株最为接近，而之前广为猜测的疫病来源南美菌株却与之相去甚远。美国疾病预防控制中心的测试结果表明，海地霍乱患者携带的霍乱弧菌是在尼泊尔流行的 O1 群霍乱弧菌。

海地与国际社会的应对

作为西半球最贫穷的国家之一，2010 年海地在经历地震、瘟疫暴发与飓风之后难以凭借一己之力抗击霍乱。因此，世界卫生组织、泛美卫生组织、各国疾病预防控制中心和非政府组织与海地相关机构紧密合作，通过疾病预防控制和医疗系统的重构对遏制霍乱产生了积极影响。

疫情发生后，美国疾病预防控制中心与海地公共卫生和人口部成立的联合调查组访问了 5 家医院，并采访了 27 位居住在阿蒂博尼特河畔或在附近工作的患者，许多患者说他们生病前饮用了未经处理的河水。卫生当局迅速建议当地居民将饮用水煮沸，并禁止将排泄物与生活废品排至河流中。

由于疫情的快速蔓延和初期较高的死亡率，海地公共卫生和人口部立即着眼于 5 个方面的工作：第一，向医疗机构分发治疗物资并提供临床培训；第二，向家庭提供药物并敦促患者迅速寻求医疗护理；第三，设置专门的用水点，鼓励居民在家中储备安全用水，防止病菌扩散；第四，进行实地调研，制订预防策略；第五，建立国家霍乱监测系统以监控疾病的传播。

从 2010 年 10 月 22 日起，海地公共卫生和人口部通过广播、短信的方式宣传卫生信息。海地卫生官员须进行每日疫情报告，以监测疫情的传播，并根据实际情况在全国范围内安置疫情防治的相关资源。

在确定未经处理的饮用水是霍乱弧菌的传播物后，水的处理成为控制传染源的当务之急。海地政府对中央供水进行氯化处理，同时向民众分发净水片并教授使用方式。一些机构提供了干净的储水容器和肥皂。此外，来自圣马克和太子港港口的水和海鲜经检测确定也被霍乱弧菌污染，因此对食物进行彻底加热也成为一种必要手段，同时，船只需在海面上交换压载水以避免污染其他港口。大部分居民经消息传播得知了水的处理方式，但仍有一部分民众缺乏净水条件。

研究发现，霍乱弧菌对许多抗生素有强烈的耐药性，但对阿奇霉素和多西环素非常敏感。在对饮用水消毒并向居民分发预防性多西环素后，感染者明显减少了。到 2010 年 12 月中旬，住院患者的病死率开始逐步下降，2011 年 1 月全国住院患者病死率下降到 1%以下。

海地的霍乱疫情受到了国际社会的高度关注，一些国家和组织向海地提供了援助。美国疾病预防控制中心用法语和克里奥尔语编写了关于霍乱治疗的培训材料，并在太子港举办培训班，对本地雇用的临床医护人员进行讲习，从2010年11月中旬到12月初，有超过500人接受了培训。美国疾病预防控制中心还提供了1400万美元的资金，用于卫生机构的扩建和社区口服补液点的设置。此外，还有一些国家免除了海地的债务，并提供经济援助。

多米尼加共和国也受到了霍乱疫情的影响，但与海地相比，多米尼加共和国具有更好的经济水平、卫生条件、科研环境和医疗条件，因此受疫情影响较小。多米尼加共和国在海地霍乱报告后的48小时内便在国家实验室明确了霍乱诊断方法与流程。2010年10月31日，多米尼加共和国确定了首个霍乱病例，国家官员迅速计划了超过70所配备专业医疗人员、专门用于霍乱治疗的医院，并储存了足以治疗2万例霍乱的医疗用品。到12月，多米尼加共和国有超过75%的医生接受了专门的霍乱治疗培训。此外，政府持续监测全国市政供水系统的氯化水平与水质，并通过大众媒体、传单、教师课堂手册、志愿者访问等方式传递公共卫生信息。

海地的霍乱并未彻底结束，加勒比海地区和霍乱弧菌的斗争是持续、反复的。2011年后，总病例数增长虽然减少，但仍会出现季节性增长，每到雨季，病例数会再次增加。此外，雨季常发的飓风对卫生基础设施的摧毁让霍乱更易传播。改善供水和卫生基础设施是遏制霍乱增长的根本方法，为此，近年来国际社会向海地提供了超过60亿美元的援助，建立安全的饮用水和污水处理系统包括在援助计划之内。

2016年12月1日，联合国秘书长潘基文在第71届联合国大会上分别用克里奥尔语、法语及英语代表联合国明确向海地人民致以歉意，“联合国对因海地霍乱导致的人民死亡和苦难深表遗憾。我们在有关制止霍乱暴发及其传播方面做得不够。作为联合国官员，我想清楚地表示，我们向海地人民道歉。”同日，潘基文提出了针对海地“双轨战略”，以支持海地战胜霍乱，并向民众提供物质援助。“双轨战略”的第一条轨道提出要在海地消除霍乱，通过建立霍乱快速反应框架、支持口服霍乱疫苗资源的方式应对和降低霍乱的发生率，解决供水、环境卫生和卫生保健系统的中长期问题，大大改善居民获得护理和治疗的途径。第二条轨道表明要为受霍乱直接影响的个人和家庭提供物质援助。

“持久战”任重道远

据联合国公布的数据，海地霍乱疫情影响了 82 万人，造成超过 9000 人丧生。有研究认为，还有许多感染者和死者尚未被统计，实际的疫情数据远大于已有的统计数据。可以确定的是，这是 21 世纪以来单个国家中最大的霍乱流行。

2016 年夏天，飓风“马修”席卷海地之后，海地有多个村庄被淹，部分道路、桥梁受到损毁，一些新建的建筑和设施被破坏，超过 1000 人在这场风暴中遇难，成千上万的居民成为无家可归者。不少流离失所的人们以幸存的建筑为庇护，聚集其中。被摧毁的交通与建筑、脆弱的卫生基础设施、泛滥的河水、聚居的难民，这样的灾难无疑让还未走出霍乱阴霾的海地更为艰难。这样的灾难在霍乱疫情开启后并非唯一一次造访海地，程度不同的自然灾害频频造访这个加勒比海北部的岛国，让抗击霍乱的过程不断受到冲击。

值得欣慰的是，自 2019 年 1 月后，海地至今尚未出现新的霍乱疫情，这一场维持近十年的“持久战”暂时得到了喘息，但是海地卫生基础设施的建设和公共防疫体系的完善仍有很长的路要走。

（李林奇）

50. 致命的花冠

——中东呼吸综合征

对于 21 世纪的人们来说，冠状病毒这一名称并不陌生，在过去的几十年，它曾不止一次地造访人类。要回顾人类对这种病毒的认知历程，需要追溯的时间并不久远。

冠状病毒在 1937 年首次从鸡体内分离出来。1965 年，科学家首次从人体中分离出冠状病毒。1968 年，科学家根据对病毒的形态学研究，将此类病毒命名为冠状病毒（coronavirus）。在电子显微镜下，这种病毒的外膜上有着一个个突起的棒状粒子，形如中世纪欧洲国王头上的王冠，因此得名。

迄今为止，人类共发现 7 种有能力导致人类患病的冠状病毒，其中 4 种（HCoV－229E、HCoV－OC43、HCoV－NL63、HCoV－HKU1）较为温和，常引发人体病毒性感冒。但是，并非所有冠状病毒引起的疾病都是轻微的，2003 年，由冠状病毒导致的严重急性呼吸综合征（SARS）暴发给人类社会造成了巨大的损失，人们对于冠状病毒致病性的看法也因此有了彻底改变。

SARS 暴发后的第九年，另一种由冠状病毒引发的疾病——

中东呼吸综合征（MERS）首次出现在中东大地上，这一次，它以高致死率和横跨多个大洲的高蔓延程度让人类医疗和公共卫生事业再一次经历了严峻的考验。

认识中东呼吸综合征

中东呼吸综合征是一种由中东呼吸综合征冠状病毒（MERS-CoV）引起的新型人畜共患的呼吸系统传染疾病。MERS-CoV是目前第六个被发现的人类冠状病毒。在进入人体后，这种病毒袭击支气管上的无纤毛上皮细胞，它能够避开宿主体内的起始免疫反应，并阻止免疫细胞分泌干扰素。

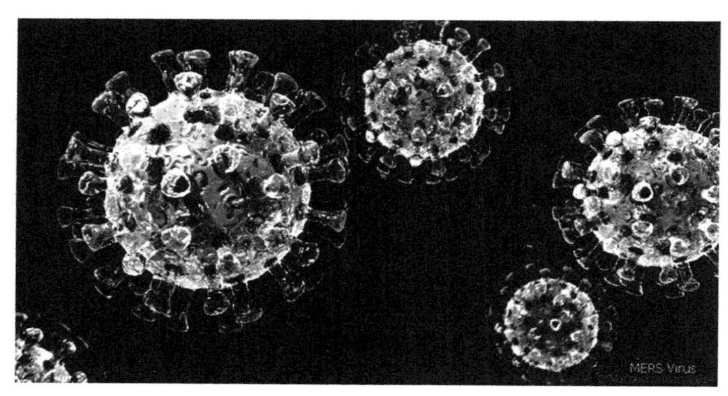

中东呼吸综合征冠状病毒的3D影像

MERS病毒可能引发肺部炎症，典型症状表现为发热、咳嗽、咽喉疼痛、气短、腹泻或呕吐等。病情严重时的患者可能因急性呼吸窘迫综合征、肾衰竭及多脏器衰竭而死亡。疫情早期，因为其症状与 SARS 相似，又被称为“类 SARS 病毒”。

不同群体的 MERS 患者症状轻重有所不同，老年人，免疫系统功能脆弱人群，患有癌症、慢性肺部疾病和糖尿病等慢性病患者群更易出现较为严重的症状，此外，据统计，MERS 男性患者数量大于女性患者数量。

单峰骆驼是 MERS 病毒的一大宿主，同时也是导致人间感染的重要动物来源。美国国家过敏症和传染病研究所与沙特国王大学等机构合作，在沙特阿拉伯采集了 200 多头单峰骆驼的血液样本，实验结果发现 74%的血液样本中存在这种病毒。但是，单峰骆驼究竟以何种方式将病毒传染给人类尚未得到明确的解释。除了单峰骆驼，后续还有研究认为蝙蝠是 MERS 病毒的来源。

MERS 在人与人之间是如何传播的呢？研究表明，MERS 病毒主要通过直接接触分泌物或经气溶胶、飞沫传播，也可经粪口途径传播。2013 年，一名有过中东旅行史的英国男子回国后被确诊为中东呼吸综合征，随后不久，他的儿子也感染了病毒，英国卫生官员认为这是 MERS 病毒具备人传人性质的强有力证明。不过，世界卫生组织提出，MERS 病毒的人际间传播是有限的，部分与患者密切接触的人群（如医护人员、家人）感染的可能性较高，尚

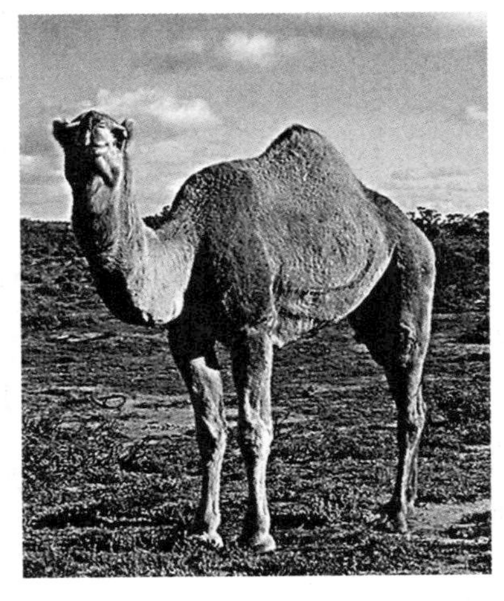

单峰骆驼

未发现广泛的人传人病例。与 SARS 相比，中东呼吸综合征的传染性更弱，但却具有更高的死亡率。

截至 2020 年 1 月，全球中东呼吸综合征波及 27 个国家，累计确诊病例 2519 例，死亡人数达 866 人，死亡率约为 34.3%。

以中东为中心的早期暴发

2012 年 6 月，一名 60 岁的沙特阿拉伯男子出现了发热、咳嗽和呼吸困难等症状，在症状持续 7 天后，他前往医院就诊。数天后，这名患者因严重肺炎引发的器官衰竭去世。埃及微生物学家阿里·穆罕默德·扎基（Ali Mohamed Zaki）从这名患者肺部分离出一种此前人类从未见过的冠状病毒。

根据后来流行病学调查显示，在 2012 年 6 月沙特阿拉伯出现确诊病例之前，约旦的一家医院在同年春季已经出现一例不明原因肺炎疫情，这是目前已知最早的 MERS 病例。

2012 年 9 月，一名 49 岁的卡塔尔男子出现了与此前沙特阿拉伯病例类似的流感症状。在医院，该患者被施以呼吸道疾病的治疗方法，但不幸的是，他在入院 11 天后因疾病引发的肾衰竭去世。这名患者的样本随后被送至英国健康保护局进行检验，又一例 MERS 病例由此确认。11 月，卡塔尔与沙特阿拉伯相继出现类似病例。2013 年 2 月，英国曼彻斯特一位曾前往中东及巴基斯坦地区的旅客确诊，患者的儿子在没有境外旅行史的情况下随后也感染了病毒。

人们发现，这种病毒有着较高的发病率和致死率，感染者常发展为肺部炎症，表现出高热、气短、腹泻等症状，严重者可能因急性呼吸窘迫综合征或器官衰竭而死亡。让人们更无措的是医学界并没有疫苗或特异性治疗方法来攻克病毒，仅能根据患者临床状况进行支持性治疗。

病毒发现后不久，许多科学家与研究中心争相为病毒命名并试图获得专利。首个分离病毒的科学家扎基将研究成果分享给位于荷兰鹿特丹的研究团队，该团队在论文中将病毒命名为HCoV - EMC/2012。大部分学者默认了这一称呼，一部人在使用中去掉了“EMC”，仅称呼病毒为“HCoV”（human coronavirus)。但是，因为当时世界上还有另外 5 种病毒也属于人类冠状病毒，这一名称可能带来混淆。2013 年 5 月 15 日，国际病毒分类委员会公布了“中东呼吸综合征冠状病毒”（MERS - CoV）这一正式名称。新命名公布后，部分机构和个人认为这一名称可能引发区域歧视，不过世界卫生组织对此并未表示反对。

面向不同的人群，世界卫生组织提出了针对性建议。医护工作者应佩戴外科口罩和眼部保护装置，穿戴干净无菌的长袖防护服和手套，接触患者及其周围环境前以及脱去个人防护装备后及时洗手。在向急性呼吸道感染症状的患者提供医疗服务时，医护人员在上述措施的基础上还应该增加飞沫防护措施，在进行可能产生气溶胶的操作时应当采用空气防护装置。对于普通民众，世界卫生组织建议民众在接触动物前后立即洗手，咳嗽或打喷嚏时用纸巾遮住口鼻并及时将纸巾丢进垃圾桶，避免用手触摸面部，避免与患者进行人身接触，对经常触摸的物体表面进行消毒和清洁。此外，民众应该远离可能存在病毒的农场，避免与染病动物接触，避免饮用生鲜骆驼奶、接触骆驼尿，或食用未经烹饪的肉类。此外，针对一年一度的穆斯林朝觐活动，世界卫生组织鼓励各会员国针对各国情况给予民众旅行警示。

从 2012 年到 2013 年底，全球范围内几乎每个月都会出现一些零星的病例，囿于 MERS 病毒较为有限的传播率，其引发的关注度远不如短时间内大量暴发的 SARS。早期的病例主要集中在中东地区，并以中东为中心随着人口流动零星传入英国、德国、法国等国家。

全球疫情的转折点出现在 2014 年。该年 4～6 月，沙特阿拉伯与阿拉伯联合酋长国上报的 MERS 感染者超 500 人，全球确诊人数直线飙升。病例数据的剧烈攀升可能由多方面的因素导致，部分研究者猜测病毒变异、季节性气候变化是其主要原因，还有观点认为两国更为积极的监控措施和信息披露导致了病例激增。总之，MERS 病毒这一在过去两年并未显示其强大能量的病毒吸引了世界的目光。

MERS 病毒的亚洲主战场——韩国

“即便过了好几年，有时闭着眼睛，想起 2015 年的那场疫情，我便难以入睡。”这是韩国疾病管理本部首席专家金梦玹对几年前韩国 MERS 疫情的回忆。

2015 年，MERS 病毒在韩国大规模暴发，疫情从当年 5 月持续至年底，共有 186 人感染，38 人死亡，这是 MERS 病例发现以来在沙特阿拉伯境外规模最大的疫情。

MERS病毒为何会在相距中东几千千米外的韩国掀起巨大波澜？一切还需追溯至2015年5月一名从中东归国的韩国男子。

作为韩国第一例MERS确诊患者，这名男子的确诊过程并不容易。

2015年5月4日，一名68岁韩国男子从中东地区乘飞机抵达仁川国际机场，不久前，他曾前往巴林。归国几天后，这名男子在出现发热、咳嗽等症状后前往医院就诊。他辗转了3座城市的4家医院，最后就诊的三星首尔医院怀疑他所患的正是此前在中东一带流行的MERS。5月18日，医院向韩国保健福祉部提出“确认患者情况”的要求，但是该部门以“巴林并非MERS患者出现的国家”为由拒绝了这一要求。直到第二天，保健福祉部才取走患者检测样本。5月20日，这名男子被确诊为韩国第一例中东呼吸综合征患者，卫生部门立刻对其进行隔离。不久后，曾密切照顾他的妻子及其同一病房的患者也被确诊。

从归国到确诊，首例病毒携带者在半个月的时间内经过了多个城市和医院，防止MERS病毒扩散的黄金时间已然过去。

疫情初期，医疗机构成为病毒扩散的主要场所，前64例确诊患者全部集中发生在6家医疗机构内。封闭的通风系统、不全面的隔离措施、看护与探视文化的存在让医院成为MERS病毒在韩国传播的温床。

医院暴发大面积感染后，一些谣言甚嚣尘上，恐慌情绪在人群中蔓延，政府的辟谣和“MERS大流行可能性低”的声明并未有效安抚公众。超市中口罩被迅速售空，街上随处可见佩戴口罩的行人，公园、大型超市、商场等场所门庭冷落，民众们显示出了较高的自我保护意识。由于担心前往医院会感染 MERS 病毒，许多患者即便有就诊需要也选择了“忍”的短期策略，因此医院就诊数量直线下滑。此外，超过千所学校停课，自行车赛、马拉松大赛、演唱会等公共活动也被取消。韩国社会经济增长与人口流动在 2015 年的夏天被按下了暂停键。

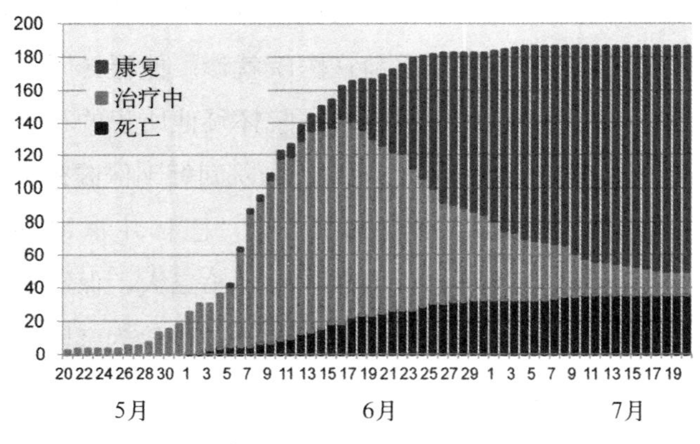

2015 年 5～7 月韩国 MERS 病例统计

5 月 31 日，韩国保健福祉部部长文亨杓在新闻发布会上公开致歉，“韩国政府对 MERS 的传播力判断失误，没有对首例患者及密切接触者进行妥善管理，由此引发了国民的忧虑和恐慌，对此表示深深的歉意。”6 月 3 日，时任韩国总统朴槿惠在青瓦台主持会议时，要求有关部门尽快成立中东呼吸综合征防治应对小组，并向韩国民众尽快公布防疫措施，尽可能消除社会不安情绪，控制疫情的发展。包括三星首尔医院、大田市建阳大学医院、平泽市圣母医院等在内的 24 所医院被设置为接收中东呼吸综合征患者的医院。此外，政府通过电视、网络、手机甚至一些综艺节目推送 MERS 防治知识。

与此同时，中国香港也出现了来自韩国的病患输入，为避免社区大规模暴发，政府将应变级别由“戒备”调整至“严重”，并发出了旅游警示。中国驻韩大使馆也对在韩公民和准备赴韩的公民发布了提示信息，号召公民关注疫情信息，做好防范应对。

随着患者与相关接触者得到更有效的控制，加之韩国较好的医疗水平，治愈患者数越来越多，新增感染者逐渐减少。2015 年 12 月 23 日，韩国保健福祉部宣布韩国 MERS 疫情于当日 24 时结束。据韩国现代经济研究院统计，MERS 疫情导致韩国 2015 年国内生产总值（GDP）比预期值下降 0.2%～0.3%。旅游业受到的冲击尤为剧烈，以往热闹非凡的景福宫、乐天世界等景点游客稀少，酒店、民宿与餐饮业随之遭受打击。此外，部分工厂出现的接连病例致使工厂生产线瘫痪，汽车、半导体等产品出口受到影响。

这场疫情的影响波及韩国政、商、学各界，对普通民众正常生活和生命安全造成巨大影响，同时，它也促进韩国社会各界对国家医疗与公共卫生防疫体系的反思。

导致韩国 MERS 疫情暴发的因素众多。从自然角度出发，韩国干燥、气温适中的气候比中东更适合病毒生存。此外，政府防疫不力、信息公开不足、医疗制度缺陷等社会因素更大程度上给病毒的传播提供了机会。

疫情发生前，韩国政府对于已在世界多国出现的 MERS 病毒缺乏严密的防范与充分的预警、科普。世界卫生组织在 2014 年底曾向韩国警告过 MERS 出现的可能，但遗憾的是，在收到预警后，韩国卫生部门与交通部门并未对来自中东地区的游客进行任何形式的追加检疫，这无疑让病毒“有机可乘”。韩国医护人员和普通市民对于 MERS 的认识同样不足，首位患者归国后刻意对中东旅行经历的隐瞒导致医院对其采取的隔离行动滞后。此外，在确诊首例患者后，政府对密切接触者的追踪与隔离工作存在纰漏。

政府在 MERS 暴发初期对疫情严重程度的低估致使其错过了控制疫情的最佳时期。以仁川地区为例，当地感染者被送往本地定点医院后，政府未向社会通报相关情况，致使隔离工作出现巨大纰漏，甚至部分与感染者密切接触的人员仍在自由地活动。直到疫情发生后半个月，具有重大安全预警职能的国民安全处才开始向民众发布疫情短信，韩国卫生部更是在疫情发生 18 日后才公布收治中东呼吸综合征患者的医院。

韩国虽然实行“分级诊疗”制度，但是这一制度的落实并不严格，许多患者在一所医院诊疗后继而乘公交前往大型医院再次就诊，向人流密集的大型医院扩散病原体。

部分不配合政府防疫措施的民众让防疫工作雪上加霜。不少患者出于对隔离和医院环境的恐惧，刻意隐瞒与确诊患者的密切接触史，导致后续出现更多隔离者和隔离场所。此外，韩国人探视与陪护患者的传统也加剧了病毒的传播。

抗击 MERS 在继续

MERS 是继 2003 年 SARS 之后另一引起世界范围内公共卫生领域关注的冠状病毒疾病。2015 年后，随着预防和控制措施的改善、对骆驼活动的控制、对 MERS 历史暴发的全面调查以及世界范围内的沟通与合作，全球中东呼吸综合征病例数相对 2014—2015 年有所减少，但其在每年仍有相当数量的病例增加。

目前，针对中东呼吸综合征的治疗手段以支持性治疗为主，疫苗尚处于研制阶段，唯一的预防方式仍是开展自我预防。近年来，世界范围内针对中东呼吸综合征治疗与疫苗研发的研究正在开展，相关研讨会议相继举行。2017 年 9 月，联合国粮食及农业组织、世界动物卫生组织和世界卫生组织召集受中东呼吸综合征影响的国家代表，讨论 MERS-CoV 起源问题与相关医学干预措施。2018 年 10 月，60 位 MERS 与公共健康领域的学者、专家在阿布扎比开展关于中东呼吸综合征的研讨会。会议提出建立一个在未来 MERS 疫情暴发时可以迅速部署和共享信息的专家库，并在会中讨论了 MERS 治疗方法、临床试验、疫苗研发等相关问题。

目前，人类对于中东呼吸综合征的了解与应对措施仍极为有限，未来若要在与这种疫病相抗争的过程中占据上风，我们仍需依靠长足的研究和世界各国的精诚合作。

（李林奇）

后　记

本书是一本由国内医史研究学界近20位中青年学者共同完成的科普读物。虽定位为大众科普读本，但在撰写过程中，各位编者始终秉持学术研究的严谨态度，努力查阅相关资料，认真阅读相关文献，用撰写学术论著的精神来撰写每一篇故事。

为增强读者的阅读体验，加深对每篇故事的理解，我们在力求增强文字的可阅读性与表现力的同时，还为故事选配了插图。这些插图主要来自位于英国伦敦的全球著名医史图书馆 Wellcome Trust Library 的电子图库，大多为国内读者首见。在此，我们衷心感谢 Wellcome Trust Library 慷慨允许我们使用这些图片。

全书50个故事，由各位编者分工完成，最后由闵凡祥和张树剑完成统稿。由于我们学识有限，加之时间仓促，书中难免会有表述不当之处。读者如在阅读过程发现任何问题，请不吝赐教。您的任何意见、建议与指教，请电邮至 fanxiangmin@nju. edu. cn。我们将对之加以认真汇总，对书稿做出相应修改与完善，使之在重印或再版时更加完美。

编　者

2020年7月

参考文献

[1] 巴里. 大流感：最致命瘟疫的史诗［M］. 钟杨，赵佳媛，刘念，译. 上海：上海科技教育出版社，2008.

[2] 白春晓. 苦难与伟大：修昔底德视野中的人类处境［M］. 北京：北京大学出版社，2015.

[3] 伯恩. 黑死病［M］. 王晨，译. 上海：上海社会科学出版社，2013.

[4] 布朗. 致命流感：百年治疗史［M］. 王晨瑜，译. 北京：社会科学文献出版社，2020.

[5] 曹树基，李玉尚. 鼠疫：战争与和平——中国的环境状况与社会变迁（1230—1960 年）［M］. 济南：山东画报出版社，2006.

[6] 查克拉巴提. 医疗与帝国：从全球史看现代医学的诞生［M］. 李尚仁，译. 北京：社会科学文献出版社，2019.

[7] 柴瑞.《宋会要·食货类·居养院、安济坊、漏泽园门》整理与研究［D］. 北京：中央民族大学，2019.

[8] 常白，韩星. 非典型历史：人类与瘟疫抗争的故事［M］. 北京：经济管理出版社，2004.

[9] 陈建军. 中世纪英国对麻风病人的救治［J］. 经济社会史评论，2014（7）：158－165.

[10] 陈界，王恒伟. SARS 引出的历史：从雅典瘟疫到 SARS［M］. 长春：吉林人民出版社，2004.

[11] 陈志强."查士丁尼瘟疫"影响初探［J］. 世界历史，2008（2）：77－85.

[12] 陈志强. 地中海世界首次鼠疫研究［J］. 历史研究，2008（1）：159－175，192.

[13] 仇振武. 1853—1854 年英国霍乱与水源治理［D］. 南京：南京大学，2019.

[14] 崔艳红. 查士丁尼大瘟疫述论［J］. 史学集刊，2003（3）：50－55，111.

[15] 道布森. 疾病图文史：影响世界历史的 7000 年［M］. 苏静静，译. 北京：金城出版社，2016.

[16] 笛福. 伦敦大瘟疫亲历记［M］. 谢萍，译. 呼和浩特：内蒙古人民出版社，2003.
[17] 丁见民. 外来传染病与美国历史早期印第安人人口的削减［J］. 世界历史，2018（1）：96－106，158－159.
[18] 饭岛涉. 鼠疫与近代中国：卫生的制度化和社会变迁［M］. 朴彦，余新忠，姜滨，译. 北京：社会科学文献出版社，2019.
[19] 方喜业. 中国鼠疫自然疫源地［M］. 北京：人民卫生出版社，1990.
[20] 傅维康. 明代医家吴又可论“疫”［N］. 健康报，2020－2－8（8）.
[21] 符友丰. 金元鼠疫史与李杲所论病证［J］. 中医杂志，1996，37（4）：243－244.
[22] 高福，刘欢. 流感病毒：躲也躲不过的敌人［M］. 北京：科学普及出版社，2018.
[23] 高建红. 12—16世纪西欧的医生：一项医疗社会史的研究［D］. 上海：复旦大学，2011.
[24] 高云波，石小英. 建安二十二年疫灾与建安文风的转变［J］. 绍兴文理学院学报（人文社会科学），2018，38（6）：65－71.
[25] 高中伟，段文健. 新中国初期中共对血吸虫病防治的社会动员［J］. 厦门大学学报（哲学社会科学版），2020，258（2）：152－161.
[26] 谷操. 驱逐与救助：中世纪西欧的麻风病［D］. 南京：南京大学，2016.
[27] 贵州省文教群英会秘书处. 送走瘟神，人寿年丰［M］. 贵阳：贵州人民出版社，1960.
[28] 郭奕玲，沈慧君. 蚊腹中的发现——记罗斯对疟疾病源的研究［J］. 生命世界，2008（9）：100－103.
[29] 哈珀. 罗马的命运：气候、疾病和帝国的终结［M］. 李一帆，译. 北京：北京联合出版公司，2019.
[30] 海尔曼. 医学领域的名家之争：有史以来最激烈的10场争论［M］. 马晶，李静，译. 上海：上海科学技术文献出版社，2008.
[31] 汉. 疾病与治疗：人类学怎么看［M］. 禾木，译. 上海：东方出版中心，2010.
[32] 和付强. 元代疫病史初步研究［D］. 郑州：郑州大学，2006.
[33] 红雨. 送瘟神，改自然，创高产：江西省余江县［M］. 北京：农业出版社，1966.
[34] 黄雁鸿. 19世纪末档案文献对香港鼠疫的记载［J］. 历史档案，2018（1）：109－114.
[35] 霍尼斯鲍姆. 人类大瘟疫：一个世纪以来全球性流行病［M］. 谷晓阳，李曈，译. 北京：中信出版社，2020.
[36] 基普尔. 剑桥世界人类疾病史［M］. 张大庆，译. 上海：上海科技教育出版社，

2007.
[37] 加斯凯. 黑死病：大灾难、大死亡与大萧条（1348—1349）[M]. 郑中求，译. 北京：华文出版社，2019.
[38] 贾晓红. 邺下文学集团始末考述 [J]. 中国校外教育（理论），2008（S1）：53－54.
[39] 焦润明. 清末东北三省鼠疫灾难及防疫措施研究 [M]. 北京：北京师范大学出版社，2011.
[40] 焦润明. 1910—1911 年的东北大鼠疫及朝野应对措施 [J]. 近代史研究，2006（3）：106－124.
[41] 金素芳. 安乐坊考略 [J]. 兰台世界，2012（33）：66.
[42] 坎普斯，霍夫曼. 了解非典：SARS 资讯/2003. 5 [M]. 吴观陵，译. 南京：南京出版社，2003.
[43] 凯利. 医学成为一门科学 [M]. 陶冉，李东琬，译. 上海：上海科学技术文献出版社，2015.
[44] 克罗斯比. 哥伦布大交换：1492 年以后的生物影响和文化冲击 [M]. 郑明萱，译. 北京：中国环境科学出版社，2010.
[45] 科马洛夫. 哈佛家庭医学全书 [M]. 许宗瑞，李立，付颖，译. 合肥：安徽科学技术出版社，2014.
[46] 李强国. 1793 年费城黄热病大瘟疫研究 [D]. 西安：陕西师范大学，2017.
[47] 李林村. 流行性乙型脑炎 [M]. 北京：气象出版社，1996.
[48] 李琼，李蓬. 中东呼吸综合征冠状病毒感染的研究进展 [J]. 河南预防医学杂志，2020，31（02）：81－84，101.
[49] 黎润红，饶毅，张大庆. “523 任务”与青蒿素发现的历史探究 [J]. 自然辩证法通讯，2013，35（1）：107－121，93.
[50] 李晓光. 黑死病与 14—15 世纪欧洲社会历史的变迁 [D]. 桂林：广西师范大学，2006.
[51] 李玉尚，曹树基. 咸同年间的鼠疫流行与云南人口的死亡 [J]. 清史研究，2001（2）：19－32.
[52] 李玉尚，顾维方. 都天与木莲：清代云南鼠疫流行与社会秩序重建 [J]. 社会科学研究，2012（1）：144－150.
[53] 李中琳，符奎. 1232 年金末汴京大疫探析 [J]. 医学与哲学（人文社会医学版），2008（6）：69－72.
[54] 李宗鲁，赵羽. “杜诗疗疟”考 [J]. 重庆科技学院学报（社会科学版），2012（14）：113－115.
[55] 林语堂. 苏东坡传 [M]. 长沙：湖南文艺出版社，2016.

[56] 刘虹. 诺贝尔医学奖传奇 [M]. 南京：东南大学出版社，2012.
[57] 刘翠溶，伊懋可. 积渐所至：中国环境史论文集 [M]. 台北：台湾中央研究院经济研究所，1995.
[58] 刘雪松. 清代云南鼠疫的环境史研究 [D]. 昆明：云南大学，2011.
[59] 玛格纳. 医学史 [M]. 刘学礼，译. 上海：上海人民出版社，2017.
[60] 麦克尼尔. 瘟疫与人 [M]. 余新忠，毕会成，译. 北京：中国环境科学出版社，2010.
[61] 毛利霞. 从隔离病人到治理环境：19 世纪英国霍乱防治研究 [M]. 北京：中国人民大学出版社，2018.
[62] 孟佐尼. 约婚夫妇 [M]. 张世华，译. 南京：译林出版社，1999.
[63] 牟重行. 1232 年汴京大疫与气候因素探讨 [J]. 中华医史杂志，2008，38 (1)：15-18.
[64] 牛亚华.《圣散子方》考 [J]. 文献，2008 (2)：114-119.
[65] 庞安时. 伤寒总病论 [M]. 王鹏，王振国，点校. 北京：人民卫生出版社，2019.
[66] 蒲辅周. 流行性“乙型”脑炎 (第 1 集) [M]. 北京：人民卫生出版社，1958.
[67] 普雷斯顿. 血疫：埃博拉的故事 [M]. 姚向辉，译. 上海：上海译文出版社，2016.
[68] 乔富渠. “战争瘟疫”斑疹伤寒使曹操兵败赤壁 [J]. 杏苑中医文献杂志，1994 (1)：17-19.
[69] 彻诺. 汉密尔顿传 [M]. 张向玲，高翔，何皓瑜 ，译. 杭州：浙江大学出版社，2018.
[70] 萨克斯. 睡人 [M]. 宋伟，译. 北京：中信出版社，2011.
[71] 单丽. 清代古典霍乱流行研究 [D]. 上海：复旦大学，2011.
[72] 沈冬梅. 宋代杭州人口考辨 [C] //中国宋史研究会. 宋史研究论文集：国际宋史研讨会暨中国宋史研究会第九届年会编刊. 保定：河北大学出版社，2002.
[73] 斯塔克. 基督教的兴起：一个社会学家对历史的再思 [M]. 黄剑波，高民贵，译. 上海：上海古籍出版社，2005.
[74] 斯通. 俄罗斯军事史：从恐怖伊凡到车臣战争 [M]. 牛立伟，译. 北京：解放军出版社，2015.
[75] 沃蒂什，郭明枫. 欧洲内陆水道的水手和梅毒：国际卫生组织与莱茵河委员会 (1900—1953 年) [J]. 医疗社会史研究，2016 (1)：73-90，307-308.
[76] 宋凯，祁芝珍，杨瑞馥，等. 鼠疫历史疫情的考古微生物学研究进展 [J]. 中国人兽共患病学报，2018，34 (12)：1142-1146.
[77] 宋濂，王祎. 元史 [M]. 北京：中华书局，1976.

[78] 太平惠民和济局. 太平惠民和济局方 [M]. 刘景源，点校. 北京：人民卫生出版社，2019.
[79] 谭健锹. 疫警时空 [M]. 北京：生活·读书·新知三联书店，2016.
[80] 汤姆逊. 中国与中国人影像：约翰·汤姆逊记录的晚清帝国 [M]. 徐家宁，译. 桂林：广西师范大学出版社，2012.
[81] 丸山宗利. 了不起的昆虫 [M]. 北京：南海出版公司，2017.
[82] 王冠中. 新中国公共卫生事件应对中的中西医协调——以 20 世纪 50 年代的血吸虫病防治为例 [J]. 安徽史学，2012 (03)：42 - 50.
[83] 王家龙，李朝军. 以诗驱疟——文学功能的别样呈现 [J]. 贵州文史丛刊，2018 (4)：92 - 97.
[84] 王硕，徐保云. 救治河盲症，确立了默克公司的公益形象 [J]. 国际公关，2016 (3)：74 - 76.
[85] 汪新娟. 1665—1666 年伦敦大瘟疫的历史考察 [D]. 曲阜：曲阜师范大学，2011.
[86] 王星光，郑言午. 也论金末汴京大疫的诱因与性质 [J]. 历史研究，2019 (1)：145 - 159.
[87] 王旭东，孟庆龙. 世界瘟疫史 [M]. 北京：中国社会科学出版社，2005.
[88] 王延庆. 瘟疫与西罗马帝国的衰亡 [J]. 齐鲁学刊，2005 (6)：60 - 64.
[89] 王银. 1910—1911 年东北鼠疫及防治研究 [D]. 苏州：苏州大学，2005.
[90] 王永奇，王云龙. 麻风病与鲍德温四世的继位关系探析 [J]. 北京联合大学学报(人文社会科学版)，2017，15 (4)：118 - 124.
[91] 王志彬，蓝丽娜. 梅毒防治的历史 [J]. 中国热带医学，2011，11 (6)：769 - 772.
[92] 佚名. 美国麻疹疫情暴发，天灾？人祸？ [J]. 江苏卫生保健，2019 (6)：54 - 55.
[93] 吴光祥. 毛泽东写《七律·送瘟神》始末 [J]. 世纪风采，2020 (4)：3 - 7.
[94] 吴寰. 灾疫的流动性：清以降以云南为中心的区域鼠疫流行研究 (1644—1949) [D]. 昆明：云南大学，2016.
[95] 希尔茨. 世纪的哭泣 [M]. 傅洁莹，译. 上海：上海译文出版社，2019.
[96] 西格里斯特. 伟大的医生：一部传记式西方医学史 [M]. 柏成鹏，译. 北京：商务印书馆，2014.
[97] 谢高潮. 浅谈同治初年苏浙皖的疫灾 [J]. 历史教学问题，1996 (2)：18 - 22.
[98] 修昔底德. 伯罗奔尼撒战争史：详注修订本 [M]. 徐松岩，译. 上海：上海人民出版社，2017.
[99] 许新民. 近代云南瘟疫流行考述 [J]. 西南交通大学学报（社会科学版)，2010，

11 (4): 121 - 126.
[100] 阎石. 20 世纪 50 年代乙型脑炎流行与防控研究 [D]. 新乡: 河南师范大学, 2015.
[101] 杨潮, 王桂琴, 阚飙. 海地震后霍乱暴发的防控与溯源: 经验与教训 [J]. 中华预防医学杂志, 2012 (2): 103 - 105.
[102] 杨靖. 伦敦大瘟疫与公共卫生制度的创建 [N]. 中国科学报, 2020 - 03 - 26 (5).
[103] 杨佩英, 秦鄂德. 登革热和登革出血热: 基础理论与实验技术 [M]. 北京: 人民军医出版社, 1999.
[104] 杨微. 论黑死病在西欧的传播与影响 [D]. 长春: 吉林大学, 2008.
[105] 优西比乌. 教会史 [M]. 梅尔英, 瞿旭彤, 译. 北京: 生活・读书・新知三联书店, 2009.
[106] 余新忠. 咸同之际江南瘟疫探略——兼论战争与瘟疫之关系 [J]. 近代史研究, 2002 (5): 79 - 99, 1.
[107] 余新忠. 清代江南的瘟疫与社会: 一项医疗社会史的研究 [M]. 北京: 中国人民大学出版社, 2003.
[108] 余新忠, 赵献海, 张笑川, 等. 瘟疫下的社会拯救: 中国近世重大疫情与社会反应研究 [M]. 北京: 中国书店, 2004.
[109] 于永敏, 刘进, 王忠云. 沈阳万国鼠疫研究会始末 [J]. 中国科技史料, 1995 (4): 64 - 69.
[110] 张海林. 流行性乙型脑炎 [M]. 西安: 陕西科学技术出版社, 2005.
[111] 张箭. 梅毒的全球化和人类与之的斗争——中世晚期与近代 [J]. 自然辩证法通讯, 2004 (2): 71 - 76, 70.
[112] 张剑光. 三千年疫情 [M]. 南昌: 江西高校出版社, 1998.
[113] 张兰花. 曹魏士风递嬗与文学新变 [D]. 杭州: 浙江大学, 2012.
[114] 张丽剑. 天宝战争及其影响 [J]. 黑龙江民族丛刊, 2008 (6): 84 - 87.
[115] 张瑞. 瘟疫与谣言——以嘉道大疫为中心的探讨 [J]. 河北师范大学学报 (哲学社会科学版), 2011, 34 (6): 125 - 130.
[116] 张世政, 曹志民. 我国医院的形成及其发展之概况 (续) [J]. 河南中医学院学报, 1978 (3): 37 - 43.
[117] 张勇. 论建安二十二年瘟疫对魏初文学的影响 [J]. 时代文学 (下半月), 2011 (2): 198 - 199.
[118] 赵伯阳. 血吸虫病猖獗是曹军在赤壁之战中惨败的主因 [J]. 江苏社联通讯, 1988 (3): 39 - 41.
[119] 赵伯阳. 赤壁之战曹军败因新说 [J]. 南京中医学院学报, 1988 (3): 44 - 46,

51.

[120] 赵建军. 建安二十二年的瘟疫对文学的影响 [J]. 阴山学刊（社会科学版），2007 (1): 19-21.

[121] 赵启燕. 开南诏盛世——浅析阁罗凤与南诏的发展 [J]. 大理民族文化研究论丛，2018 (1): 202-217.

[122] 中共中央防治血吸虫病九人小组办公室. 送瘟神：防治血吸虫病歌曲集 [M]. 上海：上海文化出版社，1965.

[123] 中国医学科学院流行病学微生物学研究所. 中国鼠疫流行史 [M]. 北京：人民卫生出版社，1981.

[124]《中国在行动：援非抗击埃博拉疫情纪实》编辑组. 中国在行动：援非抗击埃博拉疫情纪实 [M]. 北京：世界知识出版社，2015.

[125] 朱石生. 邪症迷思：塞麦尔维斯与产褥热 [M]. 北京：新星出版社，2020.

[126] 朱建平. 鼠疫斗士：伍连德的故事 [M]. 长春：吉林科学技术出版社，2012.

[127] 朱凤祥. 清代政府行为与疫病灾害的关系 [J]. 北方文物，2011 (2): 88-91.

[128] 邹翔. 鼠疫与伦敦城市公共卫生（1518—1667） [M]. 北京：人民出版社，2015.

[129] ALEXANDER J T. Bubonic plague in early modern Russia: public health and urban disaster[M]. New York: Oxford University Press, 2003.

[130] ALFANI G, PERCOCO M. Plague and long-term development: the lasting effects of the 1629-1630 epidemic on the Italian cities[J]. The economic history review, 2019, 72(4): 1175-1201.

[131] ALFANI G, PERCOCO M. Plague in seventeenth-century Europe and the decline of Italy: an epidemiological hypothesis[J]. European review of economic history, 2013, 17(4): 408-430.

[132] BARBIERI R, DRANCOURT M. Two thousand years of epidemics in Marseille and the Mediterranean Basin[J]. New microbes & new infections, 2018, 26: S4-S9.

[133] BENEDICT C. Bubonic plague in nineteenth-century China[J]. Modern China, 1988, 14(2): 107-155.

[134] BRIGGS A. Cholera and society in the nineteenth century[J]. Past & present, 1961, 19(1): 76-99.

[135] CIPOLLA C M. Fighting the plague in seventeenth-century Italy[M]. Madison: University of Wisconsin Press, 1981.

[136] CHORBA T, BREEDLOVE B. Concurrent conflicts—the Great War and the 1918 influenza pandemic[J]. Emerging infectious diseases, 2018, 24(10): 1968-1969.

[137] ERMUS C. The plague of Provence: early advances in the centralization of crisis management[J/OL]. Arcadia, 2015, 9[2020-07-08]. http://doi. org/10. 5282/rcc/7029.

[138] FARR W. Report on the mortality of cholera in England, 1848-1849 [M]. London: W. Clowes and Sons, 1852.

[139] FLETCHER R. A tragedy of the great plague of Milan in 1630[M]. Baltimore: Lord Baltimore Press, 1898.

[140] FRAME J D, BALDWIN JR J M, GOCKE D J, et al. Lassa fever, a new virus disease of man from West Africa[J]. The American journal of tropical medicine and hygiene, 1970, 19(4): 670-676.

[141] GREENKY D, KNUST B, DZIUBAN E J. What pediatricians should know about Lassa virus[J]. JAMA pediatrics, 2018, 172(5): 407-408.

[142] GUBLER D J. Dengue/ dengue hemorrhagic fever: history and current status[J]. Clinical microbiology reviews, 1998, 11(3): 480-496.

[143] GUBLER D. Dengue viruses: their evolution, history and emergence as a global public health problem[J]. Emerging infectious diseases, 2014, 1(2), 56-58.

[144] HALSTEAD S B. Dengue[M]. London: Imperial College Press, 2008.

[145] HARDY A. Cholera, quarantine and the English preventive system, 1850-1895 [J]. Medical history, 1993, 37(3): 250-269.

[146] HAYS J N. Epidemics and pandemics: their impacts on human history[M]. Santa Barbara : ABCCLIO, 2005.

[147] IRWIN J F. The Great White Train: typhus, sanitation, and U. S. international development during the Russian Civil War[J]. Endeavour, 2012, 36(3): 89-96.

[148] ISIGUZO G C, IROEZINDU M O. Epidemiology and management of Lassa fever in the West African subregion: overcoming the socio-cultural challenges[M]. // TANGWA G B, ABAYOMI A, UJEWE S J, et al. Socio-cultural dimensions of emerging infectious diseases in Africa. Cham: Springer, 2019.

[149] KOHLER R E. Science and philanthropy: Wickliffe Rose and the International Education Board[J]. Minerva, 1985, 23(1): 75-95.

[150] KUPPERBERG P. The influenza pandemic of 1918-1919 [M]. New York: Infobase Publishing, 2009.

[151] MAZZOLA L T, KELLY-CIRINO C. Diagnostics for Lassa fever virus: a genetically diverse pathogen found in low-resource settings[J]. British Medical Journal Global Health, 2019, 4(2): 1-7.

[152] Morris R J. Cholera 1832: the social response to an epidemic[M]. New York:

Holmes & Meier Publishers, 1976.

[153] BRATHWAITE DICK O, SAN MARTÍN J L, MONTOYA R H, et al. The history of dengue outbreaks in the Americas[J]. American journal of tropical medicine & hygiene, 2012, 87(4): 584-593.

[154] PALMER S. Migrant clinics and hookworm science: peripheral origins of international health, 1840-1920[J]. Bulletin of the history of medicine, 2009, 83(4): 676-709.

[155] PATTERSON D. Typhus and its control in Russia, 1870-1940[J]. Medical history, 1993, 37(4): 361-381.

[156] TOMKINS S. The failure of expertise: public health policy in Britain during the 1918-1919 influenza epidemic[J]. Social history of medicine, 1992, 5(3): 435-454.

[157] UNDERWOOD E A. The history of cholera in Great Britain[J]. Royal society of medicine, 1947, 41(3): 165-173.

[158] Centers for Disease Control and Prevention. Cholera in Haiti[EB/OL]. (2014-11-07)[2020-07-08]. https://www. cdc. gov/cholera/haiti/index. html.

[159] Wikipedia. 2010s Haiti cholera outbreak[EB/OL]. [2020-07-08]. https://en. wikipedia. org/wiki/2010s_Haiti_cholera_outbreak.

[160] JORDAN W, ROBERT V. Lessons learned during public health response to cholera epidemic in Haiti and the Dominican Republic[EB/OL]. (2011-11-11)[2020-07-08]. https://wwwnc. cdc. gov/eid/article/17/11/11-0827_article.

[161] World Health Organization. Cholera in Haiti[EB/OL]. [2020-07-08]. https://www. who. int/csr/don/2010_10_26/en/.

[162] STROCHLIC N. 海地的霍乱危机[EB/OL]. (2016-12-16)[2020-07-02]. http://www. ngchina. com. cn/photography/galleries/3812. html.

[163] World Health Organization. Intensified public health measures help control MERS-CoV outbreak in the Republic of Korea[EB/OL]. [2020-07-08]. https://www. who. int/westernpacific/news/detail/28-07-2015-intensified-public-health-measures-help-control-mers-cov-outbreak-in-the-republic-of-korea.

[164] Centers for Disease Control and Prevention. Middle East Respiratory Syndrome (MERS)[EB/OL]. (2019-08-02)[2020-07-08]. https://www. cdc. gov/coronavirus/mers/.

[165] World Health Organization. MERS situation update, January 2020[EB/OL]. [2020-07-08]. http://www. emro. who. int/health-topics/mers-cov/mers-outbreaks. html.

[166] World Health Organization. Pool of MERS experts for deployment established by

WHO's Regional Office for the Eastern Mediterranean[EB/OL]. [2020-07-08]. http://www. emro. who. int/pandemic-epidemic-diseases/news/pool-of-mers-experts-for-deployment-established-by-whos-eastern-mediterranean-regional-office. html.

[167] World Health Organization. MERS therapeutics and vaccines workshop 30 November 2018[EB/OL]. [2020-07-08]. https://www. who. int/blueprint/what/norms-standards/mers-vaccines-workshop-30-november-2018/en/.

[168] 权小星. 回忆 2015:韩国 MERS 决战记[EB/OL]. (2020-01-22)[2020-07-08]. https://www. yicai. com/news/100478224. html.

[169] BRITTEN-AUSTIN P. Napoleon's lost army: the soldiers who fell[EB/OL]. (2011-02-17)[2020-07-08]. http://www. bbc. co. uk/history/ancient/archaeology/napoleon_army_01. shtml.

[170] Infectious Diseases at the Edward Worth Library. Case study: plague at Marseilles 1720[EB/OL]. [2020-07-08]. https://infectiousdiseases. edwardworthlibrary. ie/plague/marseilles-case-study/.

[171] Wikipedia. Great plague of Marseille[EB/OL]. [2020-07-08]. https://en. wikipedia. org/wiki/Great_Plague_of_Marseille.

[172] Socialist Worker. Russia 1917—how a revolution beat back a pandemic[EB/OL]. (2020-05-08)[2020-07-08]. https://socialistworker. co. uk/art/50023/Russia+1917+++how+a+revolution+beat+back+a+pandemic.

[173] Microbiology Society. Typhus in World War Ⅰ[EB/OL]. (2014-05-29)[2020-07-08]. https://microbiologysociety. org/publication/past-issues/world-war-i/article/typhus-in-world-war-i. html.

[174] YOUNGDAHI K. Typhus, War, and Vaccines[EB/OL]. (2016-03-16)[2020-07-08]. https://www. historyofvaccines. org/content/blog/typhus-war-and-vaccines.

[175] HOLMES F. Typhus on The Eastern Front [EB/OL]. (2018-07-26)[2020-07-08]. https://www. kumc. edu/wwi/index-of-essays/typhus-on-the-eastern-front. html.

[176] OLAYEMI A, CADAR D, MAGASSOUBA N, et al. New hosts of the Lassa virus [J/OL]. Scientific Reports, 2016, 6, 25280(2016-05-03)[2020-07-08]. https://doi. org/10. 1038/srep25280.

[177] 世界卫生组织. 拉沙热[EB/OL]. (2017-07-31)[2020-07-08]. https://www. who. int/zh/news-room/fact-sheets/detail/lassa-fever.

[178] 世界卫生组织. 盘尾丝虫病[EB/OL]. (2019-06-15)[2020-07-08]. https://www. who. int/zh/news-room/fact-sheets/detail/onchocerciasis.

[179] 世界卫生组织. 麻疹[EB/OL]. [2020-07-08]. https://www. who. int/topics/measles/zh/.

[180] 世界卫生组织. 疟疾[EB/OL]. [2020-07-08]. https://www. who. int/topics/malaria/zh.

[181] 世界卫生组织. 非洲锥虫病[EB/OL]. [2020-07-08]. https://www. who. int/topics/trypanosomiasis_african/zh.

[182] 世界卫生组织. 恰加斯病(南美锥虫病)[EB/OL]. (2020-03-11)[2020-07-08]. https://www. who. int/zh/news-room/fact-sheets/detail/chagas-disease-(american-trypanosomiasis).

[183] World Health Organization. Ebola virus disease[EB/OL]. (2020-02-10)[2020-07-08]. https://www. who. int/en/news-room/fact-sheets/detail/ebola-virus-disease.

[184] MAMADU I. How "Lassa" a small nigerian town was stigmatized by having a killer virus named after it[EB/OL]. (2018-01-24)[2020-07-08]. https://nigeriahealthwatch. com/how-lassa-went-from-a-small-nigerian-town-to-a-well-known-virus/#. XyN6t1czaUn.

[185] Africa Check. No, you can't get Lassa fever by touching an infected corpse[EB/OL]. (2020-2-12)[2020-07-08]. https://africacheck. org/spot-check/no-you-cant-get-lassa-fever-by-touching-an-infected-corpse/.

[186] O'NEIL A. Death toll per month in the Moscow plague epidemic of 1771[EB/OL]. (2020-5-25)[2020-07-08]. https://www. statista. com/statistics/1114968/monthly-deaths-moscow-plague-epidemic-1771/.

[187] THOMAS A J. Cholera: the Victorian plague[M]. Havertown: Pen and Sword History, 2015.

[188] BLAZESKI G. The forgotten "sleepy sickness" epidemic transformed victims into living statues, speechless and motionless, and scientists still don't understand it [EB/OL]. (2018-2-3)[2020-07-08]. https://www. thevintagenews. com/2018/02/03/sleepy-sickness/.

[189] 邹翔. 鼠疫围城:1665 年伦敦大瘟疫的应对与记忆[EB/OL]. (2020-2-17)[2020-07-08]. https://www. thepaper. cn/newsDetail_forward_6000854.